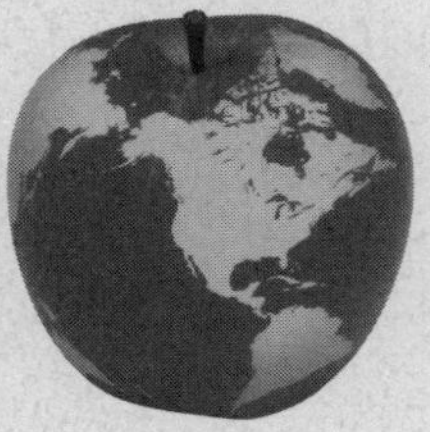

T・コリン・キャンベル

執筆協力＝ハワード・ジェイコブソン
監修＝鈴木晴恵　訳＝丸山清志

WHOLE《ホール》

がんとあらゆる生活習慣病を予防する最先端栄養学

YUSABUL

WHOLE Rethinking the Science of Nutrition

by T. Colin Campbell.

日本語版刊行にあたり、世界からの祝辞

「コリン・キャンベル博士は40年以上に渡る研究により、ＰＢＷＦ（プラントベース・ホールフード）が、大半のアメリカ人の健康を蝕み主な死因になっている様々な病気を、予防するだけでなく治療もするという事実を、前作『The China Study』で一般の人に明らかにしてくれました。今では彼の研究グループ以外からもそれを裏付けるたくさんの研究が、次から次へと発表されています。私は忙しいみなさんの代わりにこの膨大な研究報告をすべて読み、テーマごとのショートビデオにして非営利団体NutritionFacts.orgから毎日無料配信しています。このビデオを日本のみなさんに折りにふれて紹介してくれているDr.Suzukiが『ＷＨＯＬＥ』を日本語で翻訳・監修してくれました！　この本が、日本におけるＰＢＷＦ浸透の大きな一歩となることは間違いないでしょう」

――マイケル・グレガー博士（医学博士、『食事のせいで、死なないために』著者）

「コリン・キャンベル博士は人と地球の命を救うことにおいて、最も影響力のある栄養学者として世界的に知られています。博士の最新著書、『ＷＨＯＬＥ』は真実は単純で理解しやすいものだという事実がどういうことなのかを教えてくれます」

――ジョン・マクドゥガル博士（医学博士、『マクドゥガル式完全自然食健康法』著者）

「強力なアイデアは時として最もシンプルである。コリン・キャンベル博士は、栄養の力とは、食べ物を分子レベルにまで分析し特定の栄養素を分離するのではなく、毎食食べるホール（丸ごと）の植物性食品が持つ数多くの栄養素が体中の組織に行き渡ることで健康が作られることを教えてくれる。『ＷＨＯＬＥ』は読者の食べ物と体についての理解をことごとく変え、毎日の食事のＣＨＯＩＣＥを優れたものにするでしょう。鈴木晴恵医師、素晴らしい本の日本語翻訳をありがとう！」

――マイケル・クラッパー博士（医学博士、ＮＡＳＡ栄養アドバイザー）

「今の時代の人間の多くは、たんぱく質摂取にこだわる栄養学が正しいと思っています。Ｔ・コリン・キャンベル先生は別々の栄養分ではなく、食べ物全体のことを考えなければならないと教えてくれます。動物性たんぱく質を多く取るほど病気が増えて、野菜、豆、穀物の摂取を増やすほど健康になります。特に肉食がだんだん増えている日本人に対しては、この本はとても重要です」

――シナー・美代子（ヴィーガンチーズMiyoko'sプロデューサー、サンクチュアリ・コンパッション創始者）

Praise for Whole

本書にいただいた賛辞

「『The China Study』を読み、自分の食事をキャンベル博士が薦めるホールフード・プラントベースに近い食事へと大きく変えてみた結果、私の成績が急上昇しました。本来であれば衰えていてもおかしくはない時期です。なぜみなさんがこういう食べ方をしないのか、不思議です。この新しい本『WHOLE』は、その疑問に対する答えをとてもはっきりと示してくれています。これを読めば、食事や栄養について、もう迷うことはありません」

――トニー・ゴンザレス、アトランタ・ファルコンズ所属、ナショナル・フットボール・リーグ（NFL）で16年間プレーし、タイトエンドとしてNFL記録を数々打ち立てた名選手

「『WHOLE』は、個々の栄養素に焦点をあてる現代の栄養学のせいで、健康への深刻な影響を伴う大きな戸惑いの原因となっているという現状について、納得いく説明をしています。キャンベル博士の新しいパラダイム（枠組み）は私たちの食に対する考え方を変え、そうすることで、大勢の人々の生活を改善し、巨額の医療費の節約にもつながるものと思われます」

――ブライアン・ウェンデル、『フォークス・オーバー・ナイブズ〜いのちを救う食卓革命〜』製作総指揮者

「アメリカにおける栄養学の第一人者であるT・コリン・キャンベル博士は、リダクショニズム（細分主義）の利己的なパラダイムが科学、医学、メディア、大手製薬会社、慈善団体の間で蔓延しており、最適な健康を得るための栄養に関する真実から人々が遮断されている現況について、勇気と信念を持って歯切れ良く論じています」

――コールドウェル・エッセルスティン・Jr.、PhD（医学博士）、ベストセラー『Prevent and Reverse Heart Disease』著者

「この挑発的な著書の中で、T・コリン・キャンベル氏は自身の実証研究と健康政策立案の長いキャリアを背景に、食べ物と健康についてなぜどのようにしてここまで大きな混乱が生まれ、この問題に関してどのような対策を講じることができるのかについて、明らかにしています。また、『The China Study』の中では、私たちが何を食べるべきなのかを解説しています。端的に言えば、ホールフードがその疑問の答えです。是非、楽しんでお読みいただければと思います。必ずどこかに、ほとんどの人にとって、心に刺さり気づきとなるものがあります」

――ディーン・オーニッシュ、MD（医師）、予防医学研究所（カリフォルニア州サウサリート）創設者兼所長、カリフォルニア大学サンフランシスコ校臨床医学教授、ベストセラー『Dr. Dean Ornish's Program for Reversing Heart Disease』著者

「T・コリン・キャンベル博士はここ100年で最も影響力の大きな栄養科学者です。彼の研究は、もう何千人もの命を救ってきています」

――ジョン・マクドゥーガル、MD（医師）、マクドゥーガル式の考案者・メディカルディレクター

「人生においてゲームチェンジャーと呼ばれるものは本当にわずかしかありませんが、この本は間違いなくそのひとつです。ここに書かれている情報は、特に査読された科学に裏付けられており、病気を食い止め、回復する力を持ち、経験したことのないエネルギーを与えてくれ、ほぼすべての点で良い変化の方向へ導いてくれます。これを読んで、さあ飛躍しましょう」

――キャシー・フレストン、ニューヨークタイムズ紙が選ぶベストセラー作家『The Lean』『Quantum Wellness』

「コリン・キャンベル博士の『The China Study』によって、私たちの目は覚めました。『WHOLE』では、栄養と健康に関する私たちの理解がどのようにして脱線してしまい、それがどうすれば正常に戻るのかを、正確かつ大胆に示してくれています。美しくはっきりと書かれたこの力強い本を読めば、健康や食べ物、科学についてのあなたの考え方は今後すっかり変わってしまうと思います」

――ニール・バーナード、責任ある医療のための医師の会創設者兼代表

「キャンベル博士は、栄養科学に対して新鮮かつ正直な見方を取り入れるのに成功しています。彼は病気の裏側にある驚くべき真実を暴き、みんなが当然手に入れるべき良好な健康状態を達成するための確かな方法を紹介しています」

――シェフＡＪ、『Unprocessed』著者

「この本は、私たちの自然な長生きと健康を増進する方法を理解するための鍵であり、地球温暖化を遅らせる鍵となります。しかも、そのすべてが代償なしに実現できるうえ、むしろ社会にとって計り知れない様々な節約にもなるのです。」

――マイク・フリーモント、マラソン世界記録保持者（88歳および90歳）

「『WHOLE』は、健康に関心のある人であれば誰でも一度は読んでおくべき一冊。複雑な話を一般的な人にも理解できるようにする能力において、キャンベル博士の右に出る者はいません。『The China Study』もそうでしたが、この本も何百万人もの人々にとって、単に食事を変えるだけでなく、健康や医療についての考え方や意志決定の仕方を変える起爆剤になるはずだと私は思っています。私たちの壊れた医療制度を正すことになる革命が、ようやくはじまったのです」

――パメラ・A・ポッパー、PhD（医学博士）、ND（自然療法医）、ウェルネス・フォーラム業務執行理事、『Food Over Medicine』共著者

「キャンベル博士は『WHOLE』の中で、問題を解決するための正しい知識を得るために医療の根底になければならない哲学、つまり『ホーリズム』についての説明となる超パラダイムの定義を示しています。彼の著書『WHOLE』は〝知的な三角測量〟の最高傑作であり、生化学、人類の栄養学、健康管理の過去、現在、そして未来における重要な次の段階について解説しています。この本は、健康革命のきっかけとなると思います！」

――ジュリーアンナ・ヘバー、MS（理学修士）、RD（登録栄養士）、CPT（認定パーソナルトレーナー）、ベストセラー『The

Complete Idiot's Guide to Plant-Based Nutrition』著者、テレビ番組「What Would Julieanna Do?」パーソナリティ

「世界で最も高額なアメリカの医療制度が機能していないのは、なぜなのでしょうか？　営利目的の「疾病管理」（病気治療）の背景で、巨額のお金が無駄にされている一方でどれだけ多くの人命が犠牲になっているのか…　溢れる混乱の中で、この本は科学的な全体像を明確にします。この「医療の怪物」のしくみを理解することは、本当の意味で健康を促進する制度を作るための第一歩です」

――Ｊ・モリス・ヒックス、コンサルタント、『Healthy Eating, Healthy World』著者、国際的ブロガー（hpjmh.com）

「栄養や医療のリダクショニズム（細分主義）的な考え方は、私たちの健康にとっての大きな脅威です。それは、私たちがこれまでに闘ってきた病気とは違う大きな脅威です。残念ながら、私たちの医療制度やウェルネスのシステムのかなり多くにこの破壊的な思考が定着しており、人々は、自分の利益にならないどころか、最悪のケースでは害となる『医療』を日常的に受けています。この『ＷＨＯＬＥ』という本の中で紹介されている革命的な概念を理解し、その拡散の手助けをすることで、この破綻しているパラダイムを変える最初のステップを踏みながら、自分自身、愛する人、そして国全体が失われた健康を取り戻す手助けをすることになるのです」

――アローナ・プルデ、ＭＤ（医師）、マシュー・ラダーマン、ＭＤ（医師）、Transition to Health: Medical, Nutrition, and Wellness Center共同設立者

「栄養学の第一人者であるT・コリン・キャンベル博士は自身の著書『WHOLE』の中で、栄養に関する研究と教育がなぜ、どのようにして道から外れてしまい、健康意識の最も高い消費者さえも混乱させてしまっているのかを説明しています。私たちは今、健康・医療危機の状態にあります。キャンベル博士の本は、なぜ私たちがこのような状況に陥ってしまったのか、私たちをここまで追い込んでしまった様々な制度を建て直すためにはどうすればよいか、どうしなければならないかを理解するうえでの重要なガイドです」

――ジェフ・ノビック、MS（理学修士）、RD（登録栄養士）、Health Promotion, Executive Heath Exams International副社長

「私たちは知識が深まれば深まるほど、道に迷いやすくなるのではないかと思うことがときどきあります。T・コリン・キャンベル博士は、最新の著書の中で私たちを見事に導き、奥深くもシンプルな真実に立ち戻らせてくれています。彼はその明快で博学な性格で道を照らし、私たちをより健康に、この世界をより良い方向へと導いてくれます」

――ダグラス・J・ライル、PhD（医学博士）、アラン・ゴールドハマー、DC（カイロプラクティック医）、『The Pleasure Trap』共著者

「『The China Study』は私の人生の大きな助けとなっていると同時に、私の家族や友達の人生においても大いに役立っています。私はこれからも肥満がこの世界にとっての災いであり続けると確信しており、よって、個人的に『WHOLE』が人々の必読書だと思います！」

――ゲーリー・プレーヤー、プロゴルファー、世界ゴルフ殿堂入り

◉日本語版刊行にあたって、監修者より

このたび、栄養学の世界的権威であるT・コリン・キャンベル博士の著作『WHOLE』を日本のみなさまに紹介できるのは、私にとって無上の喜びです。

本書はT・コリン・キャンベル博士がコーネル大学にて行った研究や、その60余年にもおよぶ長いキャリアの中で遭遇した栄養学界や医学界の利権の構造について紹介しています。

1983年、博士らは動物性たんぱく質摂取のわずかな量の変化でがんの成長のオンとオフを切り替えられることを見出しました。それはがんの克服にとって画期的な発見でした。その発見並びに詳しい観察的データは博士の著作『The China Study』においても詳述されていますが、その素晴らしい最先端栄養学を改めて紹介するとともに、なぜ世界中にその知見が広がっていかないのか、その理由を一般の方にわかりやすく説いています。

元々、肉や乳製品こそが最も優れた栄養源であると酪農家の家庭に育ったことに誇りを持ち、栄養学者となったT・コリン・キャンベル博士は、世界の貧しい国の栄養失調の子どもたちを、充分なたんぱく質を与えることで救いたいと大志に燃えておられました。しかし、キャリアを進めていくにつれて、自らの研究がたんぱく質神話、牛乳神話を崩壊させるものであると知り、さらには今まですべてだと思っていた、科学者としての教育を受け栄養学者として没頭してきた研究の世界が、ほんの一部でしかないと気づかれたのです。

博士の発見と体験は、必ず日本の読者の方の健康に対する考え方に、革命的な変化を与えてくれるものと思います。

形成外科医、および美容医療に携わる医師として私はパイオニア精神旺盛でした。アメリカで開発されたレーザー装置を日本に初めて導入して、東洋人特有のあざである太田母斑などの治療に応用することに成功しました。赤ちゃんのうちにあざを取り除き、引け目を感じずに健やかに育っていく子どもたちを見守っていけることは無上の喜びでしたし、ニキビやシミの治療などそれまで医療機関ではほぼ治療対象となっていなかった問題の解決に取り組み、たくさんの患者さんたちに喜んでもらえました。いくつものレーザー装置をはじめ、様々な機器や方法を開発・導入し、専門書の執筆や医学会での講演に明け暮れました。しかし、20年経つとメスを使わない美容医療が人気となり、企業は美容のための高額な装置や医療材料をこぞって開発し、多くの国家予算を使って資格を得た医者たちがそれらを使い、企業の援助を受けて開催される学会で僅かなシワが改善したとか、いやそれは写真の撮り方で結果をごまかしているのだとか、高額の施術を行い続けなければ中断した途端シミがかえって濃くなるとか議論する業界に、私は辟易していました。

２０１１年3月11日の原発事故による環境汚染をきっかけに食の安全や栄養の勉強をはじめた私は幸せなことにT・コリン・キャンベル博士の『The China Study』に出会うことができました。そして博士の提唱するプラントベース・ホールフード食の驚異的な威力を体験しました。食を正せば肌は若返り、ニキビやアトピー性皮膚炎の湿疹が改善し、余分な皮下脂肪は消えて美しい体型になる。姿勢や立ち居振る舞い、装いさえ美しくなり、見違えるほど若くなる。高額の美容医療の何十倍もの効果を何の費用もかけずに得ることができるのです。薬をやめることができ、様々な不調が改善する副作用として美しい肌や体型、若さが手に入るのです。レーザーであざや血管腫の色を取り除くこと自体は良いのですが、いつのまにか私たちは視野がとても狭くなり、あざを取り除くのと同じ方法でなんでもできるような錯覚にとらわれていたのです。学会で配られる添加物いっぱいの弁当やコンビニのサンドイッチを頬張りながら、一生懸命撮影条件を揃えた治療前後の写真で小じわやたるみが僅かに改善したとかしないとか議論している立派なお医者様たちを見ると、滑稽を通り越して悲しく思えてきます。

「木を見て森を見ず」という思考が、世界中そして日本にもはびこっています。その視野の狭い世界観に対して警鐘を打ち鳴らすべく、『ＷＨＯＬＥ』（全体）というタイトルが付けられています。ページをめくるたびに、いかに世界が偏向した考え方で満ちあふれているか痛感するでしょう。

現在、日本人のがん罹患率は先進国中唯一上昇を続けています。また、その他の生活習慣病の若年化も進行しています。それは偏向した考え方のおかげで、企業の利益に寄与しないお金のかからない栄養学が広まらないことが大きな一因です。

全体的に見て、日本人の健康状態が悪化を続ける中、本書の刊行が日本人全体のライフスタイルに革命をもたらし、さらに健康状態の劇的な改善につながることを確信しています。

２０１９年12月　鈴木晴恵

目次

第5章 リダクショニズムから生まれた誤りの栄養政策――109

第6章 リダクショニズムでは解明できない体と栄養の関係――133

第10章 リダクショニズムの医学――226

第11章 自然から切り離されたリダクショニズムの栄養補給――240

第3部 侮れない力とそれを振りかざす者たち

装丁　　　　　米谷テツヤ
本文デザイン　白根美和

序章

１９６５年当時、私は学者としての未来を約束されていました。研究者としてＭＩＴ（マサチューセッツ工科大学）に４年間在籍し、後にバージニア工科大の生化学・栄養学科に迎え入れられ、晴れて正式に教授となります。「食事における質の高いたんぱく質の摂取を増やすことで、貧困諸国の幼少期の栄養失調を根絶する」、これが私の誇り高き研究テーマでした。研究の舞台はフィリピン。意義が認められ米国国務省の国際開発庁より非常に多くの助成金が出ていたためです。

研究において、まず直面した課題は、たんぱく源をいかに安く現地調達するかという問題でした（栄養失調の主な原因は全体的なカロリー摂取の不足であることはわかっていたものの、１９６０年代中頃にはたんぱく質由来のカロリーはある種特別と考えられていたのです）。もうひとつの課題は、フィリピン国内各地に自助センターを作り、そのたんぱく源を使って子どもたちを栄養失調から救う方法を母親に教えることでした。私のチームはピーナッツに着目しました。たんぱく質が豊富で、どんな条件の土地でも育てることができるからです。

同じとき、私は学部長のディーン・チャーリー・エンゲル教授の指示で別のプロジェクトにも取り組んでいました。当時、エンゲル教授はアスペルギルス・フラブスというカビから生成される発がん性の化学物質であるＡＦ（アフラトキシン）の研究でＵＳＤＡ（アメリカ農務省）の予算を確保しており、私の仕事はこのカビの成長についてありとあらゆることを研究し、様々な食物にこのカビが生えるのを阻止することでした。これは、当時明らかに重要なプロジェクトでした。アスペルギルス・フラブスがラットの肝臓がんを引き起こすという証拠は多数挙がっていました（当時主流だった前提は、ラットやネズミにがんを引き起こすものは恐らく人間にも同様に作用するという考えでしたが、これは今も変わりません）。

アスペルギルス・フラブスが好んで増殖する主な食べ物のひとつがピーナッツです。そのため、驚いたことに数年後には、偶然にも私は2つのまったく異なる背景の中でピーナッツを同時に研究していたのです。そして、一見関係のなさそうなこれら2つの問題（つまり、フィリピンの貧しい子どもたちのたんぱく質不足とアスペルギルス・フラブスが繁殖する条件）についての研究が深まるにつれて、その発見に私の世界観は揺らぎました。自分をはじめ他の栄養学者の大部分がキャリアを積み上げてきた数々の前提を根底から覆すような疑問が私の中に生じてきたのです。

ここからお話しする内容は、私の世界観をひっくり返し、最終的には私が生きる世界自体を変えてしまうことになった発見です。それは、たんぱく価の最も高い食事を取っているフィリピンの子どもたちが、肝臓がんにかかる確率が最も高かったことです。通常、高たんぱくな食事を取ることのできるフィリピンの子どもたちはとても裕福で、医療や清潔な水など、幼少期の健康に影響するあらゆるものが手に入りやすい状況にいます。

私はこの発見をとことん突き止めてみようと思いました。その結果、私のキャリアは予期せぬ不安定な方向へと曲がっていくことになります。その多くを詳しく描いたのが私の処女作となる『The China Study』（『葬られた「第二のマクガバン報告」』T・コリン・キャンベル、トーマス・M・キャンベル共著、松田麻美子訳、グスコー出版）です。そこで私は最終的に次の2つの認識に至るのです。①栄養は人間の健康のマスターキーであること、そして②適切な栄養だと私たちが考えているもののほとんどが実は適切ではないということです。

あなたは一生涯、がんや心臓病、糖尿病と関係なく生きたいと思いますか？　その選択権はあなた自身の手の中にあります。つまり、あなたが握るナイフとフォーク次第なのです。しかし、残念なことに医学部でも、病院でも、国の保健機関でも、栄養のことは健康のために果たす役割があまりないかのように扱われているのです。そして思ったとおり、標準的な西洋式の食事は、流行の最先端を行く「低脂肪」や「ローカーボ」も含め、私たちの病気を治してくれるものではなく、むしろ大半の病気の原因だったのです。簡単に言えば、科学がこの半世紀にわたり追求してきた「奇跡的な治療方法」は、何十年にもわたり諦めずに続けてきた素晴らしい研究の末に調合された新しい驚異の薬でも、最先端の手術器具でも、レーザーやナノテクノロジーを使った技術でも、私たちを不死身にしてくれる遺伝子組み換えでもないということになります。しかも、健康の秘密は私たちの目の前にずっと存在していたもの、ごくありきたりな冴えない言葉だと思われていた「栄養」というものだったのです。私たちが日々口にする食べ物こそが、健康の決め手となるものなのです。このことを学ぶ行程で、私はもうひとつ、とても重要なことを学びました。それは、大部分の人がこのことにまだ気づいていない理由です。

医療機関や研究機関は、これらの発見を受け入れるどころか計画的に葬り、隠蔽さえしてきました。私たちが口にする食品を選ぶことのほうが、病気に対抗する手段として処方する薬よりも何十倍も効果的である場合があることを、理解している医療専門家はほとんどいません。

食事を通して力みなぎる健康や病気の予防が実現できるという、明るい知らせを報道する健康ジャーナリストも数少ないです。

大きな木の全体を見るように訓練された科学者はほとんどおらず、大きな意味を持つ英知を理解していない、データの小さな粒ひとつひとつを吟味することに特化した人が大半です。

その結果、美味しい蜜を吸うのは医薬産業と食品産業です。これらの産業は、植物の断片や人工成分から作られた栄養が増強されたスナックや錠剤が私たちを救ってくれるのだと、私たちに洗脳を試みているのです。

真実、その真実がどのように隠蔽されているか、そしてその理由――本書ではこの3つを暴いていきます。

なぜ私は再び筆を執ったのか?

『The China Study』を読んだことのある方であれば、すでに知っていることもあるかと思います。栄養の真実についてはもうご存知ですし、他の科学者や私がこの真実に光をあてようとすることに対する抵抗勢力についても少し読んでくださったでしょう。

2005年に出版されて以来、非常に多くの人がこの本を読んだり、この本について、友達や近所の人、同僚、愛する人と意見交換をしてきてくれました。植物ベースの食べ物としての「WHOLE(ホール)」の治癒パワーについては、感謝の言葉を耳にしない日はないくらいです。これらの体験談はひとつひとつの裏付けが不十分かもしれませんが、総体としては統計的エビデンスとしてかなりの重みがあります。私の道は、私たち市民の無知に乗じて金儲けをしようとする強力な利権によって阻まれてきましたが、この体験談のひとつひとつが、私の進む道を邪魔してきた問題や障害を十分に相殺する以上の大きな力になっています。

2005年以降、私の同僚の多くも、良い食事が人体の様々なシステムに与える影響について、より強力に証明する多種多様な研究を行っています。この時点で、科学者でも医者でもジャーナリストでも政治家でも、個人や社会の健康のためになる植物ベースの食事である「ホールフード」の大切さを否定したり過小評価したりする人は、明らかに事実から目をそらしているだけです。証拠としては十分すぎるくらいであり、これ以上無視することはできません。

それにもかかわらず、社会の認識はほとんど変わっていません。ほとんどの人は、健康や長寿の鍵を自分の手で握っていることにまだ気づいていないのです。故意であるか無知であるかは別として（後者の場合が多いと思いますが）、西洋文化では、私たちが食べるべきものについての真実を無視したり、否定したり、場合によっては積極的に捻じ曲げたりすることに躍起になっている人たちが主流派です。ですから、自分がずっと何年も健康について嘘をつかれてきたという事実は、私たちにとって信じがたいことかもしれません。陰謀によるコントロール、沈黙、誤報の可能性を疑うよりも、言われたことを単に受け入れることのほうが楽だからです。そして、この思考に打ち勝つための方法は、それが虚構である証拠を示すことしかありません。

このような経緯で、私はこの新しい本を執筆しなければならないと思いました。『The China Study』は、PBWF（プラントベース・ホールフード）食が人間の食事として最も健康的であることを示す証拠に着目しています。一方で本書は、その証拠に脚光を浴びさせるのがなぜそれほど大変なのか、本当に物事を変えるためには今後どのような出来事が起きなければならないかに焦点をあてています。

個々のパーツの総体としての「ホール」

本書は4部に分かれています。

第1部は、PBWF食についての私や他の人たちの研究について、『The China Study』を出版して以後、この研究に向けられてきた最も目立った批判の一部についての私の考え、私自身のバックグラウンドやこれまでの歩みなどを、もう少しだけ情報を提供するための部分です。本書がどのような哲学に基づいて書かれているのかを理解する背景となればと思います。

第2部では、この研究が健康にどのような意味を持つのかについて、多くの人にとって事実を受け入れるだけでなく、それに気づくことすら難しいのはなぜか、その理由を見ていきます。つまり「メンタル・プリズン（心の牢獄）」や「パラダイム（枠組み）」と呼ばれるもので、西洋の科学や医学はその中で動いています。これこそが、明らかな事実でさえ、枠の外にあるものを見えなくしてしまう元凶です。様々な理由から、私たちの現在の活動の枠となっているパラダイムは、最小の細かいものの中だけから真実を取り出そうとして、全体像をまったく無視してしまっています。「木を見て森を見ず」とはよく言われますが、ポイントをよくついています。森の木と違うところは、ここに存在する問題のほうがずっと多いという点です。現代科学は、細かいところにばかりこだわっています。森を見ずに、血管形成層や二次師部などばかりを見ています。細かいところを見ること自体は問題ではありません。私も、研究者としてのキャリアの大半をそれに費やしてしまいました。厄介なのは、全体像の存在を認めず、個人的なバイアスや経験で酷く偏っている、狭い視野の中の事実のみがすべてであるという主張をはじめて、頑なになっているときです。

このような細かいことへの執着をかっこつけて表す言葉があります。「リダクショニズム」（Reductionism、還元主義・細分主義）です。リダクショニズムには必ず独自の魅惑のロジックがあり、その魔法にかかっている人は、世界を見る別の方法があることに気づくことすらできません。リダクショニズムの魔法にかかっているリダクショニストにとって、自分以外の他の考え方はすべて非科学的であり、迷信であり、いかがわしく、注目するに値しないのです。リダクショニスト以外の人によって集められた証拠はどれも、無視や抑圧の対象となります。ただし、リダクショニズム以外の研究はそもそも補助金の予算配分すら受けられないわけですが。

第3部では、この方程式の裏側を見ます。自己の利益を追求するこのパラダイムを強化し、それを利用していくための経済的な力、つまり財政的な成功を追い求める力についてです。経済的な力は、企業利益の都合のいいように、健康や栄養についての人々の会話を巧みに操ります。お金は様々な手段で数々の小さな決断に影響をおよぼし、それらが積み重なって大きな衝撃となって社会の人々の耳に入り（あるいは、入らないようにされ）、健康や栄養について人々の間違った信念が形成されていきます。その現状を見ていきます。最後の第4部では、私たちが直面している危険な全体像について、そして私たちが物事を変えていくとすれば何が必要となるのかについて見ていきます。

私たち全員が真実を作り上げている

今回、本書の執筆を決意した理由は、読者のみなさん、つまり社会に対して私には借りがあるからです。アメリカの納税者であれば、研究者、教育者、政策決定者としての私のキャリアにみなさんのお金が使われています。友達や家族を含むあまりにも多くの人が、後になって私が知ることとなった事実を知らなかったがために、必要のない不健康に苦しめられてきました。全員、納税者です。みなさんには何にお金が使われたのかを知る権利、その成果の恩恵を受ける権利があります。

予めお断りしておきます。私には、みなさんが私を信じることによる経済的利害関係はありません。健康商品を売っているわけでもなく、健康についてのセミナーやコーチングをしているわけでもありません。私は79歳（編注：2013年当時）です。これまでの長いキャリアで十分な見返りもいただいてきました。この本を書いているのは、お金儲けが目的ではありません。本書の内容についてご友人などと話すとき、私個人や私の動機について激しく軽蔑する方もいらっしゃるかもしれません（あなたもそうかもしれません）。そのときは、その人たちの主張の元々の原因は何かを考えてみてください。つまり、こう自問してみるのです。『彼らにどのような経済的利害があるのだろうか？　私が本書で共有する情報を抑圧することで彼らが得るものは何だろうか？』。

このお話をすることは、私にとってある意味挑戦でした。植物だけで成り立っている食事なんて、多くのみなさんにはいかがわしい話に聞こえるだろうことは私も十分に分かっています。ただ、時代は変わりはじめています。時間の経過とともに、この考え方は徐々に大きくなってきています。今のシステムは持続可能ではありません。私たちがそれにやられてしまう前に、自らを解放することができるでしょうか？　それとも、そのがらくたシステムの経済的な重さと生物学的ロジックの下敷きとなって崩壊してしまうまで、私たちは自分たちの体と心、そして地球を汚染し続けるのでしょうか？

私たちの先祖の世代にとっては、どのような食生活をするかは個人的でプライベートな問題だったかと思います。私たちが何を選んで食べようと、他の人が健康になるか苦しむかにさほど大きな影響を与えるものではなかったように思います。ましてや、動物や植物の命、地球全体の環境収容力などといった問題など考える余裕もありませんでした。しかし、今まではそうだったかもしれませんが、そのような時代も終わりです。私たちが個人的に、あるいは集団として何を食べるかという問題は、ウエストラインや血圧の値をはるかに超えたところにまで影響しているのです。まさに、私たちの種としての未来が、危うい状態にあるということです。
私の願いは、本書がみなさんの賢い選択の後押しとなることです。みなさんの健康、次の世代、そして地球全体のためになれば幸いです。

T・コリン・キャンベル
ニューヨーク州ランシングにて
２０１２年11月

WHOLE
がんとあらゆる生活習慣病を予防する最先端栄養学

PART 1

第1部
システムの奴隷

第1章 現代医療という神話

「病気を治す人は最高技術の持ち主かもしれないが、病気を予防する人は最も信頼できる医師だ」
――トーマス・フラー

今はなんと素晴らしい時代なのでしょう！　現代医療は、有史以来ずっと人類を苦しめてきた災いからの救済を約束しているのです。病気、病弱、加齢など、すべてはテクノロジーや遺伝学、薬理学、食品科学の進歩のお陰で根絶される予定です。がんの完治も、もうすぐそこまで来ています。ＤＮＡ編集では、自己破壊行為を行う遺伝子や損傷した遺伝子をまったく健康な遺伝子に置き換えます。新しい特効薬は、毎週のように発見されています。高度の技術処理を駆使した食品の遺伝子組み換えで、単なるトマトやニンジン、クッキーをフルコースに変えることができるようになるのも間もなくでしょう。それどころか、いつか近いうちに私たちは食事を取らなくても良くなる日が来るかもしれません。必要な栄養素をすべて含んだ錠剤を飲み込んでしまえばおしまい、といった具合です。

そんなバラ色の未来は本当に来るのでしょうか？　残念ながら、これはまったく偽りの未来です。先ほどの素晴らしい約束のどれもが、実現にはほど遠いところにあります。現実には、私たちは危険な治療や効果のない治療に巨額のお金をつぎ込み、「病気を治すための競い合い」をしているのです。私たちは、何百万年もかけて進化してきた遺伝子があたかも不十分で、私たちのニーズに合わないとばかりに、新しい遺伝子を探し求めています。私たちは有毒な調合薬を自分たちに投薬しています。その薬も、病気そのものを治す薬剤はごく一部で、残りはすべて主成分の有害な副作用を抑えるための薬です。

今話しているのはアメリカの健康保険制度のことですが、これは私は誤称だと思っています。実際にあるのは病気治療保険制度です。

幸運なことに、私たちは健康を手に入れるためにそれよりもはるかに効果的かつ、安全で、安く、人体に有害な副作用がまったくない方法を知っています。そのうえ、この方法は、私たちを苦しめる病気や症状の大部分が表れる前に予防します。ですから、私たちはそもそも病気治療保険制度を利用する必要さえなくなります。

全米死因第3位は医療

アメリカは、国民一人あたりが「健康」のケアに費やす金額が地球上で最も多い国です。ところが、この国の保険医療の質を他の先進諸国と比べると、ほぼ最下位です。

国全体としては、かなり病んでいる状況です。なぜなら健康に対する支出ではトップにいるにもかかわらず、それに見合うだけの健康を手に入れていないからです。事実、慢性疾患の多くにおいて患者数の割合は時間の経過とともに増加の一途で、肥満、糖尿病、高血圧といった健康のバイオマーカーを見ると、国内の患者はますます増加しているようです。肥満の割合は、１９６２年当時はアメリカの人口の13％だったものが、２００８年には34％と驚異的に増えています。[注1] ＣＤＣ（アメリカ疾病管理予防センター）の報告によると、２型糖尿病の年齢を補正した罹患率は、アメリカの場合、１９８０年から２０１０年までの間に2倍以上に膨れ上がっています。[注2] アメリカ成人における高血圧の割合は、１９９７年から２００９年の間に30％増えました。[注3]

しかし危険因子は増えているにもかかわらず、医薬品や外科手術の進歩によって、死亡率はだいたい横ばいに保たれています（糖尿病はその例外で、北米の死亡率は１９９７年から２０１０年までの間に29％増という驚きの結果が出ています）。[注4] ところが、データからはっきりと分かることは、今の医療の進歩が一次予防の役に立っていることは一切なく、根本的に私たちの健康を増進しているものではないという事実です。それによって死亡率が下がっているわけではありません。にもかかわらず、医療の進歩に支払っている対価は法外です。

何年もの間、私たちが処方薬に支払ってきた費用は、インフレ率よりも高い割合で増えています。お金を払ってきた分だけの得るものはあったのか、もう一度よく考えていただきたいのです。

逆にその処方薬の副作用こそが、主な死因の第3位となっているのです。その上位にあるものは、心臓疾患とがんです。この意味が分かりますか？　処方薬が原因で亡くなる人のほうが、交通事故で亡くなる人よりも多いのですよ。２０００年に『アメリカ医師会雑誌』（英語：The Journal of the American Medical Association、略称：ＪＡＭＡ）に投稿したバーバラ・スターフィールド先生によると、「薬物治療の副作用」（正しく処方されて正しく服用された医薬品における）により毎年10万６０００人が死亡しています。[注5]

しかも、この数字には過剰投与などの事故は含まれていません。

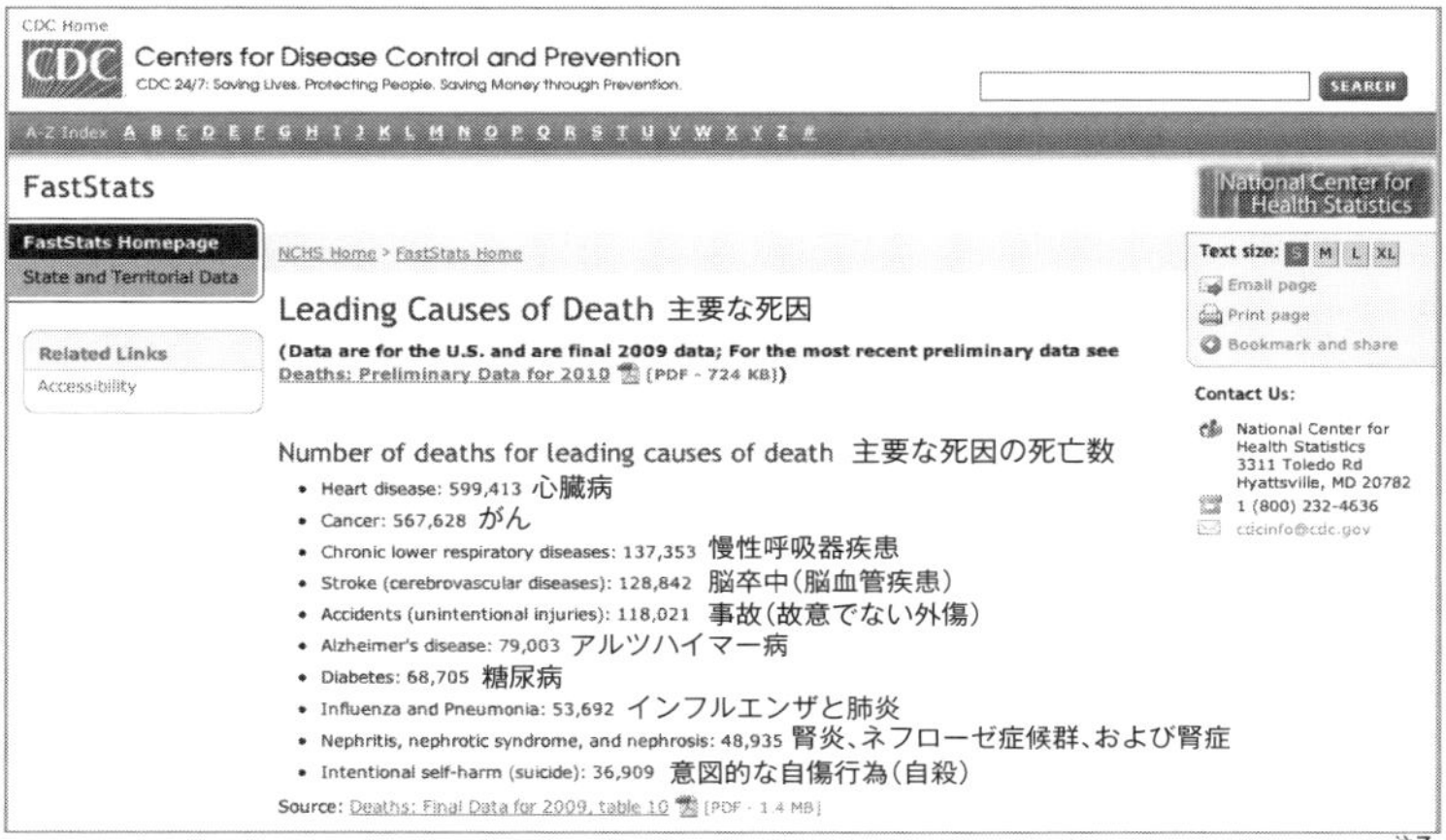

【図1-1】アメリカ疾病管理予防センター（CDC）のウェブサイトのスクリーンショット[注7]

この他に、病院での投薬ミスによる死者が年間7000人、病院での投薬とは関係のないミス（手術のミス、機械のプログラムミスやモニターのエラーなど）による死者20000人、院内感染による死者80000人、不要な手術による死者2000人など、これらの数字を見ると、タイヤがきしむポンコツ救急車の中が、むしろ一連の病院体験の中では一番安全なのではないかと思うほどです。[注6]

このことについてアメリカの政府を問い詰めたところで、役人は聞く耳を持たず、ひたすら否定するでしょう。CDCのインターネットサイトを見ると、主な死因が書いてあります（図1-1）。

何かおかしなことに気づきませんか？　医療制度が、全米の死因第3位のところに見あたりません。アメリカ政府が気を遣っている点はたったひとつ。それは医療界の経済的利益です。死因第3位という事実は医療界やビジネス界にとって非常に芳しくない話なのです。

では、医療で人が死なない場合はどうでしょうか？　もちろん、生きている数百万人のほうが、死んでいく数十万人よりも重視されるようになります。

試しに介護施設や老人ホームに行ってみてください。医療制度が最も必要としている人のためになっているかどうかを、ご自身の目で見てみるといいと思います。昔は元気だった人々の大部分が、製薬会社の作ったカクテル（薬）を摂取することによって起こった疾患や疾病で不必要に苦しんでいる身体的・精神的な痛みを感じ取ることができるでしょう。悪いのは薬を飲みすぎてしまった彼ら自身だなどと言えるはずがありません。医師たちが一番よく知っているはずです。血中コレステロールを減らす薬、血糖値を下げる薬、性欲を増強させる薬を販売促進しているテレビコマーシャルを、彼らは1日に何回見たことでしょう？

例を挙げればきりがありません。しかし、みなさんもだいたいのことはお分かりになったかと思います。病気のケアにお金をかければかけるほど、どうやら私たちはますます病み、みじめになっていくようなのです。

薬や外科治療より効果的な食事

病気の治療に大金がつぎ込まれているにもかかわらず、私たちの健康は改善されていません。約束された革新的な病気の克服は常に10年先にあり、私たちが追いかけるのと同じ速さで常に遠ざかっていきます。遺伝子研究は、プライバシーが破られるという悪夢のシナリオを作り出しています。また、どこかの偉い遺伝学の先生が女児の指からちょっと細胞を取り出し、ＤＮＡ検査を行い、その結果、将来的に乳がんにかかる可能性があると予言されたがために心臓が止まるほどの恐怖に襲われた母親が、まだ若い娘の胸を切り落としてしまうような悲劇的で間違った解釈が導き出されるケースもあります。

いずれにしても、非常にがっかりする状況にあると言わざるを得ません。

しかし希望の光はあります。実際のところ元気で健康な状態の獲得、維持、回復に、医学的なブレイクスルー（進歩）や遺伝子操作は必要ないのです。私だけでなく他の多くの研究者の半世紀にわたる研究の結果、私は次のような確信を持つに至りました。

・私たちの健康を決定づける要因として、DNAや環境の中に潜んでいる邪悪な化学物質の大部分よりも、私たちが日々何を食べるかのほうがずっと大きな影響力を持つ
・私たちが摂取する食べ物のほうが、最も高価な処方薬よりも迅速かつ効果的に効き、最も優れた外科手術よりも劇的に回復させることができ、しかもプラスの副作用しかない
・食べ物を選ぶことでがん、心臓病、２型糖尿病、脳梗塞、黄斑変性、片頭痛、ED、関節炎を予防することができ、予防可能な病気はこれだけにとどまらない
・良いものを食べ始めるのに遅すぎるということはない。良い食事を取ることで、これらの症状の多くを改善させることさえできる

つまるところ、食べ方を変えるだけで、自分の健康を良い方向へと変えることができるということです。

植物由来の自然食をホールフードで

どういう訳か、「健康食」と言うと味がなく、わびしいものというレッテルが貼られているようです。今の時点でみなさんも、人類の健康にとっての奇跡的な食事は、どう考えても味気ない食べ物に違いないと思

っていることでしょう。しかし幸いなことに、そうではないのです。有り難いことに、進化の過程で私たちは健康を促進する食べ物を探し、それを楽しむようにプログラミングされているのです。つまり、私たちは自分たちの食事のルーツに立ち返るだけでいいのです。過激なことやみじめなものは、何も必要ありません。

研究の結果導き出された、理想的な人類の食事とは、次のようなものです。植物由来の食べ物を、できる限り自然の状態に近い形（つまり、「ホールフード」）で摂取します。多種多様な野菜、果物、生のナッツや種、豆類、全粒穀物を食べます。加工度の高い食品や動物性食品は避けます。塩、油、砂糖も使いません。カロリーの80％を炭水化物から取るようにし、10％は脂質、10％をたんぱく質から取ります。

以上、こんな短文で済む話です。本書の中ではこれを「プラントベース・ホールフード」（plant-based whole food、植物由来の自然食）ダイエット、略してＰＢＷＦ食と呼ぶこととし、ＰＢＷＦのライフスタイルという言葉もときどき使います（私は「ダイエット」という言葉をあまり積極的に使っていません。その言葉に含まれる意味合いがなんだか自己満足的かつ一時的な努力のようで、持続可能で楽しい食べ方ではないからです）。

ＰＢＷＦ食の効果が世間に広まらない理由

では、ＰＢＷＦ食はどれほど健康的なのでしょうか？　仮に、その食事が持つすべての効果が薬を介して得ることが可能になったとしましょう。ある大手製薬会社が記者会見を開き、新商品の錠剤「ユーニュートリア」の発表を行っているとします。その場で、「ユーニュートリア」の効能として科学的に証明されている事実のリストを発表しています。それは次のとおりでした。

・環境毒素を「原因」とするものを含む、すべてのがんの95%を予防
・ほぼすべての心臓発作と脳卒中を予防
・重度の心臓病からの回復
・2型糖尿病の予防・回復。その回復は非常に迅速かつ徹底しており、投薬から3日も経てば、インスリンを使い続けるのが危険なレベルとなる

副作用についても聞きたくなるでしょう。もちろん副作用もありますが、次のとおりです。

・健康的で持続可能な状態で理想的体重になる
・片頭痛、にきび、風邪、インフルエンザ、慢性的な痛み、お腹の悩みがほとんどなくなる
・活力が高まる
・EDが治る（それだけでこの薬は大ヒット！）

以上は、錠剤を摂取している個人の副作用にすぎません。環境にも影響があります。

・地球温暖化の減速、逆転の可能性
・地下水汚染の軽減
・森林破壊の必要がなくなる

・工場のような農場の閉鎖
・世界最貧困層の栄養不良や脱臼が減る

ＰＢＷＦ食はどれほど健康的なのでしょうか？　これよりも健康的なものといっても、なかなか思いつきません。私たちの最大の健康問題に対処するうえで、これ以上効果的な食事はないかと思われます。ＰＢＷＦ食は、これまでに研究されてきた食べ方の中で最も健康的であるだけでなく、健康を促進して病気を予防するうえで、処方薬や手術、ビタミン・ハーブサプリメント、遺伝子操作よりもずっと効果的なのです。

ＰＢＷＦ食が錠剤だったならば、それを発明した人は地球一のお金持ちでしょう。実際には錠剤になっていないので、その提唱を企むような勢力も市場にはありません。それを宣伝するマスコミもありません。保険金が支払われることもありません。錠剤にはなっておらず、摂取の仕方を人に教えて大金を手にする方法を見出した人もいません。大金を生み出さないこの真実は現在、中途半端な真理や確証のない異論、真っ赤な嘘の中に埋もれてしまっています。この単純な事実を知られると困る多くの関係者が足並みをそろえてその真実の信用を傷つけ、無視し、隠蔽しようとしてきた努力が、これまでのところ実っています。

体内の酸化を修正するＰＢＷＦ食

私はこれまで、数十年にわたってＰＢＷＦ食の効果について研究をしてきました。その食事の成果は、データを見ただけでも十分納得がいくものです。それがなぜなのかという疑問に答えることも、十分に意味があることでしょう。なぜ、ＰＢＷＦ食が人間にとって最も健康的な食べ方なのでしょうか？　私が生化学の研修生時代の経験で得たいくつかのつながりから、ひとつの考えに至るのです。つまり、ＰＢＷＦ食には間違った方向に進んだ酸化を修正する効果があるということです。

酸化の過程では、原子や分子が他の原子や分子と接触するときに電子を失います。この宇宙の中でも最も基本的な化学反応のひとつです。リンゴを切って空気に触れた部分が茶色く変色するときや、車のフェンダーがさびつくとき、それはまさに酸化の作用です。酸化は、私たちの体内でも起こっています。その中には、自然で良い酸化もあります。酸化によって、体内でエネルギーが運ばれやすくなります。酸化はまた、体に有害となる可能性のある異物を水溶性の物質に変えて除去します（そうすることで、尿で排泄できるようになります）。ところが、コントロールされていない酸化が多くなりすぎると、それは人間の健康や長寿の大敵となります。酸化しすぎれば新車もポンコツ車になり、スライスしたリンゴも堆肥になってしまいます。酸化によって、フリーラジカルと呼ばれるものが生成されます。これは老化、がんの進行、脳卒中や心臓発作を引き起こすプラーク（血管の病変）の破裂の原因として知られ、他にもその人を自己免疫疾患や神経の病気に導くような数々の有害な影響を宿主におよぼします。

では、植物ベースの食事が、病気を引き起こすフリーラジカルの効果をどのようにして予防してくれるのでしょうか？　ひとつ前置きしておくと、高たんぱく食はフリーラジカルの生成を促進し、よって望まれない組織破壊が増えるという一定の証拠があります。しかし、概ねホールで植物ベースの食べ物（ＰＢＷＦ）を摂取していれば、高たんぱく食を口にすることが事実上不可能になります。仮にレンズ豆や大豆などのマメ類、ナッツを１日中食べあさったとしても、１日に摂取するカロリーの12～15％以上をたんぱく質から摂ることはかなり難しいです。

しかし、この他にも、高たんぱくな動物性食品の代わりに摂取することになる以上に、非常に多くの特性があります。結局、植物も有害なフリーラジカルを生成するのですが、植物の場合、生成されるのは光合成の間です。植物はフリーラジカルの産生に対抗する防衛メカニズムを進化させました。フリーラジカルと結合したり中和したりしてダメージを予防することのできる一連の化合物です。その化合物は、特にすてきな名前が与えられることなく普通に、抗酸化物質として知られています。

私たち人類や他の哺乳類が植物を摂取するとき、その植物の中に含まれる抗酸化物質も一緒に摂取します。その抗酸化物質は、同様に私たちにも忠実かつ効果的に効いてくれ、食品フリーラジカルから私たちを守り、細胞の老化の進行を遅らせてくれます。最も注目すべき点は、先ほど話したような有用な酸化プロセスに対する悪影響がないということです。過剰な酸化の有害な生成を中和するだけです。

私たちの体はこれまで、抗酸化物質を得るのに困った経験を一度もしたことがなかったと考えられます。なぜならば、私たちの歴史の大部分で主な栄養源となってきた植物から、抗酸化物質はいとも簡単に手に入るものだからです。私たちの体が酸化にとって有利な展開へと傾いてきたのは、動物ベースの食品や加工食品の断片を多く含む食事へと私たちがシフトした、まさにそのときからです。食事の中のたんぱく質過多によって酸化が過剰になり、そのダメージを抑止・中和するための植物由来の抗酸化物質をもはや十分に摂取していないのです。

しかし、忘れてはいけない重要なポイントは、以上のことが単なる理論であるという点です。一番大切なことは、なぜＰＢＷＦ食が機能するのかという理屈ではありません。それが機能するという事実こそが大切な点です。どのように具体的な理屈があろうとも、ＰＢＷＦ食に効果があるという事実は明らかなのです。

ＰＢＷＦとベジタリアンやヴィーガンとの違い

一般の人々に講演をするとき、数字について尋ねられることがよくあります。多くの人が、細かい処方やルールを聞きたがります。葉物野菜は1日あたり何グラム食べたらいいか？　食事に脂肪、たんぱく質、炭水化物を何％の割合で摂り入れるべきか？　ビタミンCとマグネシウムの必要摂取量は？　特定の食物と一緒に食べるべき食べ物はあるか？　あるならば、何％の割合で？　そして、私が最も耳にする質問の第1位はこれです。「先生のお話の中で出てきた健康上のメリットを手に入れるためには、１００％植物ベースの食事をする必要がありますか？」。

このような質問に私はこう答えます。「まあそう焦らずに」と。数字に関して、私はあまり細かい話をするのが嫌なのです。その理由は3つです。

①これらの質問に完璧に答えられるほど科学的証拠がまだそろっていない
②事実上、生物学は私たちがそう見せかけようと思っているほど厳密なものではない
③現時点で挙がっているエビデンスを見る限り、ＰＢＷＦを食べることで細かいことを気にする必要がまったくなくなる

ただ様々な種類の植物性の食べ物をたくさん食べればよいのです。細かい計算は、体のほうがすべてやってくれます。

95～98%ではなく、100%植物ベースのものを食べるよう努めるべきかどうかという質問については、「そのような純度が絶対に必要だという信頼できる科学的証拠を認知していません」というのが、少なくとも大半の場合における私の回答です（例外は、がん、心臓病、その他潜在的に致命的な病気を持つ患者です。そのような人の場合、少しのブレが悪化や再発につながる恐れがあります）。それでも私は、PBWF食に近づけば近づくほど、私たちの健康は増進されていくと確信しています。こう断言する理由は、誰にでも分かるはっきりとした科学的証拠があるからではありません。私たちの味蕾に影響をおよぼすからです。完全にPBWF食を実行した場合、私たちは私たちの健康とずっと相性の良い新しい味覚を得るようになり、私たちの味蕾は変化し、その変化はずっと続きます。タバコを止めたいというヘビースモーカーに、1日1本ずつタバコを吸い続けなさいとアドバイスする人はいないでしょう？　99%よりは100%のほうが大幅にやりやすいですし、長い目で見れば成功する確率がずいぶん高くなります。

他に、PBWF食はベジタリアンやヴィーガンと考えても良いか、という質問を受けることもよくあります。PBWF食の説明をするとき、私は「ベジタリアン」や「ヴィーガン」という言葉をあまり使わないようにしています。ベジタリアンの大半は今でも乳製品や卵、過剰な油、精製された炭水化物、加工食品を摂取しています。ヴィーガンは動物ベースの食べ物をすべて排除していますが、添加油脂（すべての調理油も含む）、精製された炭水化物（砂糖や精製された小麦粉）、塩、加工食品は摂取し続けていることも多くあります。「ホールフード」や「プラントベース」という言葉は、私が1978年から1980年にかけてNIH（アメリカ国立衛生研究所）のがん研究助成金レビューパネルの一員だったときに、同僚の間で紹介したものです。彼らも私と同じように、ベジタリアンやヴィーガンという単語を使ったり、多くのベジタリアンやヴィーガンの習慣の背景にあるイデオロギーを特別視することに消極的でした。私が関心を持っていたのは、科学的な証拠に照らし合わせてＰＢＷＦ食が持つ健康上の非常に大きな影響について説明することであり、個人的な哲学的イデオロギーなどは、それがどれほど高貴なものであったとしても私にはどうでもよいことでした。

50年間、栄養学の最前線にい続けた私の研究キャリア

本書では後ほど、私個人の生活やキャリアの道筋についての話ももう少ししようと考えていますが、ここで手短に、私の研究者としてのキャリアについてまとめてみたいと思います。そうすれば、ここでお話しする内容に関して私に信頼を置いていただけるかどうか、すぐに読者のみなさんにご判断いただけると思うからです。

私は50年以上、食べ物や栄養が健康に与える複雑な影響についての講義と実証研究を行ってきました。そのうちのおよそ40年は、多くの学生や同僚とともに研究室での実験をしました。さらにその年月のうちの20年間は、食や健康についての国内外の政策の評価や立案を行う専門部会に所属し、どの研究テーマに予算を割りあてるかを決定する仕事をしていました（多くの場合、私の考えは少数派に属し、私が好むであろう政策に影響を与えるにはおよびませんでした。実は私が学術界を去り、「一般向けの」本を書くようになったのは、これがひとつの理由でもあります）。私は３５０本以上の研究論文を執筆しましたが、その大部分は査読を受け、自然科学の最高峰の学術雑誌に掲載されました。また、複数の科学分野のトップジャーナルの論文審査委員を務めていたこともあります。つまりこの半世紀にわたり私は、研究の原点である実験から教室、食と健康に関する政策を決定する委員会の会議室、および公的な場での結果の発表に至るまでのあら

ゆる段階での科学的根拠の立証にどっぷりつかっていたということです。

GoogleやFacebookも採用しているPBWF

以前、息子のトムとともに著した拙著『The China Study』では、自分や他の人たちの研究を紹介し、PBWF食が人間の最適な食事であるという結論に至ったという話をしました。今は、2005年に入ってすぐにあの本が発売された頃の自分の愚直さを認めざるを得ません。私は、あの本に書いた議論の余地のない証拠がきっかけとなりアメリカ人の食生活はがらりと変わるだろうと期待に胸を膨らませていました。真実は政府の政策を作り、経営判断を形成し、食に関する社会の議論を変えることができると私は純粋に思っていました。

限られた範囲では、これらはすべて現実のものとなりました。一部の非常に力を持っていた元政府高官（ビル・クリントン元大統領も含め）が、『The China Study』をはじめとした植物ベースの栄養学全般について売り込んでくれたのです。GoogleやFacebookなどの新しく影響力のある企業は、社内カフェテリアで数々のPBWF料理を提供しています。PBWFの食材や食事、スナックを食料品店やレストラン、オンラインショップで買うことは、以前に比べて格段に容易になっています。最近大流行している「グルテンフリー」は（これについては、科学的にまだ盛んに議論されている）、世間の加工度の高いパン、クッキー、パスタ離れをあおり、精製度がより低く、自然度の高い食べ物へのシフトを促しています。

しかし、主流の文化は植物ベースの食事をまだ受け入れていません。政府はいまだに間違ったことを教え、助成しています。企業は変わらず標準的なアメリカ人の食事（Standard American Diet、都合よく「SAD

（残念な）」食と略書きできます）を提供しています。つまり、精白粉、白砂糖、ホルモンと抗生物質が注入された肉や乳製品、人工的な着色料、香料、防腐剤で概ね構成されている食事です。「ローカーボ」（低炭水化物食）の支持者においては概して、法外な量の動物性たんぱく質と脂肪が含まれている食事を擁護しています。本書の一部は、とても厄介な質問である「なぜ」に答えようという私の試みです。仮にＰＢＷＦ食の証拠にそこまで説得力があるのなら、ごく一部でしか実行されていないのはなぜでしょうか？　その効果について知っている人がここまで少ないのはなぜでしょうか？

栄養学の分野で私が何十年にもわたり取り組んできたことを踏まえて、これが答えだと私が信じているもの（私たちの食べ物の選択や医療制度だけでなく、私たちの民主主義や人類の種としての未来の活力に意味を持つ答え）を読者のみなさんと共有する前に、ＰＢＷＦのライフスタイルが有効である証拠について、実はみなさんが承知しているということを確認したいと思います。次の章では、その証拠を共有し、一般的に勧められている治療行為がどれくらい効果的なのかを評価する方法を解説したいと思います。

第2章 PBWF食への称賛と批判

「歴史は教育と大災害の競い合いである」
――H・G・ウェルズ

前章では、私たちの食事が、概ね他の何よりも健康に与える影響が大きいという話をしました。私や他の研究者が長年にわたり蓄積してきた証拠が、PBWFが人間にとっての最適な食事だと示しています。それについては、私の前著『The China Study』をご覧になり、この主張を裏付ける証拠を詳しく見ていただくことをお勧めします。

当然ですが、これだけの証拠が挙がっているとは言っても、植物ベースの食事が私たちの健康や地球にとって最善の方法であるということを世界中の誰もが信じているわけではありません。メディアには、私の言っていることと反対のことを言う専門家が大勢います。彼らはかなり歯切れ良く、面白おかしい言い方で世間を納得させています。確かに、批評家のみなさんが前後関係を無視して個々のデータポイントを抜き出し、私の結論とは真逆の結論の裏付けとして間違った使い方をすることは簡単で、これはとても残念なことです。

ここで問いかけたいことは、生化学や心臓病学、疫学、および必要な前後関係を提供するその他の多くの学術分野の専門家にならずして、どうやって証拠の評価ができるのだろうかということです。

ＰＢＷＦ食がより広く受け入れられるための障壁についてお話しする前に、私の食事や健康の研究をみなさんに知っていただくことで、ＰＢＷＦ食に対する批判について説明したいと思います。そうすることで、それらの批判がナンセンスで半端な真実であるにもかかわらず、メディアが取り上げる健康の話題としてまかり通っていることを、理解してもらうのに役立てばいいと思っています。よくある「今週の健康ブーム」のような記事に対する免疫ができれば、正しい健康情報をもっと知識と自信をもって読むことができるようになります。また、ＰＢＷＦ食の味方となる証拠やそれに対する批判について、自力で判断する用意がより整います。

数ある健康情報の見極め方

みなさんはテレビのニュースで、有望な新薬や新しい遺伝子治療、新しいハイテク機器、食品やビタミン、酵素、その他の微量栄養素についての新しい健康情報に関する話題を次から次へと目にすると思います。実際、これらの「ブレイクスルー的な発見」はどれもが、ＰＢＷＦ食のメリットと比べたら、その足元にもおよびません。しかし、これらの情報の元になっている研究が誇大に報道されたり、情報が不確実のまま報道されるがために、ＰＢＷＦ食のメリットは世間に知られるすべもありません。

それに対抗するための私自身の証拠を並べる前に、研究を評価する一般的な方法についてお話ししましょう。そうしないと、「あの人はこう言った」「この人はこう言った」という言い合いの中で、最も声が大きかった人の主張（この場合は最も資金を集めたもの）が勝つという罠にはまってしまうからです。健康に関する主張を聞くときは、次の3つの質問を自問してみます。「それは本当か？」「それはすべてが本当か？　それとも本当なのは一部だけか？」「それは重要か？」。

「それは本当か？」。健康に関する主張を評価するときの最初のステップは、その主張の裏付けとなっている研究が適切に行われたものであるか否かを判定することです。つまり、正しく計画されたものか、専門的に実施されたものであるか、適切に報告されていて、真実のある側面が十分に明らかになっているか、ということです。残念ながら、計画も実施も非常に酷く、導き出された結論もまったくのナンセンスである研究も中にはあります。その可能性は、研究に資金を提供している組織が、利益のために特定の結果を求めているときには劇的に高まります。信頼できる研究結果とは、複数回行われた実験で再現されているものを指します。特に、実施した研究者が異なること、そして資金提供元が異なることが理想的です。

「それはすべてが本当か？」。もうひとつ重要な点は、その信頼できる研究結果の中で、潜在的な副作用や特定のつながりに注目することです。頭痛がするときに薬を飲めば、間違いなく頭痛を和らげる以外にも、体に対してはるかに多くの作用があることがわかっています。同じように、心臓病を予防するためにPBWF食を実践している場合、その食べ方の効果は動脈をはるかに超えて全身に作用していきます。血圧を下げる特効薬についての噂が耳に入ったときには、その薬に付随する効果（副作用）に必ず興味を持つようにしてください。現実には、副作用などというものはありません。どれもただの効果です。その健康への介入には、謳われている目的以外に、どのような作用効果があるのでしょうか？

「それは重要か？」。本書全体を通して見ていくことですが、いわゆる「健康のブレイクスルー」とされる多くの発見は、マーケティングによって演出されているほど素晴らしい発見ではありません。売上を伸ばすための数字をはじき出すことは、良い商売かもしれませんが、良い科学とは言えません。よく見られるマーケティング手法とは、重箱の隅を楊枝でほじくるような伝え方、前後関係を無視した報告、本来の意味を超えて大幅に誇張された言い方です。例えばある薬で、コレステロールを下げることは書かれていても、心臓発作や脳卒中を引き起こす割合はまったく示されていないということがあります。コレステロールが下がれば心臓も健康になるものだろうという思い込みが一般的にあるため、この薬の広告ではコレステロールの低下が大々的に取り上げられたうえで、さらに一般的な話としては低いコレステロール値と心臓病のリスクが低いこととの間に関連性があると、正確に表記されています。しかしこの特定の薬を飲んでも、一律に同じようなリスク低下にはつながらないらしいという事実の表記が、都合良く省かれているのです。つまりそれが意味するのは、少なくとも服用する人の寿命と生活の質に対しては、この薬のコレステロールを下げる力はなんの影響も与えないということです。

現実問題として、最初の2つの質問（「それは本当?」と「それはすべてが本当?」）では、健康表示を科学的な方法で評価するための実用的な知識を持っている必要があります。そのうえで、研究がどのように進められていったかを詳しく知る必要もあります。しかし、科学者でなくても絶望することはありません。何かの雑誌に掲載されている医薬の広告があれば、ページをめくって、細かい文字で書かれている膨大な副作用や注意事項の記述を読むことができます。あるいは、査読済みの学術雑誌を読んでみると良いと思います。ここで言う査読とは、研究結果を公表する前に認定された専門家が再検討して、批評するプロセスのことです。この制度のお陰で、専門家や社会に対して開かれた形で研究の成果を精査する機会が科学界に与えられます。つまり、研究で観察されたことが再現されて確認されたり、研究の結果が誤りであることが示されたりします。完璧な制度とは言えないかもしれませんが、これよりましな方法を私は知りません。少なくとも、客観性と誠実性は増します。そして、査読済みの学術雑誌を読む側には、掲載されている研究成果について一定レベルの信頼を提供します。

一方、3つ目の質問「健康についての新しい主張の内容が重要であるかどうか」ということについては、ほぼ誰でも自力で評価できるようなことです。ちょっとした常識があれば十分です。

健康への介入が重要か否かを判定する3つの基準

ある発見の健康への介入が重要であるか否かを判定するとき、つまり、その内容を個人、企業、研究者がさらに深く遂行する価値があるかどうか判断するとき、私は3つの基準をものさしとして使います。それは次の3つで、重要でない順に挙げてあります。

・どれくらい速く効くか（即効性）
・健康上の問題をいくつ解決するか（幅広さ）
・介入によって健康がどれくらい改善するか（深さ）

この3点について、順番に検討していきます。

●体の機能にどれくらい素早く作用するのか？～即効性

栄養素、薬、遺伝子組み換えなど、その他どんなものでも、体の中で実際に機能するまでに、どれくらいの時間がかかるのでしょうか？　ある物質が血液中に取り込まれ、細胞に運ばれるまでの時間のことを言っているのではありません。「活力がアップする、病気の症状が緩和するなど、意味のある効果が出るまでにどれくらい時間がかかるか？」ということです。

ＰＢＷＦ食に切り替えてみると、栄養学上のメリットの大部分が表に出てくるそのスピードにはびっくりします。糖尿病の場合、食事を切り替えた初日から注意して見ていかなければなりません。食事の効果が出始めたらすぐに薬を減らすようにします。そうしないと、血糖値が下がりすぎて低血糖ショックを起こしてしまう危険が本当に大きいからです。

栄養のない食べ物も同様に、本当に素早く作用します。しかし、その方向性は真逆です。例えば、高脂肪のマクドナルドのセット（エッグマックマフィン、ソーセージマックマフィン、ハッシュポテト2個、カフェインなし飲料）などを摂取すると、1時間から4時間のうちに血清中性脂肪値が急上昇し（心臓病や糖尿病をはじめとする、様々な症状のリスクが高まる）、動脈がこわばります（血圧が上昇）。普通の流れ方に戻るには、数時間かかります。以上のことは、穀類や果物で構成される低脂肪食を取った後にはどれも起こりません。[注1]

１９８５年に開始されたある研究で、私の友人で同僚でもあるコルドウェル・エッセルスティンＪｒ．医学博士が、進行していた心臓病をくい止めようと主な食事をＰＢＷＦ食へ切り替えました。すると、慢性的に感じていた胸の痛み（狭心症とも言う）が１、２週間でだいたい消えてしまったと言います。２００６年にＦＤＡ（アメリカ食品医薬品局）の認可を受けたラノラジン（ラネクサの商標で市販されている）などの狭心症治療薬と比較してみてください。[注2]その効果を確認するためにある臨床試験が行われ、５６５人の患者がラネクサとプラセボの2つのグループに無作為に分けられました。ラネクサ組では、6週間で狭心症の発症回数が「統計的有意に著しく減少」しました。どうでしょう、すごいと思いますよね？　具体的には、ラネクサ組の狭心症を発症する回数は1週間に4・5回から3・5回になったのです。しかし、これでは誰もが本当に欲しがる即効性ある解決策とは言えないのではないでしょうか。これに、メーカーによって報告されている一般的な副作用を追加してみます。「めまい、頭痛、便秘、吐き気」などがあるとされており（研究では、これらの症状がどれくらい早く出たかについては触れられていません）、西洋医薬とPBWF食とのどちらが良いかという疑問に対するベストアンサーがここに出てしまっています。プラスの効果が限られ、数々の潜在的な副作用があるわりにはお金のかかる介入です。

みなさんの中には、医薬とPBWFを比較するのは公平でないと思われる方もいるかもしれません。そもそも薬とは症状を処置するためのものであり、病気の根本原因をなくすためのものではないからです。ただし、これらの処方薬が持っているはずの良い点をひとつだけ挙げるとすれば、効き目の早さです。確かに、薬が果たすことのできるひとつの有用な機能が、ライフスタイルや食事による介入ではとても遅すぎるという患者にとっての「時間を買う」ことです。誰かが心臓発作や脳卒中を起こして集中治療室に運ばれてきたとき、青汁を静脈注射するよりも、血栓を溶かす血栓溶解薬を投与したほうが良いと考えられます。しかし、本当に緊急の場合はさておき、PBWF食の反応の早さは他のどの薬よりも優れていて、しかもマイナスの副作用がありません。

●どれほどの器官系統に影響するのか？～幅広さ

医学によって介入した効果は、体の中でどれくらいの範囲に広まるのでしょうか？　幅広く様々な機能を改善してくれるのでしょうか？　それとも、血圧や脂質組成など、生体機能を測るひとつの特定の値だけを改善するのでしょうか？　みなさんは万能のアプローチ、つまり、ひとつの戦略で幅広い病状を解決することができるようなものが医師の指示によって出てくるとお考えでしょう。しかし、西洋医学とは万能薬（英語でpanacea。ギリシャ語で「すべて」を意味するpanと「療法」を意味するakosが語源）だと名乗りを挙げるものについては大いに不信感を持つ学問です。

一方中国医学では、最も高く評価されるのは最大幅の多様な病気を治療できるものとされます。１９８０年代はじめ頃、中国医学のある偉い人たちが何百年もの歴史を持つ薬草を使った伝統療法を私にご紹介くださいました。その薬草は全体をそのままの形で使用することが多く、一般的には水に浸して使われ、場合によっては材料のひとつとして他の薬草と一緒に使用されることも多いそうです。中国の薬草の王様と言われ、処方と消費の最も多いものがコウライニンジンです。植物や動物の科学的な命名法を考案したカール・リンネは、コウライニンジンが伝統的な中国医学で様々な用途で使われていたのを知っていたことから、この植物をPanaxと名付けました。

ダニエル・ブーンという名前を耳にしたことがあるでしょうか？　有名なアメリカの探検家です。彼は辺境の自然の中で、狩猟で生計を立てていました。しかし、１７８０年代に不動産取引で何度か失敗して財政難に陥ったことをきっかけに、お金が稼げるところへと着眼点を変えました。アメリカニンジン（学名：*Panax quinquefolius*）です。ブーンは先住民からアメリカニンジンの根を収穫する権利を買い、これを中国へ輸出して財を成しました。この薬草で大儲けしたのは彼だけではありませんでした。ジョン・ジェイコブ・アスターはアメリカニンジンを初めて中国へ輸出したときに５５０００ドルを儲けたと言われており、現在の価値にすれば１００万ドル以上に相当します。

中国人がそこまでお金を支払ってでもアメリカニンジンを欲しがった理由、そしてアメリカ先住民が収穫のために掘るべき場所を正確に知っていた理由は、この植物が実に様々な方法で健康増進に作用したからでした。チェロキー族は疝痛、痙攣、下痢、頭痛の緩和にアメリカニンジンを使っていました。他にも、消化不良、食欲不振、疲労、クループ症候群、生理痛、ショックの対処に有効であることを発見していた部族もいました。[注3] その効果はとても幅広いのです。

ＰＢＷＦ食が対応できる病気や症状がこれほどまでに多いことを考えると、何千もの異なる症状として表れる病気の根本的な原因はただひとつ、つまり栄養不良だけなのではないかと思われてきます。西洋医学は、根底にある原因に着目するよりも、個別の症状に着目して、このひとつひとつを病気と呼ぶことにしました。なぜかと言えば、大局的な見地に立ってすべての病気を救うただひとつのシンプルな方法を処方するのではなく、数多くの様々な病名を作って、それぞれに対する治療法を作って販売したほうが儲かるからです。しかし、それは良い医療とは言えません。

アメリカニンジンの根が、これだけ幅広く効果を発揮するということだけでもすごいと思いませんか？それなら、ＰＢＷＦ食の効果の幅広さを知ればさらに感激するでしょう。アメリカニンジンは幅広く様々な症状を和らげることができましたが、栄養状態を良好にすることで実に多種多様な病気の根本原因に対処できるようになります。その病気とはがん、心血管病変（心停止、脳卒中、アテローム性動脈硬化症など）、肥満、神経障害、糖尿病、様々な自己免疫疾患、骨疾患といったものです。『The China Study』を出版して以降、他の病気についても、そのほとんどは命にかかわる病気ではないものですが、ＰＢＷＦ食で緩和したとか、治ったとかいう声が読者から聞こえてきています。頭痛（片頭痛を含む）、お腹の痛み、目や耳の不調、ストレス障害、風邪・インフルエンザ、にきび、ＥＤ、慢性的な痛みなどです。このように、栄養でコントロールできる疾患はとにかく広範囲におよんでいます。ただし、個別の病気や病気群について、その効果が得られるメカニズムについて記載するのはもっと専門的な研究をしてからのほうが良さそうです。

ＰＢＷＦ食がこれらの病気（風邪・インフルエンザ、頭痛などの様々な痛み、慢性的な痛みを伴う病状）に与える影響について私が持っている印象は、経験的証拠や査読された証拠、論文発表された証拠というよりは、事例証拠に基づく部分が大きくなっています。それでも、先ほどのような健康の問題がＰＢＷＦ食を導入したことで複数同時に解決したという個人や医師の話を聞く回数を考えると、ほとんどの場合、大多数の人に結果が出るのだなという確信が生まれはじめました。以前は、私自身にも片頭痛や関節痛のようなものがありました。その持病も、ＰＢＷＦ食を完全に取り入れるようになってから消えてしまいました。

ここで、頭の体操です。あなたは大切な人から相談を受けたと仮定します。その人には慢性的な持病（具体例として前出の病気の中から選んでみてください）があり、かかりつけの医師から治療法として次の2つの選択肢があると告げられています。治療法①は、その病気の症状のひとつだけについて辛さを和らげるけれども、完治確率を上げること（あるいは余命を伸ばすこと）はなく、一連の辛い副作用が起こる心配がある（もちろん、医師はそれらの副作用に対処するための薬を追加処方し、そしてさらに他の薬同士の相互作用によるすべての副作用に対処するためにさらに追加処方してくれ、さらにまたそれらによる副作用に対する薬も処方する…）という治療法です。

治療法②は、おおむね病気の根本原因をまず素早く解決し、その結果、症状のすべてが止まり、余命が伸びて生活の質が向上する治療法です。副作用と言えば、理想の体重を手に入れ、もっと元気になり、外見はきれいになり、気分は良くなり、環境保全や地球温暖化減速の手伝いさえしてしまうことでしょうか。

これら2つの治療法のうち、あなたならばどちらを相談者に勧めますか？

医学界にとって、この頭の体操はまったく興味のない話です。医学研究の大多数は、たったひとつの症状や系統にかかわるひとつの要素（薬、ビタミン、ミネラル、手術をはじめとする処置など）のごく限られた効果にしか目を向けていません。それ以外のことは見ていません。つまり、ライフスタイルや食事などの大きな視点での違いに着目することなど、あまりにカオス（混沌）すぎて信用できないというわけです。

●健康への介入にどれほどの効果があるのか？～深さ

ここまでで、体の機能に栄養素がどれくらい素早く作用するのか（即効性）、いくつの器官系統に影響するのか（幅広さ）について見てきました。健康への介入効力を評価するにあたり重要な要素が最後にもうひとつあります。その効果の大きさ（意義）です。別の言い方をすれば「深さ」となります。すべての条件が同じであれば、自分の健康を少しだけ良くしてくれる療法か、それとも大きく改善してくれる療法か、どちらを受けようと思いますか？

植物ベースの栄養素は、引き出す効果の規模が非常に大きくなる傾向にあります。私がこの事実を知ったきっかけは、インドで実施された一連の実験についての論文を読んだことで、それからすぐにコーネル大学の大学院生と再現実験を行いました。実験動物（ラット）を強い発がん性物質にさらしたうえで、一方のグループには動物性たんぱく質20％を含むエサを、もう一方のグループには動物性たんぱく質5％を含むエサを与えます。20％のグループには、がんまたは前がん病変が1匹残らず生じ、一方で5％のほうでは1匹にも生じませんでした。100％対0％です。このような結果は、複雑な変数がたくさん絡んでいる生物学的な研究ではめったに見られるものではありません。しかし、結果は結果です。最初はなかなか信じられなくて、やり方を変えて何度か同じ実験を繰り返してみました。しかし、何度も何度も繰り返しても結果は変わりませんでした。それ以上の追求はできませんでした。

そんなことを言っても、ラットのがんに食べ物のそういう影響があったからといって、同じ規模で人間の健康を改善できるということにはならないのではないか？　こう考えている人もいるかもしれません。動物の研究はさておき、重症患者の食事を劇的に変えてみる研究についてはどうでしょうか？　栄養学的な介入がそれほどまでの効果を上げることは可能でしょうか？

１９４０年代から１９５０年代にかけて（70年近く前です！）、レスター・モリソンとジョン・ゴフマンという二人の心臓病学者が心臓病に対する食事の効果を判定するために、過去に心臓発作を経験したことのある人を対象とする研究を実施しました。[注4]対象となる患者には脂肪、コレステロール、動物性の食べ物を少なくした食生活を送ってもらいました。この食養生を行った患者はその後、心臓病の再発が劇的に減りました。ネイサン・プリティキン[注6]とディーン・オーニッシュ博士[注7]の二人も、１９８０年代と１９９０年代にこの研究をさらに深めています。二人は、別々の研究において、植物ベースの高炭水化物食が進行した心臓病をコントロールし、回復することとさえあるという結果を示しました。エッセルスティン博士の注目の研究については先ほども軽く触れましたが、彼の研究やその他の研究者の成果について詳しくは、『The China Study』をお読みください。ただ、ここで効果の深さという観点から、エッセルスティン博士の研究成果について、もう少しだけお話ししたいと思います。

食事による心臓病回復に関するエッセルスティン博士の驚くべき研究

１９８５年、エッセルスティン博士は心臓病が進行しているけれども直ちに命にかかわる状態ではない患者を募集し、食事によって心臓病から回復するかどうかを調べる臨床試験を実施しました。[注8]まずは血管造影によって患者の冠動脈疾患の状態を見て、病気が進行していることを確認します。この研究に参加するための他のたったひとつの条件は、博士が提案する食生活、そう、ＰＢＷＦ食に変える意欲でした。

エッセルスティン博士は、臨床試験の5年目と12年目の結果を正式な報告として出しました。[注9] この臨床試験開始前の8年間で、18人の被験者の冠動脈に関する心臓発作、血管形成術、バイパス術などの発症例は49件ありましたが、ＰＢＷＦ食を導入してからの12年間では、たった1件の発症例しかありませんでした。しかもそれは博士の食事を守らなかった患者でした。それからも博士は不定期に被験者の追跡調査を行い、５人を除く全員が26年経った現時点でもご存命です。残念ながら亡くなってしまった5人も心臓の機能が原因で亡くなったのではなく、別の原因だったそうです（１９８５年の研究開始時点で被験者の平均年齢は56歳。当時56歳の人は２０１２年に83歳であり、何らかの原因で亡くなっていてもおかしくはない年齢です）。また、存命中の人たちには心臓病の症状がありません。くり返しますが、この臨床試験をはじめる前の96カ月間に被験者の心血管系で起きたトラブルは49件でした。臨床試験を開始してからの約３１２カ月、心血管系でトラブルが起きた件数は0件です。この臨床観察の結果は、私が知っている他のどの健康上のメリットよりも大きな意味を持つと考えます。医学界のデータでは、これに匹敵するものはひとつもありません。

心臓病およびそれに類する原因によって亡くなる人の数を減らすという観点から、以上の結果を本章で先ほど見たラネクサという医薬と比較してみます。ある大々的な追跡調査がラネクサを投与されている患者６５００人を対象に実施され、その結果は、一部の特定の検査数値にほんのわずかな改善が見つかったものの、総合的な判断は『アメリカ医師会雑誌』に掲載されているとおりでした。「ラノラジン（ラネクサの商品名）とプラセボの比較において、全体的な死亡率に違いはまったく観察されなかった[注10]」。

統計的な重要性と意味のある重要性との違い

ある効果がどこまで深くおよぶかは、その効果を受ける本人にとって重要なだけではありません。試験的な研究で期待される効果のおよぶ範囲が、本物なのか、あるいは意味のないはみ出しなのか。それをあらゆる信頼レベルで評価するために、その研究に必要となる被験者の人数を決定づけます。試験的な研究において、その結果が本物なのか、あるいは意味のないはみ出しなのかを評価するためには母数、つまり被験者の人数が重要となります。言い換えると、2つの条件（調査群と対照群、処置Aと処置Bなど）の間の違いが小さければ小さいほど、その違いが本物であり、単なる偶然の産物ではないことを示すために必要となる被験者の人数が多くなります。狭心症の発作の起こる回数が1週間あたり4・5回から3・5回に減ったラネクサのようなケースでは、結果がランダムに起こった可能性が低いということ（これを科学的な専門用語で「統計的に有意」であると言う）を示すために、数百人の被験者が必要となります。

ここまで話して、エッセルスティン博士の研究対象（被験者の人数）が非常に小さかったため規模としてどうだったのだろうと考えている人もいるでしょう。18人という数は、統計的有意性を証明するサンプルの大きさとして十分でしょうか？　その疑問に対する答えとして、ここで先ほどの実験について違った結果が出たと想定してみます。仮に、グループB（対照群）にまだ平均して4回か5回の発作が起きているとします。新しい処置を受けているグループAでは発作がもうまったく起きていないとします。まったくなしのゼロです。効果がここまではっきりしていると、数多くのデータポイントはもはや必要なくなります。ここまで深く一貫した結果が偶然の産物である可能性は極めてゼロに近いのです。[注11]

科学的な研究に目を通すと、統計学的有意性という概念に遭遇することが多くあると思います。この概念はとても有益です。データが不十分な場合に結論を導き出すことを防ぐ効果があるからです。例えばコイントスを1回行い、表が出たとします。だからと言って、それが必ず表が出ると決まっているコインだと言うことはできません。コインを1回投げたところで、コイントスに本来備わっているランダム性というノイズに潜むパターンを見分けることなどできません。このように確率的なランダム性を防いでくれる概念です。問題は、研究者の多くが細かい統計的有意性だけを崇め奉り、本当に必要なものを見落としがちだということです。それは、実質的な有意性。つまり「それはどうだっていい。この結果のどこが素晴らしいの?」ということです。狭心症の発作が1週間あたり4・5回から3・5回に減ることが本当にそんなに嬉しいことなのでしょうか? 心臓病の患者が感じている苦しみを軽視するつもりはないですが、私たちは時間とお金を単に病状を維持・管理するためにではなく、生活を大幅に改善する処置を追求し、評価するために使うべきではないのでしょうか?

マーケティングによって作られた子どもだましの食べ物

本章で見てきた証拠を踏まえると、当然国でトップの医大は植物ベースの栄養学を未来における最も重要な医学と位置づけることと思うでしょう。医大での訓練とNIH(アメリカ国立衛生研究所)の調達資金の大部分は、健康的な食事が不健康な食事よりも簡単に手に入るような環境を作り、患者の食生活を改善するための最も良い相談方法を見つけることを目的として、栄養学の訓練と研究にあてられるべきです。しかし、そのような動きはまったくありません。

確かに、健康的に食べる（世間の注目を集めないよう、わざとあいまいな言葉が使われている）ということは、医学界の建前でもあります。しかし、業界は食事を病気の治療と予防の第一の主要な手段として、まったく真剣に捉えていません。精製加工されていない植物ベースの食べ物（特に抗酸化物質と食物繊維を豊富に含む野菜）の大切さは、実際には代替的な予防医療の現場でしか受け入れられていません。一方で医学界では、がんのような深刻な病気に栄養学の力量がおよぶなどという考えは、まったく正気と思われていません。しかし、栄養学の潜在的な力を頭ごなしに否定する専門家のうちのほぼ誰もが、この分野で何の訓練も受けたことがないというのが現実です。

研究の結果、この食べ方が実際に病気を治療するための最善の手段であることも分かっています。処方薬よりも、手術よりも、現代の医療機関ががん、脳卒中、心臓病、ＭＳ（多発性硬化症）などの様々な闘いで使うために用意しているどんなものよりも良い手段です。有毒な薬や危険な手術を盾にして自分自身と闘うという考え方はもうやめにして、健康的で元気いっぱいの人々や文化を育み、維持することが実証されている食事方法を取ることで自分自身を優しく扱うときが来たのではないでしょうか。

「栄養学」には「健康」や「医療」といった言葉との新しいつながりの持たせ方が必要です。健康とは、「良い食事を取る」「お酒はほどほどに」「エレベータの代わりに階段を使おう」などといった程度のうわべだけの表現で済まされるものではありません。当然ですが、これらの主張も間違ってはいません。しかし、この程度では体を根本的に変えることはできません。政治的には正しい言い分ですが、具体性と中身に欠けます。

私たちに必要なのは、マーケティングによって作られた子どもだましの食べ物ではなく、栄養というものを医療制度の中心的要素に据えることです。そのうえで、持続可能ではない大げさな健康食ブームを助長する「ダイエット脳」を振り払わなければなりません。「ダイエットに取り組む」のではなく、ライフスタイル自体を変えて健康を促進する食事を取り入れていくことが必要です。PBWF食を受け入れた人は、大半の健康上の問題は以前の食事によって起こった、あるいはそれが原因で大幅に悪化したと気がつきます。そして、体が正しいものを取り入れはじめたとたん、問題は自然に速やかに解消します。1日3回がんばって自分の頭をトンカチで叩きながら、何をやっても頭痛が治らないと言っている人を見てどう思いますか。常識で考えれば、トンカチで頭を叩くのをやめればいいだけのことです。

私は未熟でした。私が持っていた研究結果を見れば、研究者や医学界の人であれば誰だって、それが正しいと見抜く常識くらい持っているだろうと高をくくっていたのです。ところが、私が確信をもって、栄養学こそ私たちの医療制度の中核に据えるべきだと主張しはじめたとき、自分の間違いに気づいたのです。一番驚いた現象は、私に対しての中傷や誹謗など世間の様々な暴挙でした。中には医療界の仲間や研究者もいました。

今となってみればたいしたことではありませんが、この道を歩みはじめた当時は、本章でご紹介した考え方を持つことによって自分に異端児のレッテルが貼られ、それが後に資金源とキャリアの脅威になっていくとは想像さえしていませんでした。幸運なことに、そんな力が働いても私にはほとんど効かず、その攻撃は成功とはとても言えない結果となりました。これからそんな攻撃の背景にあった大きな問題についてお話ししていきますが、その前に、私自身の異端児としての歩みについてお話ししておきたいと思います。いろいろあったものの、私は次に述べるようないくつかの出来事や考え方によって、その後50年におよぶ展開の幸先の良いスタートを切ることができたのです。まずはそのことをお話ししてから、どのような闘いがあったのかをお話しすることにします。

第3章 異端児としての歩み

「システムの中で生きていると、私たちはシステムを吸収し、システムの中で考えるようになる」
――ジェームズ・W・ダグラス

栄養学の分野で研究者としての一歩を踏み出した頃の私はまだまだ未熟でした。牧場育ちの私には、まだ「科学」の闇の側面など見えるはずもありません。ところが、今では医師たちの間にも欲、度量の狭さ、あからさまな不正、シニシズム（冷笑主義）があることを知っています。あえてここでは述べませんが、公人の立場にある政治家までもが、自らの再選の邪魔となるなら重要な研究結果から目をそらすというショッキングな事例もあります。

私が学術界に入りたての頃は、理想的な形の科学研究に参加できるという期待から、心が熱くなっていました。それこそが最高の道だと思っていました。新しいことを発見し、どの問題を研究対象として選ぶかを考え、様々な考えについて学生や同僚と意見を共有したり議論を交わしたり。私は科学的手法の透明性と整合性が大好きでした。本物の証拠という威厳の前では、個人的な意見やバイアスは力を失ってしまいます。嘘偽しっかりと準備された実験は、美しく飾られた夕食のテーブルに「真実」を招待するようなものです。嘘偽りのない質問は無知を消し去り、より良い世界を創造します。

このような科学の側面は今も昔も変わらず、研究者が「正常な」科学の境界線を越えて政治的な間違った考えを持たないように注意さえしていればそれは保証されます。人が何に疑問を持っても自由だし、どのような質問や研究をしても構いませんが、それには科学のほとんどにお金を出している資本家の利権という領域を絶対に侵さないという条件が付きます。

正常な科学。変な言い方ですね。正常な科学とは、有力なパラダイム（枠組み）―つまり、すでに常識とされている世界観―に歯向かわないことを指します。「正常」とは、どう考えても「良い」とか「改善する」という意味で使われている言葉ではありません。ただ、回答がすでに分かっていて、もはや議論の余地がないような質問をすることを研究者が遠慮しているという意味です。私のキャリアの大部分は、科学のパラダイムの見えない利権の境界線にぶちあたってケガをすることの連続でした。ここ20～30年になって、ようやくこれらの境界をすべて突破しようと思うようになりました。だから境界線についてよく知っているのです。それは、ときにはその線を実際に越えてみないと、どこに存在するのかすら分からないものです。

パラダイムの最も怖い点のひとつは、中にいるとそれに気づくことがほぼ不可能だということです。パラダイムとは世間を支配していることもあり、単にそれしかないように見えるのです。例として、何百年にわたる支配が続いたけれども今では時代遅れになっているパラダイムについて見てみます。太陽が地球の周りを回っているという説です。実際にはその反対です。人々が地球を宇宙の中心と信じていたことを責めることはできません。外に出て見れば、地面は動かず、太陽や月、惑星、天体が空を横切って行くのが見えるのですから。コペルニクスが１５４３年に『天球の回転について』を出版したとき、地球が太陽の周りを回っている事実を明らかにしたことは、常識、千年続く科学的合意、怒りに燃える宗教界に対する挑戦でした。

彼が証拠を持っていたという事実、すなわち、当時優勢だった天動説では説明がつかなかった現象が彼の理論で実際に説明されたことは、彼らには何の関係もありませんでした。哲学者でシンガーソングライターのポール・サイモンはこのように言っています。「人は聞きたいことだけに耳を傾け、後のことには無関心だ。」

私のことをコペルニクスと比べるつもりはありません。ただ、真実の発見と進歩を邪魔する時代遅れのパラダイムの有名な例として挙げただけです。完璧な世界（私が研究者としてのキャリアを歩みはじめたばかりの頃に信じていた世界）であれば、適切ではないパラダイムの限界を示す証拠が出てきたときに、そのパラダイムは次の科学的手法の肥やしになるだけのことです。ところが、そのパラダイムに乗ってキャリアを積み上げた人は、地位が危うくなると独裁者のような行動に出ることがあります。何が何でも権力にしがみつき、周りの反発が強くなるのにつれてより感じの悪い危険な人物になっていきます（これはそのパラダイムが資本家の強力な利権を支えている場合はなおさらのことで、この後お話しします）。

私が思いきって当時有力だったパラダイムから足を洗ったときは爽快でした。外からのほうが中のことをずっとよく知ることができます。海洋を泳いでいる魚を思い浮かべてください。外の環境のことなど知らずに幸せに生きています。網にかかり、水から揚げられ、船のデッキの上に投げ落とされて初めて、水の世界がすべてだと思っていた古い考えが適切ではなかったことを思い知らされます。何とかして網をくぐり抜け、水中に戻ることができたとします。この魚は、自分が見たものを仲間にどう説明すれば良いでしょうか？私たちと同じような存在である仲間たちからは、どのようなリアクションが考えられるでしょうか？「かわいそうなドーリーは頭がおかしくなった、寝言のような嘘をでっちあげている」と思われるのが関の山かもしれません。実際には、今ドーリーは海洋の本当の姿を知っていて、ここはたくさんある環境のうちのひとつにすぎないことも分かっています。海には境界があることに気づき、「水」と呼ばれる要素の特性を少し理解できました。乾燥した空気を経験したドーリーは、今、水は濡れていて冷たいものと認識しています。水には一定の感触があり、尾ひれや胸びれを動かしたときの反応がどこでも同じわけではないことを知っています。外の世界には他の真実もあり、海をより広い概念の中のひとつとして考えることができます。

私自身の「水から飛び出した」経験をきっかけに、私は同僚の多くによって異端児というレッテルが貼られることになります。ドーリーのようにパラダイムの外に投げ出されたわけではありませんでしたが、私の場合は一定方向にひたすら泳ぎ続け、だんだん岸へ近づいていき、最終的に乾いた地上に辿り着いたというわけです。「アウトライアーの観察」に対する好奇心が強く、それにしつこくこだわった私は、研究者として異端児の道を歩むことになります。「アウトライアー」とは、観察された結果の大半の部分から外れたデータのことを指します。つまり、外れ値、外れのブブー音、異常値、とも言われ、それを素直に受け止めるならば、自分の今の理解が正しいかどうかを疑問視する材料になる異常な結果です。

アウトライアーが観察される場合は、単純なミスが原因であることも多くあります。はかりが壊れていた場合、2本の試験管が取り違えられた場合などです。場合によっては、研究者が自分の名を上げるため（あるいは富を築くため）に意図的にしでかした不正の結果、アウトライアーが観察されたというときもあります。ですから、現時点で優勢な説と矛盾するようなデータについて疑り深い科学は正しいのです。ランダムな測定値にいちいち惑わされたり、振り回されたりするのでは困りますから。

科学的手法ができることは、せいぜいアウトライアーを見て「まぐれ、間違い、嘘でないものを見せて証明してみろ！」と迫ることくらいです。言い換えれば、実験室の条件下でその結果を再現してみろ、ということです。他の人でも同じことを繰り返すことができるように詳しく実験を説明し、その結果、同じアウトライアーが得られるかを見ます。あるアウトライアーがその精査をくぐり抜けることができれば、私たちの知識ベースに組み入れられ、パラダイムシフトが起こることになります。
残念ながら科学者も人間であり、必ずしも常に最善の方法で科学的手法の結果を尊重しているわけではありません。科学者も自分のライフワークの正当性を脅かすような結果が出てくれば、不合理な守りの姿勢を取ることもあります。そして、新しい証拠が自分の研究成果の脅威となるときは、あからさまに卑怯な手を使ってくる場合もあります。これは、その証拠についての議論をやめ、悪口を言いはじめるようになるのですぐに分かります。

私の異端の道への第一歩は、栄養について当時最も世間に広まっていた考え方のひとつに疑問を投げかけることになった、あるアウトライアーが観察されたことに気づいたときでした。その考え方とは、動物性たんぱく質が体に良いという考えです。

私と乳牛〜高たんぱく質の健康への貢献を信じていた時代

私の実家は酪農家でした。当時、私は家畜から摂るたんぱく質を増やす方法を見つけることで、人類の健康に貢献できると考えていました。今でも世界各地の多くの人が栄養失調で苦しんでいることは間違いありませんが、当時の栄養に関する最も大きな問題のひとつはたんぱく質不足でした。ミルクを作り、より安価な肉を潤沢に生産できるようになれば、人の計り知れない苦しみを和らげることができると考えられていました。１９４７年に書かれた人気のフォークソングに、こんな一節があります。「小さな子どもたちみんなに新鮮なミルクを毎日あげられたら、働く人々みんなが遊ぶ時間を毎日十分に取ることができたら、ホームレスの人々みんなに安心できる居場所があったら、素晴らしい世界にすることができると思う」。私にとって新鮮なミルクは身近な存在であり、働いている人たちも人間らしい日々を送っていましたし、何しろホームレスをなくそうだなんて！　これ以上気高い取り組みはありませんでした。

テーマとしては完璧でした。私の子ども時代は、牛の乳をしぼり、その滋養をお客様と分かち合うことがすべてでした。私には獣医学、生化学、栄養学のバックグラウンドがあったので、その知識や考え方を動物飼料に手を加えることに使い、それによりいかに人間の食糧供給を改善できるかを考えてきました。そして、畜産業や酪農産業はそのような研究を進めるための助成金をとても寛大に提供してくれ、それは今でも変わりません。動物性たんぱく質が実は人間にとって害となる証拠を突き付けられたとき、私のようにそれまでのすべてを投げうつ人を見つけるほうが難しいことだと思います。

振り返ってみれば、アウトライアーを観察しはじめると止まらない好奇心が、私をすっかり変えてしまったのだと思います。私のやるべきことは、それがどのような結果になろうとも、真実を見つけることだと信じていました。そして、たんぱく質の研究を進めていくにつれて、現代の科学的パラダイム全体が酷い欠陥商品であることに徐々に気づいていったのです。

動物性たんぱく質ががんの成長を促進する

私の険しく危険な異端児への道は、序章で述べた１９７０年代後半に私が行った、パラダイムにとって混乱を生じさせるような、あるいは警戒心さえ生じさせるような観察からスタートしました。それは、フィリピンにおいてたんぱく質を最も多く摂取した子どもに肝臓がんの発症率が最も高かったというものでした。この結果はとても不思議で、私が信じていたことや理解していると思っていたこととまったく異なっていました。そこで、私は直ちに科学文献にあたり、たんぱく質とがんの間にそのような接点を見つけたことのある人が他にいないか調べてみました。

いました。インドの研究者グループが金字塔的な臨床試験、すなわち、あるひとつの変数を抜き出した対照実験をしていました。[注1] この研究では、2つのグループのラットに強力な発がん物質であるアフラトキシンを与えていました。そのうえでひとつのグループには動物性たんぱく質（カゼイン）を20%含む食事を与えました。もうひとつのグループはたんぱく質を減らし、カゼインからのカロリー摂取を5%に抑えました。結果はどうだったでしょうか？　20%のラットは1匹残らず肝臓がんを生じるか、がん前駆病変を生じました。5%のラットでは1匹も発症しませんでした（第2章の効果の深さについての話の中で出てきた研究を覚えているでしょうか）。

今思えば、あのとき強いお酒を何杯か飲んですぐに寝てしまい、そんな話なんか忘れてしまえば賢くキャリアも積み上がっていったのでしょう。そんな論争の的となるトピックにキャリアのあれだけ早期から取り組んだことは、自分が考えていたよりも何倍も危険なことだったのです。科学の現場の実態は無欲な真実の発見だけではないという認識を徐々に持ちはじめていたにもかかわらず、私はまだ世間を十分に分かっておらず、がんという災いを根絶することができれば世界中がそれを評価してくれるのではないかと考えていました（しかも、見返りまでもらえるのではないかと思っていました）。

私はそれでも慎重に進みました。だから長年にわたり潜在的な批評家のレーダーをなんとかくぐり抜けてくることができたのだと思います。がんの予防や発生における栄養の役割について調べるために、まずバージニア工科大学で研究室を立ち上げ、その後、コーネル大学で長年にわたりさらに研究を進めました。私たちの研究は、査読者と学術雑誌の編集者の両者が好む、ビーカー、試験管、高倍率顕微鏡などを使ったたんぱく質や酵素、がん細胞の生化学に着目した非常に保守的なものでした。ただ、私たち正気ではない科学者たちの集団は、間違いなく、そして少しずつ、たんぱく質の過剰摂取ということだけではなく、ある特定の種類の食品たんぱく質を過剰に摂取することによってがんの形成と成長が促進されることを証明していきました。このラットを使用した実験結果は、動物性たんぱく質の摂取とがんの罹患率との間に強い関連があることを示す、ヒトの集団研究や対照実験と整合性があるものでした。

ところで、ここで言う「たんぱく質」とは、どのような食べ物のことを指すと思いますか？　恐らくホウレンソウやケールは思い浮かばないでしょう。しかし、これらの植物には牛ロースよりもカロリーあたり約2倍のたんぱく質が含まれています。大部分のアメリカ人にとって、たんぱく質と言えば肉、ミルク、卵です。私たちがたんぱく質に恋してから、もうずいぶんな時間が経ちます。「たんぱく質」という言葉自体を見ても、私たちがどれだけたんぱく質を崇めているかが分かります。たんぱく質を意味する「プロテイン」(protein)の語源はギリシャ語で、「一番重要な」という意味の「proteios」という単語です。そして、「本当に良質のタイプ」とされるたんぱく質は、動物性の食べ物に含まれていると長い間にわたり言われてきました。ヨハンネス・ムルデルが１８３９年にたんぱく質を発見した後ほどなくして[注2]、有名な化学者ユストゥス・フォン・リービッヒが（「高品質の」）動物性たんぱく質について「命そのものだ！」とまでの強い主張をしてこれに続きました。生化学的観点から見ると、高品質のラベルが貼られたことにさらなる合理性が見えてきます。すなわち、私たちの体はそれ自体が動物性たんぱく質で、植物性たんぱく質よりもずっと効率的に動物性たんぱく質を代謝することができると考えるからです。

研究中に動物性たんぱく質が発がんの犯人だったと判明したとき、私たちがどれだけのショックを受けたか想像してみてください。よりによって、植物性たんぱく質ではなく、動物性たんぱく質ですよ。最も重大な発がん物質は、ラットの餌の20％にして与えたときに必ずと言っていいほどがんを発生させた物質、カゼインでした。これは牛乳のたんぱく質です。小麦や大豆などに含まれる植物性たんぱく質は、発がんに何の影響もおよぼしませんでした。それは高濃度であっても同じでした。[注3]

事実、1983年、コーネル大学の私の研究室で、ラットが消費するたんぱく質の量を変えるだけで初期がんの成長のオンとオフを切り替えられることが示されました。驚きはこれだけではありませんでした。低たんぱく質食を与えることでがんを比較的長期にわたりオフにしていたとき、高たんぱく質食に切り替えることで再びオンにすることができたのです。[注4] その効果は衝撃でした。オンに切り替えられると、がんは勢いよく成長しました。オフにすると、完全に止まりました。オンにしたりオフにしたりして、がんの成長を大きく変える引き金となるものは、たんぱく質の摂取量のほんのわずかな変化だったのです。

なんと、アウトライアーの研究を我々自身が行ったのです！　私たちの研究結果の重要なポイントのひとつは、比較的低水準の動物性たんぱく質でもがんの引き金となるには十分だったということです。発がん物質の研究の大部分では（例えば、ホットドッグに使われている着色料や硝酸塩、ダイオキシンなどの環境毒素についての研究）、自然界で動物が通常暴露される量の数百倍から数千倍もの量を実験対象動物に投与しています。私たちの研究で分かった極めて強い発がん効果は、人が日常的に摂取しているレベルの動物性たんぱく質で起こったことであり、しかも世間ではそれを摂取することが奨励されているのです。

この時点で、私たちの手元にあった研究結果がパラダイムに対して挑発的であることは分かっていました。このたんぱく質とがんのつながりの発見を裏付けるためには、隙のない実験計画と厳格な書類、できる限りの透明性が必要でした。違った視点に基づくアプローチで継続的に研究を行い、査読が最も厳しいことで知られる学術雑誌でその結果を発表しました。競争率が非常に高い資金調達で勝ち残り、必要な資金を確保するためには、研究としての許容基準に従ってとても慎重に研究を進めなければなりませんでした。

私たちは、その研究の基準をとても忠実に守ったため、デリケートなテーマでありながら、めでたく資金を調達することができました。ＮＩＨ（アメリカ国立衛生研究所）から向こう27年連続の資金提供を受けられることとなり、そのお陰で動物性たんぱく質の本性や体内での生化学的効果について相当な量の学びを得ることができました。その学びのひとつが、たんぱく質が取り込まれ、細胞の中でがん化のプロセスがオンにされるしくみです。インド人がラットで行った同様の研究のように、私たちの結果にも説得力がありました。かなりドラマチックで、挑発的な流れでした。

この研究の初期段階で、私はがん研究の分野をけん引している学術雑誌『Cancer Research』の編集長ピーター・マギーからの招待を受け、テンプル大学医学部のフェルズ・インスティテュートで講義を行う機会に恵まれました。講義の後の夕食のテーブルで、私は当時計画中だった、結果的にかなり挑発的な可能性のある新しい実験についてマギー氏に話しました。がんの成長に与えるたんぱく質のこの驚きの効果を、本当に強い力を持つ化学的発がん性物質による一般的によく知られている効果と、比べてみたかったのです。そして、動物性たんぱく質の効果のほうがより大きな影響があるという可能性を伝えました。彼は信用できないといった様子で顔を曇らせましたが、格式のある学術雑誌の編集長なのだからそれも無理はありません。科学的パラダイムが攻撃の的となったとき、立証責任は攻撃する側にあるのが当然かつ正当です。

環境毒素ががんを引き起こすという考えは、現在の私たちのパラダイムの一部であり、がんを引き起こす既知の毒素が増えれば、その環境毒素への暴露を減らそうとします。私たちのパラダイムに含まれていない要素は、私たちが口にする食べ物のほうが、どのような環境毒素よりもがんの決定要因としてははるかに強力だということです。しかし私は、強力な発がん物質を摂取することよりも、栄養素の摂取量を比較的少ない量で変化させることのほうが、より発がんに関係があるということを申し上げました。私は学術雑誌の編集長に、狙いどおりの結果が実際に出たら、格式高いその雑誌の表紙に私たちの研究成果をクローズアップして掲載してくれることを、検討してもらえるかどうか尋ねました。検討してくださるという返答には感心しましたが、間違いなく私の言うことをまったく信用していなかったと思います。当時のほぼすべてのがん専門家と同様に彼も、がんは発がん物質やウイルス、遺伝が原因であり、栄養の摂取方法がまさか原因であるはずがないと、「知っていた」からです。しかし、私の異端的な発言を満足いくように証明することができたならばその結果を受け入れ、私たちの研究を出版することに同意してくれたのです。

このような経緯で新しい実験を実際に行ってみると、これまでの発見が期待以上にはっきりと裏付けられることとなりました。[注5] 動物性たんぱく質摂取のほうが、化学的な発がん物質の投与よりもずっとがん発生の決定を左右していたのです。しかし、この興奮の結果が我々の学会の学術雑誌の表紙で取り上げられるという私の希望は打ち砕かれました。編集長を務めていた私の同僚が定年退職し、その後継者と編集委員会が方針を変えてしまったからです。彼らは、がんに対する栄養学的な効果を黙殺しようとしました。そして手のひらを返したかのように、がんと栄養との接点について書いた原稿は『Cancer Epidemiology, Biomarkers & Prevention』(がん疫学・バイオマーカー・予防)という実績のない新しい雑誌に紹介されることとなりました。そんな栄養学みたいな研究は二流誌がお似合いだと言わんばかりの対応です。彼らが求める論文とはもっと「知的刺激レベル」が高く、がんの作用のメカニズムを分子レベルで解明することを狙ったもの、特に答えに化学物質や遺伝子、ウイルスとの絡みがあるようなものでした。私たちが行っていたような、がんの成長に対する栄養学的な効果の研究は、ほとんど非科学的だというのが彼らの考えでした。

この頃、私たちはこの驚くべきたんぱく質の効果に関してもっと説得力のある証拠をつかんでいました。

そのタイミングで、韓国のソウルで開催された「世界栄養学会議」で基調講演をする機会に恵まれました。会議には研究者もかなり出席していましたが、質疑応答の時間になると、その中に紛れていた私の以前の同僚で、たんぱく質摂取を減らすどころか増やすことの擁護派としてもよく知られていた男が立ち上がり、残念そうにこう声をあげました。「コリン博士、あなたが糾弾している食べ物は良い食べ物ですよ。私たちから取り上げないでください！」。彼は私たちの研究の結果が有効であるかどうか疑っていたわけではありません。私が彼の個人的な動物性たんぱく質愛の邪魔をしようとしているのではないかと心配していたのでした。

そこで分かったのです。私たちの研究は人々の食習慣についての強い感情の稲妻を集める避雷針となっていたのです。データ重視の理性ある科学者たちも、自分の好きな食べ物によって身を滅ぼされてしまう可能性を示す証拠を突き付けられたら、長期にわたりヒステリー状態に陥ってしまうかもしれません。このお話には悲しい結末があり、このときに質問をしてくれた人はその後、天国へと旅立ってしまいました。まだまだ若かったのですが。彼は動物性たんぱく質を原因とする一種の心疾患を患っていたのです。

私たちの研究は、質の高いたんぱく質と言われていたものは、実は人体にとって質は高くないかもしれないという概念に焦点を置く、非常に挑発的な異端説を次から次へと投げかけていきました。がんという恐ろしい病気の成長に、評価の高い栄養素であるたんぱく質が関与しているなどと言うことは、まったくの異端です。私たちが最も崇めている栄養素が、私たちが最も恐れている病気を促進しているのです（異端説はまだまだあります！）。

栄養療法を認めない外科、化学療法、放射線の専門家たち

1980年代後半、カナダでトップクラスの医学教育プログラムとされるモントリオールのマギル大学医学部で症例検討会のレクチャーを依頼され、これを引き受けました。このときは、私たちが中国全土で実施した研究の結果（著書『The China Study』の中で詳述）が発表される前だったため、私たちが独自に発見した、動物性たんぱく質についての事実に基づくがんとアンバランスな栄養との間に想定される関係性と、他の研究グループが観察したいくつかの所見についてしか話すことができませんでした。ただ、ラットの食餌中のたんぱく質を減らしたときのがんの回復に関する著しい結果について少し詳しく説明しました。さらに、いずれ人間のがん治療に栄養学的戦略を取り入れられるのではないかという推察も発表しました。それでも、それ以上のことを説明することはできませんでした。具体的にどのような戦略を使ったらよいか、当時はまだ分かっていなかったからです。

その日の夕方、がん治療に関する診療科のビッグスリーと言われる外科、化学療法科、放射線療法科の科長たちに食事へ連れて行ってもらいました。話の中で、患者ががん告知を受けた後に栄養ががんの発達に影響をおよぼす可能性について、外科部長が私の発言の真意を尋ねてきました。私はその仮説が正しいかどうか試すテストから、暫定的ながら十分なエビデンスが得られていることをお伝えしました。新しい形の化学療法や放射線療法など、リスクの高いがん治療のエビデンスよりも多くの証拠を得ることができていたのです。本当に、従来の治療法とはまったく比べものにならないものでした。栄養療法が持つプラスの可能性は、がんの進行を完全に止めること。実験データに基づくその可能性は非常に高い。健康の観点から見た栄養療

法のマイナスの可能性は、なし。化学療法や放射線療法の副作用はもとより、お世辞にも高いとは言うことのできないその成功率については周知の事実でした。リスクがないのであれば、試しに栄養療法をやってみてもいいのではないでしょうか？

これに素早く反応したのは外科部長でした。担当の患者に対して（自分の熟知している）手術の代わりに栄養療法のアプローチを試すことは断じて認められないとしたうえで、外科の能力が上回っている例として乳がんを挙げました。しかし、化学療法部長は外科部長の意見に反論し、化学療法のほうが手術よりも効果的だと言います。こうして外科部長と化学療法部長が私の左右で言い争いを展開していると、テーブルの向こう側に座っていた放射線療法部長が両者の意見の間違いを指摘してきました。この場合には、放射線療法が最善の治療だと強く言います。誰の主張が勝っているのかどうかを知る立場にはなかった私は、ただその成り行きを見守るだけでした。今考えてみるとおかしな話でした。ただ、そんな姿勢が原因で亡くなっている人や苦しんでいる人々がいることを考えると、笑っていられる話ではありません。

このとき、私は3つの興味深い点に気づきました。1点目は、外科、化学療法、放射線療法のどれが最も良い乳がん治療法なのかについて、この3人のお偉いさんたちの間で折り合いがつかなかったことです。2点目は、3人とも栄養療法をまったく認めていなかったことです。それは、この3人にとって（当時の私にとってもですが）栄養療法が人類に対して効果のあることがまだ証明されていなかったからです。そして、これらの2点よりもずば抜けて重要な3点目は、治療の手段として栄養学を利用する可能性を見極めるための研究の仕方の議論もせず、明らかにそれに関心さえなかったことです。20年以上経った今、その議論に進展はありません。がんに関して浮上してきた栄養学的な証拠が示している効果について、これらのお偉いさんたちと私との間に深い溝があったのは明らかでした。がん専門医の大多数がまだ3つの「従来型」の治療法のいずれかを崇拝しており、栄養学的な治療オプションについては実践も理解もしていません。

その後、2回講演する機会がありました。1回はシカゴでがんの研究者と専門家を対象とした講演で、非常に名の通ったメディカルスクールが主催者でした。もう1回はカリフォルニア州サクラメントのNCI（アメリカ国立がん研究所）が会場で、そこで20年前にもした話をもう一度行いました。もう一度この話をした理由は単に、時代は変わったのに、会話の内容はほとんど変わっていないということを強く訴えるためでした。相変わらずがん業界が買おうとしているのは、新しい手術や新しい化学療法のカクテル（抗がん剤）、新しい放射線療法プロトコールだけだからです。

パラダイムから外れた発見

私と意見が合わない人がみな、独断的で視野の狭い野蛮の類の人だと言うつもりはありません。私は科学者です。自分の発見が他の研究者に反対されることは想定の範囲内です（むしろ、そうあって欲しいものです）。自分らが発見したと思っていることの重大さを考えれば、それが正しい発見であり、ずさんでお粗末な研究の結果でないことを確認するために、テストにかけることが重要です。私の統計的な手法を批判する人たちも歓迎します。私の発見を再現しようとする人がいて、仮にその人たちの目的が私の間違いを証明することであったとしても、私にとってそれはワクワクすることです。長い年月にわたり、私を批判してきた多くの人たちは、結果的に私の研究の次の道筋を指し示してくれたり、研究デザインを厳しい仕様へと導いてくれたり、私が争点への新しいアプローチの仕方を考え出すのを助けてくれました。それこそが、最高の科学的手法です。私たち全員がそれぞれの個人的な栄光や富のために競い合うのではなく、最高の真実と最善のために尽くすのです。

ところが、私が発見した結果に対する攻撃や否定は、通常の科学的発見プロセスの度を超えています。多くの場合における、攻撃の本当の理由は、主流となっている研究や医療のパラダイム（枠組み）を脅かすような質問を私がしているということです。私たちが長年にわたり投げかけてきた質問の答えは、器の小さい科学が直面する頑なな精神的境界の中に入らないものばかりでした。

私たちは、牛乳のたんぱく質を合理的なレベルで摂取した場合、がんの成長が促進されることを実験的に発見しました。これは現在の栄養学的なパラダイムから外れています。

私たちは栄養摂取の実質的なレベルを変えることにより、がんの成長のオンとオフを切り替えることができ、栄養学的な方法で治療も可能であることを実験的に発見しました。これは現在のがん治療のパラダイムから外れています。

私たちは複数のメカニズムが協調して作用することで、これらの効果が表れるということを観察しました。これは現在の医学のパラダイムから外れています。

私たちはがんの成長は遺伝子よりも栄養に起因するほうがはるかに大きいことを発見しました。これは現在の科学のパラダイムから外れていることです。

私たちは食べ物の栄養組成が科学的な発がん物質よりもがんの発生の大きな決定要因であることを証明しました。これは現在のがん検査と規制当局のパラダイムから外れています。

私たちは飽和脂肪（その意味では総脂質とコレステロールも）が心臓病の主要な原因ではないことを発見しました（動物性たんぱく質も同様）。これは現在の循環器病学のパラダイムから外れています。

このように永遠に続けることも可能です。とにかく今が昔とは異なる時代であることをありがたく思うばかりです。昔であれば、異端的な考え方をしただけで軟禁されたり、火あぶりの刑に処されたりしたからです。

科学研究者以外の人にとっては、もしかしたらこれらの発見はそれほど衝撃的でないかもしれません。しかし予め断りしておくと、これは医学研究界ではほぼ誰にとっても予想外であり、とても信じられない現象（異端的な現象）だと断言できる発見なのです。これらの発見の大半は（この他にもさらに多くの事例を挙げることができますが）運よく得られたものですが、私が通常の科学のパラダイムを超えた領域へとさ迷い出したのは、初めてあのあり得ない現象（高水準のカゼインががんの成長の「原因であること」）を観察して以降だったとますます思うようになってきました。

禁断の果実の味を知ってしまった私の心に火がついてしまったのです。正統派の道を偶然踏み外し、既存のパラダイムの外の、一見正常に見える光景の裏にはいったい他に何が隠されているのだろうかと、私の好奇心はますます強くなっていきました。さらに公共政策の決定に関わることで医学界のパラダイムがなぜ存在し、どのようなしくみになっているのかが見えてきました。特に、パラダイムの内側の考え方が外側の考え方と真っ向から対立することも多く、そのためその境界がより明確に分かり出しました。

読者のみなさんにとっては、このパラダイムの内側と外側に何があるかという議論自体が抽象的で、単にアカデミックなものなのではないかと思われているかもしれません。実際のところ、この議論の重要性はどこにあるのでしょうか？　実は、ある観察が異端的であるか否かを判定することには、本当の意味があるのです。医学研究の世界においては、予期されていない観察結果は多くの場合無視されます。そのような結果を研究者は、「正しいはずがない」などと言って切り捨てます。したがって、その観察は日の目を見ることが決してありません（つまり、専門的な論文として公表されることがないのです）。本当は、私たちが常識と思っているものの欠点を指摘してくれたり、私たちの思考に新たな次元をもたらしてくれたりする宝物なのかもしれないのに。

捉えどころのない真実の本質を発見する研究について、長い時代にわたりかなりの哲学が説かれてきました。私たちは考え方を導くためのルールを決めましたが、それは科学やその他の世界についての私たちの理解を表現したり共有したりするうえで便利である反面、束縛を起こすことにもなります。私たちはまず仮説を立て、それを「立証」するために証拠を作成したり探したりします。

真実を追求するもうひとつの方法は、有名な科学哲学者カール・ポパーによって提唱された仮説の誤りを証明する方法です。実際には、私たちの思考のパラダイムの境界線を探し出してそれを押し広げてみて、それに耐えうるかどうかを検証します。仮説を反証する証拠を見つけられるか、そしてその証拠が本気に受け止めることのできるものなのかを確認します。私たちの常識的な思考が現状を打破する妨げとなっていることがいかに多く、大きな問題となっているかを考えさせられることがときどきあります。

私は研究をするとき、いつもアウトライアーを見つけるのが好きでした。アウトライアーは私を考えさせてくれます。研究者としてのキャリアの中で、私は正常の範疇に入らない観察結果をある程度以上得て（あるいは少なくとも気がついて）います。このような異端な観察結果を十分に収集した頃、大きく異なる世界観を示唆するようなあるパターンが見えてきたのです。この時点で、そのパターンは異端ではなく「法則」と呼んだほうが正しいような気がしていました。そのパターンのいくつかを例に挙げてみます。

『The China Study』では、中国農村部の成人の血中コレステロールの平均値が127mg/dLであることを発見しました。村別で平均値を見ると、88～165mg/dLのばらつきがありました。[注6] この当時（1980年代半ば）、アメリカでは127mg/dLは危険なほど低い水準と考えられていました。当時のアメリカで血清コレステロールの「正常」と言われる範囲は１５５～２７４ｍｇ／ｄＬ（平均値は２１２ｍｇ／ｄＬ）とされていましたが、比較対象の欧米の被験者の観察において若干驚きの結果が出てきました。自殺、事故、暴行の発生率[注7]と大腸がんの発病率[注8]は、総コレステロール値が１６０ｍｇ／ｄＬよりも低い水準のときに高くなったのです。このデータを見て、実際に中国農村部の人々は全員、自殺や事故、暴行、大腸がんのリスクが高い範疇に入っていると想定するべきだったのでしょうか？　当然ですが、そのような事実はまったくありませんでした。むしろ私たちが発見した事実は、平均値１２７ｍｇ／ｄＬの中国農村部の人々のほうが、いわゆる正常な水準のコレステロール値のアメリカ人よりも実際にはずっと健康だったことです。

　最初は、私たちのコレステロール値アッセイ（検査）のやり方（血液サンプルの収集法と分析法）が間違っているのかもしれないとも考えました。自分の仮説を反証しようとするポパー博士の反証原則に従い、異なる3カ所（コーネル、北京、ロンドン）の研究室で別のアッセイ法を利用してこれらの分析を繰り返し、自分自身の発見の反証を試みました。その結果、どの分析でも同じように中国人のコレステロール値は低水準であることが分かりました。さてここで、最も健康的な中国の人々のコレステロール値がアメリカでは危険とされる低水準であるという、明らかな逆説の辻褄を合わせる必要が出てきました。

　さらに検査を進めると、この中国人の88～１６５ｍｇ／ｄＬという値の中では、アメリカ人の１５５～２７４ｍｇ／ｄＬという値の中でと同じく、コレステロール値が低いほうが、いくつかの種類のがんとそれに関連する重症疾患に対する予防効果が大きいことが分かったのです。中国の人々を調査した結果、コレステロール値の低さと健康との間に相関性があることが分かりましたが、アメリカではその事実が観察されませんでした。それは、そこまでコレステロール値の低いアメリカ人がほとんどいなかったからです。中国人の分布を見てみると、コレステロール値が88mg／dLの場合、155mg／dLの場合よりも健康だったことが分かったのです。これは、アメリカ人を調査しただけでは探り出すことが不可能だった発見です。

もうひとつ、私を「社会通念」から解放してくれたアウトライアーの例を挙げると、何十年にもわたり最も高い評価を受け、敬意が払われてきたたんぱく質の一種である「カゼイン」が発がんを促進していたという、衝撃的ながら説得力のある発見がありました。今日に至るまで、その異端的な考えがゆえに、「現在分かっている限りにおいて、カゼインが発がんに直接関連する化学物質である」ということの明白な命題を口にできる人はいません。この異端的な発見が持つ意味は、血中コレステロールレベルが過剰に低い中国農村部が示すことと同様に、栄養と健康の間の関係性について新たなドアを開くために数多く用意されている鍵のようなものです。

興味深いのは、カゼインのがんに対する効果は今までの常識を打ち壊すことが判明し、限定的ながらこの効果を初めて証明したインドの研究者ですら、その発見の真意を認めることにずっと慎重な姿勢だったことです。[注9] インドの研究者はどちらかというとカゼインの発がんに対する長期的な効果ではなく、発がん性物質を一回で大量に投与した場合の毒性を迅速に減らすというカゼインが持っている、一見すると真逆の効果に焦点をあてていました[注10]（以上の2つの効果については、第2部でさらに具体的に深掘りします）。別の言い方をすると、たいして重要でない細かいことに焦点をあてることで、自分たちの発見が意味する重大性から逃げたということです。

私は逃げなくて良かったと思っています。結局は過小評価されるか切り捨てられてしまうであろう予想外の観察に注目することこそ重要かもしれないという確証が得られたからです。私のキャリアはグレーな領域において観察されたアウトライアーの追跡を開始したときにはじまり、その結果自分の幼少時代の動物性たんぱく質を肯定する考え方や初期の研究者としてのキャリアを危険にさらすことになりました（結局はお別れすることになります）。このような異端が積りに積ったとき、パターン同士のつながりが見えてきました。そのパターンが原則に変身し、そして本格的なセオリーへと変わっていきます。私の世界観を変えるパラダイムシフトが起こったのです。異端とともに生きる見返りはときに爽快な経験であり、異端と言われ続けるコストに十分に見合ったものです。

私の社会や専門家の仲間との関係は、常識から外れた研究結果について口にしはじめた時点から変わりました。穏やかな言い方をすれば、彼らの懐疑論的な言い方や沈黙が多くなっていきました。しかし、その見返りは数多くありました。迷いなく、若者には私が辿ったのと同じ道を辿るようお勧めします（こういう質問をしてくる人は大勢いるのですが、どのようにしたら私のようになれるのか尋ねられたときの私の答えはとても単純です。たとえバカ呼ばわりする人がいたとしても、疑問を投げかけることを恐れないこと。自分の考え方を守るときには、真っ当な科学とロジックを使うことができるように準備さえしておけば大丈夫です）。

パラダイムの外側からの眺めは特に爽快ですし、日常生活を背景として考えた場合、大きな意味も持つと思います。時間が経つにつれて、予想外のおかしな研究観察も全体の一部として私の中で新しい世界観を形成するようになっていきました。お互いのつながりがますます強くなって見えるようになりました。この世界観が生死の問題に触れるようになったとき、その是非はともかくとして、私の個人的な興味はかき立てられました。そのときにパラダイムの境界線が濃くなり、目に見えるようになったのだと思います。

油断ならないリダクショニズムというパラダイム

ここまでで、私が揺るぎない新たなパラダイムと出会った経緯について少しご理解いただけたと思います。次に現在支配的な科学・医学のパラダイムについて、疑問を投げかけつづけることで私が学んだことをご紹介したいと思います。

異端的な疑問はすべて、以上のような初期段階のアウトライアーに由来するものでした。その疑問から異端的な答えが流れ出てきて、異端的な一連の原則となっていきます。しかし、長い間、私はこれらの原則を全体が見えていない大きなパラダイムの中で適用しようとしていました。私はその科学的手法自体のしくみについて疑問に思うようになりようやく、最大かつ最も限定的で最も油断のならないあのパラダイム、つまりリダクショニズム（細分主義）の外の空気を吸ったのです。

PART 2

第2部
パラダイムの監獄

第1部では、健康についての重要な情報は私たちの見えないところに隠されており、この情報不足のために現在のお金のかかる悲劇的に効果のない医療制度がはびこっているのだという考えをご紹介しました。第2部では、その隠蔽の元凶である2つのうちの1つ目、すなわち現在のリダクショニズム（細分主義）というパラダイム（枠組み）について見ていきます。

第4章ではまず、リダクショニズムと、それと真逆の世界観であるホーリズム（「全体主義」あるいは「まるごと主義」とでも言いましょうか）の概念を、哲学的背景と歴史的背景に照らし合わせながらご紹介してみたいと思います。ある意味でこれら2つのレンズは、政治的・社会的見解や宗教観を含め、現代社会における他のどの思想よりも、意識の根本的な違いを表しているものと言えます。

第5章から第12章にかけては、リダクショニズムが現代の栄養や健康に関する私たちの考え方にいかに影響しているかを詳しく検証します。リダクショニズムが研究結果の解釈の仕方にどう影響を与えるかだけでなく、そもそもどのような研究が行われているのか。さらに科学界において遺伝学が勢力を増していく過程でどのような役割を果たしてきたのか、病気への対処における遺伝学の限界、そして環境毒素とがんとの間のつながりについての私たちの考え方にリダクショニズムがどう影響しているかについて見ていきます。そこで見えてくることは、リダクショニズムが研究の最も根本的な教義に感染し、健康関連の商品やサービスの開発に影響を与え、権威のある研究機関を文字通り死に体にしてしまうに至った、そのからくりです。それは一見すると私たちのためになっているように見えて、しかし、実際には私たちを健康にしようなどという思いや願望は、そこにまったく含まれていません。最後に、私たち個人の健康や集団の健康をはるかに超え、人類の貧困や動物虐待、環境破壊といった多様な領域に関連して、リダクショニズムが私たちの食習慣におよぼす影響にも視野を広げます。

検証が終わる頃には、健康を左右する「決定的証拠」はどのようなパラダイムにとらわれているかによって、かなり違って見えるということが分かると思います。食事や健康に関する研究の大部分がなぜ相対立していたり、紛らわしかったりするのか、その理由が分かります。そして、追いやられてしまった栄養学を科学や公共政策の沼から救出することがなぜ私たちにとって重要なのかが、理解できるようになると思います。

第4章 リダクショニズムの勝利が私たちにもたらすもの

「我々は物事のありのままの姿を見ているのではない。自分のありのままの姿を見ているのだ」
――『タルムード』より

こんな昔話があります。あるとき、目の見えない6人の男の人たちがゾウについて説明するように言われました。それぞれが脚、牙、鼻、尻尾、耳、腹と別々の部位を触ります。これらの男の人たちのゾウについての評価は、円柱、筒状、木の枝、ロープ、扇子状、壁と、かなりの違いがあります。各自強く主張し、自分の経験こそが正しいと確信しています。

今日の科学的研究が抱える大きな問題に焦点をあてる際、これよりも良いメタファー（隠喩）は考えられません。現代の科学では、6人の目の見えない人たちではなく、6000人の研究者にそれぞれ違ったレンズを通してゾウを調査させています。

それ自体は特に問題のないことです。6人の力を合わせれば、それぞれ個別の部位に注目することによって、1人でその生き物の周囲を歩き回って全体を捉えるよりも細かく上手な描写ができると思います。同じように、6000人の科学者がいてそのような部位の細かい部分に着目することができる状況にあれば、どれだけ細かいレベルにまで理解を深められるか考えてみればいいことです。

ここで問題になるのは、個々の点を見ただけで全体の真実が描かれていると勘違いしているとき、レーザーで照らされた点を見ているのにもかかわらず、それが全体像だと誤解してしまうとき、6人の人たち、あるいは6000人の研究者がお互いに意思疎通せず、その検査の最終的な目標がゾウの全体を捉えて正しく把握することであることを認識していないとき、自分の意見に疑いをかける考え方は何でも単純に間違いだという思い込みがあるときです。

本章では、科学や医学において相対立する2つのパラダイム、つまり「リダクショニズム（細分主義）」と「ホーリズム（全体主義）」について見ていきます。この数百年の歴史の中でリダクショニズムがホーリズム的な理解を助けるためのツールとして使われるのではなく、リダクショニズムがホーリズムに勝利し、私たちに備わっている世界を理解する能力を著しく劣化させているという現状についてお話ししましょう。

パラダイム〜心のフィルター〜の利点と欠点

2005年の卒業式のスピーチで、先に亡くなった小説家のデイビッド・フォスター・ワラス氏はパラダイムのしくみの核心に迫るような話をしています。「ある日、2匹の若い魚が泳いでいると、反対方向から泳いでくる年上の魚とすれ違います。その魚は2匹に会釈をし、『やあ、おはよう。今日の水の具合はどう？』と声をかけます。しばらく泳いで進んでいったところで、2匹の若い魚のうちの1匹が相手を見て、『ところで水っていったい何のこと？』と言います[注1]」。

パラダイムについては第3章でも、同僚の多くが、動物性たんぱく質とＰＢＷＦ食の健康上のメリットについての私たちの研究結果にどう反応したか、説明する際の補助としてお話ししました。そのとき私の体験を、初めて水から飛び出して空気というものに出会った魚の体験と比べました。常識とされている科学のパラダイムの外から物事を見たとき、そのパラダイム自体の限界がどこにあるのかをよく理解できるようになったのです。

ただ、第3章でお話ししなかったことがあります。パラダイムの目的と、その長所と短所についてです。パラダイムは、最初は知識の枠を決めたり理論をテストしたりする判断基準となります。実際に私もパラダイムなしには生きていけないという点については同じ意見です。パラダイムがなければ、知識を発達させることができないのは確かです。

一言で言うと、パラダイムとは一回で把握できるものを絞り込む、心のフィルターです。心のフィルターとは本質的なものです。網様体賦活系がなければ脳内に刺激の洪水が起こり、重要な刺激に反応することができなくなります。科学では、余計なことを遮断してひとつの事柄に集中することができる顕微鏡や望遠鏡という物理的なフィルターがなければ、細胞の中や宇宙について本当にわずかなことしか知り得ません。

フィルターは、それが精神的なものであろうが物理的なものであろうが、その存在のことを忘れ、見えているものが薄っぺらな断面ではなく、現実の全体であると考えてしまっているときに問題となります。パラダイムは、私たちがそれをパラダイムだという認識をやめてしまったときには監獄でしかありません。身の周りにあるものとして水しか知らなければ、それを呼ぶ名前すらないのです。水というパラダイムによって形成されている世界では、「水でないもの」の存在について何かを言っている人は自動的に異端児とされ、精神的におかしいと思われてしまいます。

ということで、まずはこの問題になっている哲学的な水に飛び込んで、先ほどご紹介した2つの相対立するパラダイム、「リダクショニズム」と「ホーリズム」についてはっきりさせておきたいと思います。

リダクショニズムとホーリズム

もしあなたがリダクショニズムを信じているならば、すべてを構成するパーツのすべてを理解すれば世界のすべてを理解できると信じていることと思います。一方、ホーリズムを信じている人は、全体はそれを構成する一部を合計したものよりも大きくなるはずだと考えています。ここでお話ししたいことのすべてを簡単に一言で言えばそういうことです。しかし、これは哲学者や神学者、科学者の間で大昔からある議論です。これは学問的な哲学にすぎないのでしょうか？　「針の上で天使は何人踊れるか」という天使論と同じ類のものなのでしょうか？　まったくそんなことはありません。これから見ていきますが、どのパラダイムを選ぶかによって、科学や医学、商売、政治、人生に向き合うアプローチがとても大きく変わってきます。アプローチによって私たちの栄養についての理解がどのように変わるかは、第5章でお話しします。ここでは、ホーリズムとリダクショニズムとの間の闘いについてさらに広く見ていき、リダクショニズムがなぜ優勢になっているのかを検証してみます。

まず言っておかなければならないことは、この闘いは実際には不必要な闘いだということです。科学のリダクショニズム的なテクニックとすべてを包み込むホーリズム的な見方の間には、そもそも対立する要素はありません。リダクショニズムはそれ自体、何も悪いものではありません。実際に、リダクショニストの研究によってこれまでの数百年の間、最も画期的な発見もいくつかなされてきました。解剖学から物理学、天文学、生物学、地学にいたるまで、私たちが宇宙についての認識を深め、宇宙と実際にかかわってこられたのは、的を絞りコントロールされたリダクショニズムの実験によってもたらされた、科学的な進歩があったからです。

ホーリズムはリダクショニズムに対抗しません。むしろ、ホーリズムはリダクショニズムを包み込みます。それぞれの全体がそのそれぞれの一部を包み込んでいるのと同様に。２０００年の科学的進歩の歴史を振り返り、人類が自然を崇拝しながらもその仕組みを理解することに関心がなかった時代にまで遡る必要はないかと思います。ゾウの課題に挑んだ6人の目の見えない人たちは素晴らしかったと思います。ただ、ゾウ全体の姿について、誰かが教えてくれたらいいのにと思っています。

「ホーリズム」と言うとき、私は「w」の文字を入れて「wholism」と書くわけですが、不思議に思った方もいるかもしれません。一般的なスペルは「holism」と「w」を入れないのですが、これも問題の一因ではないかと私は思っています。「holism」と書くと「神聖」を意味する「holy」という言葉を科学者たちに連想させ、ちょっと宗教的なにおいがします。科学者の多くは宗教に対して敵意を持っており、宗教原理主義者も科学者に対しては同じ感情を抱いています。この「holistic」という言葉を目の前にすると、科学者たちの中ではいい加減な〝おとぎ話〟だろうという思い込みのシステムが作動し、〝本当の世界〟を真面目に説明している内容のはずがないと考えてしまいます。皮肉なもので、こうして科学者がホーリズムを排除していることはドグマティズム（教義主義）の根強さを示しています。根本的なスタンスとして科学者は、リダクショニズムが認めるもの以外はどのような真実であってもその可能性を否定しているのです。原理主義者とは何なのかも知らないで、彼らが激怒しているかもしれないと言っただけでひるんでしまう科学者の同僚たちが、目に浮かびます。

リダクショニズムの歴史

私たち人類は、この世の中に生まれて以来ずっと、自分の生きる世界や自分自身についてもっと知りたいという飽くなき欲求を持ってきました。私たちはどこからやって来たのか？　人間の感情とは何であり、その感情とどのように向き合っているのか？　私たちはどこへ向かって行くのか？　生きることの意味とは？

西洋思想の大部分が生まれた古代ギリシャでは、科学と神学が哲学的に密接な絡みを持っていて、ほとんどが土台で共通していました。どちらも人間の存在意義と自然の謎に関する、人類誕生以来の大きな疑問を取り上げています。この2つは連携しており、科学が「観察」という原材料を提供し、神学がこの原材料を加工してすべてを包含する理論、宇宙についてのビッグストーリーを作り出していました。

科学と神学はどちらも、現実に関する情報のやり取りと解釈をするためのレンズです。言わば、顕微鏡や双眼鏡のようなものです。これらのレンズは、裸眼では見ることのできない世界をより詳しく教えてくれますが、これらのレンズを通して得られる情報には、お互いに大きな開きがあります。しかし、ピタゴラスやソクラテス、アリストテレス、プラトンなどのギリシャの科学者や神学者が、一方のレンズを選んで、もう一方は捨てなさいと言われたら戸惑ったことでしょう。これらの哲学者（英語のphilosopherは「智を愛する人」という意味）は地学や物理学、数学について書いたり話したりするときと同様に、食と健康、正義、女性の権利、文学、神学などについても、大きな情熱と信念を持ってたやすく書いたり話したりしました。

いつからか、科学と神学はお互いに距離を置くようになりました。私は歴史家ではないので、その詳細については誰かに委ねたいと思いますが、いずれにしても、2つの学問にとっては残念なことです。教会の人たちは厳格な教義を宇宙に関する特定の解釈に結びつけ、その解釈を疑う者はすべて異端者だとしたのです。そのため西洋では科学が衰退してしまいました。観察された事実に基づく論理的に完璧な科学的仮定（プトレマイオスの天文学のような、地球が宇宙の中心であるとする説など）が不変の原則として信仰されるというゆがんだ状態にありました。当時は、現実を直接観察することが危険な行為だと、真剣に考えられていました。現行の神学に反するものが観察されると困るというわけです。

科学が再び表舞台に現れたのは、13世紀頃になってのことでした。これを新時代と定義して「ルネサンス」と呼ぶわけですが、その際信仰に基づく視点と合理主義的な視点の衝突が起こりました。学者はギリシャの古典文献を引っ張り出し、これに自分たちの観察方法のヒントを求め、信仰に基づいた結論にこだわるのをやめたのです。コペルニクス（１４７３－１５４３）は、私たちの知っている宇宙の中心にあるものが地球ではなく太陽であるという新事実を持ちかけ、神学的な教義に挑戦状を叩きつけました。ガリレオ（１５６４－１６４２）は望遠鏡を発明し、コペルニクスが正しかったことを証明しました。

それから３００年（西暦１６００年〜１９００年）の間、勇気ある著名な学者や科学者の多くが観察を行い、多くの人々の心の中で神学的な信仰よりも科学的事実のほうが優位に立つ土台が継続的に築き上げられていきました。人間主導の合理的な観察や考え方（ヒューマニズムや人間至上主義などと呼ばれます）が開花し、これは啓発的であり、実用的であることがはっきりとしました。

しかし、この新しいヒューマニズムは教義的な教会組織に対抗する価値観としての道を歩みはじめ、古代ギリシャの先輩たちと比べると、逆に神学に対する許容度がずいぶんと低くなりました。科学者は神学者と手を組むことを考えるのではなく、徐々に観察可能な事実を根拠としない「迷信」から自分たちと自分たちの取り組みを遠ざけるようになりました。これは宗教だけではありません。科学的な見解と相容れないあらゆる考え方がその対象となりました。その考え方では、観察可能な世界をできるだけ細かいパーツに分解することでしか真実を見出すことができません。それがリダクショニズムです。人類が観察できる対象は時代とともに変わり、拡大してきましたが、真実に関するその基本的な信念は変わっていません。技術に新たな進歩があるたびに可能になったことと言えば、世界をどんどん細かく分割していくことだけです。

これまでの200年は、リダクショニズムの揺るぎない前進の歴史です。それは私たちの生活のあらゆる側面におよぶものであり、科学から栄養学、教育（すべての科目がお互いに関係なく個別に教えられています）、経済学（ミクロ経済学とマクロ経済学が別々にあります）、そして人間の魂（脳内の神経やネットワークの地図にまで分解が進んでいます）までもがその対象となってきました。

リダクショニズムでは説明のつかないこと

私たちの理解に対するアプローチを考えると、科学という衣装を身にまとったリダクショニズム的な見方は正しかったと思うでしょう。しかし、それは非常に偏った理解の仕方につながっているのです。科学が宗教によってコントロールされることを拒否することで、私たちは、神学が教えてくれる役に立つ観点も拒否してしまっています。つまり、世界とは根本的につながった全体であるという観点です。物事には観察することはできても、いつまで経っても完全に理解することができないこともあるという事実は受け入れるべき真実なのです。

私たちが人生の中で特別な瞬間を体験するときや、世界のすごい不思議を目の前にしたときの個人的な感情は、単なる「科学的」な事実ではその小さな一部しか十分に説明することはできません。私たちが素晴らしい音楽を聴いたり、宇宙のはじまりや終わりの不思議について考えたり、他の人の才能や感激に共感したりするときに抱くインスピレーションや崇める気持ちを、事実によって完全に説明できるときが来るのでしょうか？　酵素の作用や神経の伝達、ホルモンの分泌の仕組みを解明することによって、そのような共感や感情の体験を本当に具体的に説明することが可能になるのでしょうか？

それは想像をはるかに超えた複雑なものであり、到底物理的なツールで客観的に測れるものではありません。オーストラリア人数学者のクルト・ゲーデルは自身が証明した不完全性定理（1931年に発表）を通じて、複雑な体系をモデル化するためにリダクショニズムの技法を使うことは無益であることを示しています。ゲーデルは、全体を把握できる複雑な体系は存在せず、全体であるとして知られている体系はすべて、単により大きな体系の部分集合にすぎないということを数学的に証明しました。つまりは、科学で宇宙を完全に説明できるようにはならないということです。レンズの度をいくら強くしても、どれだけ強力なパソコンを使っても、夕日を眺めるといった単純で平凡な行為さえ、そのときに起こる化学反応を完璧な精度でモデル化することはできないのです。それは単なる道具の良し悪しやパソコンの容量の問題ではありません。まるで人類のそのような試みを事実自体が拒んでいるかのようです。

ゲーデルが数字の現実を説明するうえでの数学の限界を発見していたとき、素粒子物理学者もまた、物理的な真実を暴くためには自分たちが持っている認識のための道具のレベルを上げるだけでは不十分であることに気づきはじめていました。光は粒子であるのか波であるのか、それは観察の方法次第だったのです。量子力学はすべてから客観性を排除し、素粒子を実在ではなく確率論的に説明しています。ヴェルナー・ハイゼンベルクは、ある任意の瞬間において電子の位置と速度のどちらかを観測することはできるが、その両方を同時に観測することはできないことを証明しました。

リダクショニズムは、この手の事実の解明には驚くほど便利であることは確かであるものの、深く知れば知るほど、宇宙を理解するというタスク（課題）には不十分であることが明らかになっていきます。

科学とホーリズムの象徴であるダ・ヴィンチ・モード

今日の私たちの科学の実践の仕方は、世界をより全体的に見るホリスティックな世界観をルネサンス以降、拒否してきた結果であり、それには宗教自体も含まれます。それでは、科学と神学の分業が起こったルネサンス期以前の時代に戻ることが正解かというと、そうでもないのです。現代の私たちにとって最適なモデル、つまりホーリズムのパラダイムの中でリダクショニズム的な手法をうまく適用する科学者のモデルを見つけるには、ルネサンス時代に立ち戻ってみる必要があります。

個人の功績が科学とホーリズムの統合を象徴している例として、レオナルド・ダ・ヴィンチ（１４５２－１５１９）の右に出る者はいないと思います。ダ・ヴィンチが名声を獲得した理由は、彼の見事な芸術の才能（『モナ・リザ』や『最後の晩餐』など）だけではありません。彼が異例の科学者でもあったからです。ダ・ヴィンチが関心を持っていた科学の範囲は異例の広さで、生物（解剖学、動物学、植物学）から物理（地学、光学、空気力学、流体力学）に至るまで、様々な分野で功績をあげました。それは現代のものさしから見ても驚異的であり、何よりも忘れてはいけないことは、それが５００年以上も前に達成されたという事実です。

ダ・ヴィンチは現実と自然の不思議を広くダイナミックな全体として捉えて、非常に強い関心を持っていました。彼のインスピレーションに富んだ絵画に描かれたものは、現実に勝るとも劣らない不思議さを持ち合わせており、人間として生きている意味の彼なりの解釈が映し出されていると、少なくとも私にはそう思われます。人間として生きること自体もまた、とても大きくダイナミックな全体を成しています。ダ・ヴィンチは、自身が描いた人間の感覚的な不思議の説明につながるかもしれないリダクショニズム的な科学にも、強い関心を持っていました。それは解剖学的な構造を描いた生物学的な図や、機械構造を物理学的に細かく描いた図を見てもすぐに分かります。彼の出版した人体の解剖図は驚くほど細かく描かれていて、非常に小さな臓器や毛細血管、骨格の隠れた部分の形状までも注意深く観察していたと、ある伝記作家もその偉業に注目しています。ダ・ヴィンチは、現代の世界に対照実験の考え方を導入した最初の人物としても評価されています。これは科学の中核的な考え方で、ダ・ヴィンチが一部の執筆家の間で「科学の父」と呼ばれるようになったゆえんでもあります。彼は恐らく、当時の指導的な学者の誰よりも、全体（ホール）とその一部（パーツ）との関係を認識していたと思います。

ダ・ヴィンチはいわゆる博学な人物で、この言葉はまさに芸術家、科学者、人間としての彼の群を抜いた幅広い才能を表しています。しかし、本書の目的と関連がより深いのは、ダ・ヴィンチの具体的な功績よりも全体とその一部の統合という新しい考え方の支持と進歩に貢献した、その学識の深さです。彼は科学により新たに解明された事実とその詳細に注目しました。同時に歓喜の感情は既知のものも未知のものも含め、すべての部分が全体となるために協調して働くときに起こることを理解することで、思考には幅と深さの両方が備わっていることを悟ったのです。

ダ・ヴィンチが宇宙についての私たちの理解にこれほどまでに長く深く貢献しているのは、まさにこの統合があったからです。彼はホーリズムが発展するためにリダクショニズムが必要であり、リダクショニズムがその価値を保ち続けるためにホーリズムが必要であることを理解していました。そして、何かを全体の背景から取り出してより細かく調べたり、より厳密な測定をしようとするとき、全体像が見えづらくなることによって、得るものよりも失うもののほうが多くなるという危険に気づいていました。

ホーリズムのホールが意味すること

南アフリカの政治家で哲学者のヤン・スマッツは、wの入っていない「ホーリズム」（holism）という言葉の生みの親とされる人物ですが、自身の著書の中で「現実とは、『全体性を作っているより小さな自然の中心』から成る『偉大なる全体』で構成されているものである」と述べています。私の研究で置き換えてみると、体が偉大なる全体であり、体が食べ物を消化するプロセスが体の中の全体性を作っているより小さな中心ということになります（栄養は、体を全体的に把握するうえでのひとつの観点となります）。この概念を応用すると、人間は地球上の生物界という大きな全体の中で全体性を構成している小さな中心であり、人間の細胞のひとつを大きな全体とすると、高校の生物の授業で習ったことがある人もいると思いますが、その中のミトコンドリアやDNA、その他小器官は、それ自体が全体の一部になっている小さな自然の中心だと言えます。どちらの方向に見るにしても、観察可能な限り、想像力のおよぶ限りそのような考え方を続けていくことができます。大宇宙から小宇宙の方向へ考えると、哲学的な意味で全体の序列（ヒエラルキー）がありますが、それぞれの全体（ホール）が一部（パーツ）を持っていて、その一部自体もまた全体となっています。

本章では、生物学的な内容を少しだけより抜いてお話しします。それは遺伝子発現、細胞内物質代謝、栄養の3つです。それぞれが到底理解のおよばない複雑な体系です。ただ、私は生物学を体系的にはっきりと分けるのが好きではありません。なぜなら、本当はあいまいで恣意的でもある境界線を前提としなければならないからです。確かに体の器官には物理的な境界線はありますが、神経やホルモンによる伝達などを介して体内の他の組織とやり取りをしています。体内に存在するものは、それが物理的な器官であっても代謝システムであっても、それぞれが一部であり全体でもあるのです。全体を分解してそれを構成するパーツに分けると効率的に説明することができますが、このときにも、その分割はある程度説明する側の都合の産物であるということを念頭に置いておく必要があります。

実に、私たちの分類体系が現実を完璧にマッピングしたものであるという考えには限界があり、場合によっては危険な考え方です。例えば、西洋医学は体を地理のように捉えます。肝臓、腎臓、心臓、左膝蓋骨といった具合です。これとは対照的に中国医学では、体をエネルギーのネットワークとして見ています。西洋医学で言うところの「肝臓がん」という診断は、中国医学では「三焦に陽気が多すぎる」などと言われたりします。これは、体の中の燃えている部位とされるところ、つまり頭、胸、骨盤の中心部にエネルギーのアンバランスの影響が出ているという説明です。このシステムに初めて出会った西洋の医師たちは、臓器や骨、体液、筋肉といった「客観的な事実」とは異なる「気」や「経絡」の話を聞いて、大多数が迷信として片づけてしまいました。しかし、エネルギーを経絡に沿って移動させて多くの病気を治す鍼療法に実際の効果があるということが、中国のパラダイムが有用であるという証拠です。

読者のみなさんの中には、私たちが生物学を限定的にしか理解できていないことは技術の不備であり、パラダイムの不備ではないのではないかと考える人もいるかもしれません。つまり、確かに今の私たちの理解力は生物学的な体系におよばないものの、いずれリダクショニズムのレンズの度数が強くなり、その複雑性さえも理解できる日がくるはずだと考える人もいると思うのです。ここで先ほどのゾウの話に戻してみたいと思います。ただし、目の見えない人の数を数百万人に増やし、それぞれが自分の担当するゾウの部位を超微細なレベルまで理解し、最先端の計算方法と巨大なスーパーコンピュータを駆使してすべてをひとつにまとめ上げるということをしなければならないこととします。実はこれは未来学者のレイ・カーツワイル（Googleのエンジニアリング・ディレクターを務める）が論文として書いたもので、彼の仮説では、私たちがすべてのパーツを把握し、十分に高い性能を持つスーパーコンピュータが開発されれば、人間の体を素材から創ることも可能だと言います。

ただ、私たちの体全体のような生物学的なシステムに限って言えば、大変失礼ながら私はその考え方は少々幼稚だと思います。例えば、食べ物の消化や細胞の生成など、人間の体の適切な機能のために必要となり様々な化学反応を起こしやすくする、たんぱく質の酵素を例に取りましょう。実験や観察を通じて、私たちは酵素の化学的成分や大きさ、形状、機能の一部を識別することができます。これらをすべて足し合わせたものが酵素ですか？　現代科学での答えはそうなっています。現代科学は酵素を識別可能な端のあるバラバラの存在として見ています。現代科学が目指すところは、その端を識別することです。

仮に世界が実際に識別可能な端という境界を持つパーツの集積したものだったとしたら、きっと将来的に技術者がスーパーコンピュータや複雑な計算手法、その他の技術で強化されたリダクショニストのレンズを通して人間の体のことを理解できる日が来ると思います。しかし、世界の複雑性はそんなものではありません。実際に酵素は他から切り離されたバラバラの単体ではありません。より大きなシステムを構成する「統合された」要素なのです。そのシステム中の他のすべての要素と同じく、システムに仕える存在です。ある要素がシステム全体に仕えることをやめてしまった場合、コントロールを失ったがんの成長のように、システムは壊れてしまいます。さらに全体が壊れてしまうかもしれません。各パーツが同じシステムの中で統合された要素になっているのだから、それぞれのパーツはすべて相互につながっています。他から切り離されて単独で存在しているパーツはありません。つまり、各パーツが他のパーツに影響し、影響されているのです。ひとつのパーツを取り除いたり改造したりすれば、全体が変わってしまいます。後からまたお話ししますが、全体が変わるとパーツに影響がおよぶのと同じことです。つまり、ひとつの部分が変えられてしまうと、システムが動きを止めないようにするために、他のすべての部分がこれに合わせることを強いられるのです。

以上のシナリオでは、私たちが決めた個別の部分を隔てるバラバラの境界が溶けてなくなります。はっきり言ってしまえば、私たち人間の体の中には、各部分を隔てる、決まった「端」というものはありません。それぞれが無限のつながりを持っており、終わりのない変化を遂げています。これは因果関係が継続的に起こる無限の連鎖反応であり、この反応の前ではリダクショニストの予測モデルは無意味となってしまいます。

この「境界がない」という点が重要です。実際に体の各「パーツ」が全体に関与している範囲は、リダクショニズム的な見方で、そのパーツを「仕えているより大きなシステム」から切り離して観察したときに見られる範囲を超えているのです。酵素で考えてみます。酵素の材料、見かけ、機能、その機能の理由など、すべてはより大きなシステム、つまり人間の体の関数なのです。ある酵素だけ機能が強化されてもその全体的な働きは変わりません。ゾウを部分的に観察する目の見えない人を何人雇っても、彼らを補助する技術がどれだけすごくても、ゾウ全体を見るために必要となる理解力を生み出すことは決してできないのと同様です。

全体（ホール）の背景から部分（パーツ）を抜き出すという考え方は、そうして抜き出されるものが栄養であれ、生物学的なしくみであれ、その他のことであれ、残念としか言いようがありません。私が残念だと思うのは、部分（パーツ）だけ抜き出しても体全体の理解にはまったくつながらないからです。部分を背景から抜き出して研究するとき、私たちは全体的な解釈が見えておらず、その解釈から導き出されるはずの人間の健康への本物の解もまた見えていないということです。

リダクショニズムの勝利によって払った知性の代償

ここではっきりと申し上げておきたいのですが、私が言っていることは、何らかの権威的な考え方が信仰の教義として力を持っていた当時に戻れということではありません。逆に、現実世界の観察や説明をするときに私たちに必要なのは、科学界の教義のようなものではなく、より開かれた「心」であるということを強く言いたいのです。科学の中核となる原則のひとつで、この世界を観察するもっとも重要な要素に、反証可能性という考え方があります。基本的に、ある理論が反証可能であれば、それを論ばくできる証拠があるということになります。これとは反対のスタンスである「教義」（ドグマ）は、反証不可能と考えられるものと定義されます。

例を出します。あなたは「ニューヨーク発イサカ行きのバスは必ず定刻どおりに到着する」という理論を信じているとします。しかし、ある日バスターミナルに20分の遅延で入ってくれば、その理論が間違っていることの証明となります。そうすると、この理論を「95％の確率で」とか「到着予定時刻の30分以内に」などと修正するでしょう。それから、新しい理論を肯定すると思われる観察や実験を認めたり否認したりすることになります。いずれにしても重要なポイントは、観察可能な事実の設定によっては、自分の理論が部分的または完全に無効となってしまう可能性があるということを、あなたが予め受け入れているという点です。

これが科学です。

これを「死後の世界で善良な人が報いられ、悪人は罰を受ける」という信念と比べてみてください。このような死後の世界を信じている人に、どのような証拠が出てきたらその信念を考え直すかと尋ねたら、その人はどうしたら良いかわからないと思います。そのような信念は、事実の矛盾を受け付けていません。仮にそのような死後の世界を信じていない人でも、それを無効とするような何らかの事実を集めてくることができると思いますか？ ここで私が言いたいことは、その信条が正しいか間違っているかということではありません。観察や実験によって論ばくや反証ができないのだから、それは科学ではないということです。

リダクショニズムのパラダイムは教義です。信仰の規約です。そもそも、現実を捉えたり細分化して測定したりすることが必ずしも最善または唯一の方法でないかもしれないという考え方を認めていません。現代の科学（特に生物学と健康科学）はリダクショニズムの教義を取り入れ、他の考え方も認めるという常識や公正さを排除してしまっています。私たちの社会で最も尊敬され学のあるとされている人たちは、この教義の領域の中だけで活動するように訓練された人たちです。先ほどの話に戻ると、あの目の見えない人たちは時間をかけてゾウの些細な部分について研究をしたり論文を書いたりしながらも、誰ひとりとしてゾウなどというものがいることを知らないのです。これこそ私たちが真実の調査を託し、その結果によって私たちの公共政策が決定され、個人的な選択が左右されているシステムなのであり、これはとても残念なことです。

第5章
リダクショニズムから生まれた誤りの栄養政策

「男女問わず、私たち全員にとって一番の課題は学ぶことではなく、学んだことを捨てること」
――グロリア・スタイネム

ここまで読んでくださったみなさんは、リダクショニズム（細分主義）の根本的な欠陥を全体的に理解できたと思います。次に、このパラダイム（枠組み）が栄養や人の健康をいかにゆがめ、ダメにしてきたかを見ていきたいと思います。

私の狭い世界の外では、食べ物と栄養はあまり重要視されていないようです。私が購読している新聞には政治欄、経済欄、スポーツ欄、娯楽欄がありますが、食料政策に紙面を割いている新聞は見たことがありません。フードライターはいますが、レストランの批評家であったり、レシピの考案者であったり、いずれも新聞の美容やファッション、家の飾りつけの欄と同じページに掲載されています。食べ物は、世の中にあるものの中で最も重要なものと言っていいはずなのに重要視されていないのです。食べ物をなくして文明の成立はありません。不作、狂牛病の発生、農産物の汚染などがあれば、私たちの社会はあっという間に壊れてしまいます。大半の人たちは、食べ物とはスーパーマーケットで売られているものだと考えているため、そのような事態とは無関係だと思い込んでいるのです。スーパーに足を運んでみれば必ず、そこには溢れんばかりの食べ物が並んでいます。餓死なんてするはずがないし、スーパーに行けば問題はありません。

しかし、食べ物が常に頭を悩ます問題ではないからといって、重要な問題ではないということではありません。普段の生活で酸素の供給を気にする人はあまりいませんが、溺れている人や、煙が充満した建物に閉じ込められた人であれば、酸素の確保以外考えられないはずです。それと同じように、食べ物は私たちの生存にとって重要です。ただし、私たちは全員同じ空気を吸っていますが、食べ物に関しては数多くの選択肢があり、その選択の仕方は私たちの食事の仕方だけでなく、農地の利用方法、政府による補助金の対象、子どもたちに何を教えるか、私たちが作る社会の未来といったことを左右します。

同じスーパーで、私たちは青果、乳製品、冷凍肉、缶詰、常温食品などの売り場で様々な種類から選んでショッピングカートに入れることができます。農産物は地元の農家から手に入れることも、南米の巨大な工場式農場から手に入れることもできます。ファーストフード店で外食するか、自宅のキッチンで自炊するかという選択肢もあります。こうして選択した結果、体重が増えてしまって耐えられなくなれば、何千種類とあるダイエット法からひとつを選べばいいのです。アトキンスダイエット、パレオダイエット、ウェイト・ウォッチャーズ、マクロビオティックなど、選び放題です。こうした個々の選択がすべて積み重なり、わが国の食の「システム」に影響を与えています。まったく同様に、食のシステム自体が私たちの個別の選択に影響します。実際にシステムも私たちの個人的な選択も、どちらも栄養についての私たちの信念によって大きく左右されてきました。

食品パッケージの栄養成分表示は、私たちが望んだからこれだけ大きくなっていったのです。連邦政府がこれだけの時間とお金をかけて食品群分類や食品ピラミッド、1日あたりのRDI（推奨摂取量）、1日のMDR（必要最低量）を作った理由が他にあるでしょうか？　食品、医薬、サプリメントの製造業者が健康への効果として謳ってよい内容を決めるためのルールをFDA（アメリカ食品医薬品局）が作り、これを施行しているのはなぜなのでしょうか？

これを踏まえると、ニュースになることはそれほど多くはないにしても、私たちの社会のかなりの部分を決めているのは食べ物です。そして、私たちの社会で栄養について信じられているほぼすべての常識に、リダクショニズムの指紋がついています。本章では、リダクショニズムのパラダイムからどのようにして誤った栄養政策が生まれ、人々が混乱しているのか。さらに私たちの社会が一生懸命にあてはめようとしているリダクショニズムのモデルを栄養学がなぜ、どのように拒んでいるのかを見ていきます。

リダクショニズムによる栄養科学の限界

「栄養」という言葉の定義について、私は何度も考えてきました。50年におよぶ私の学者人生の中で、所属先の栄養学部でも教職員たちが歩みを一旦止め、時間をかけてこの言葉の本当の意味をはっきりさせようと試みたことが何度かあります。この時間にそれ以上の生産性を求めることはできなかったでしょう。このような議論をすれば、必ず同じ議論の繰り返しでした。

毎回、結局は同じ結論で、だいたいお決まりの定義に落ち着いていました。一般の辞書に載っている、このような普通のやつです。「健康または成長に必要とする食べ物を提供または獲得する過程」（『オックスフォード英語辞典』）「滋養物を与える行為、または与えられる過程。特に、動物または植物が食物の物質を取り込み、利用する様々な過程の和」（『ウェブスター辞典』）

どちらの定義も私には違和感があります。『ウェブスター辞典』の定義には技術的な欠点もあります。つまり、「滋養物を与える」（nourish）という言葉が使われている点です。これは「栄養」（nutrition）という言葉の派生語です。栄養という言葉を使って栄養を定義することはできません。ウェブスター辞典がこんなごまかしに頼っているところを見ると、この言葉が実はとても厄介であることが分かります。

もう1点を挙げると、ウェブスター辞典のもっと大きな問題である「和」（sum）という言葉です。小学校の算数で私たちは足し算を習いました。2つの数字を足し合わせると3つ目の数字が得られます。この3つ目の数字が「和」と呼ばれるもので、最初の2つの数字を足して得られる数字のそれ以上でも、それ以下でもありません。まさにこれがリダクショニズムの魂です。先ほど触れたとおり、「和（合計）」は、個別の部分ひとつひとつのことが分かっていれば全体を完璧に知ることができる」ということでした。

オックスフォードでもウェブスターでも「過程」という言葉が使われています。これが指しているものは重要なのですが、その単語自体があいまいで定義としてふさわしくありません。またオックスフォードの定義では、栄養に関する過程を完全に体の外で起こるものとして見ています。つまり、食物は与えられるもの、または獲得されるものとなっています。これで栄養が内部の生物学的な過程であること、そして複雑な過程であると考える余地はなくなります。リダクショニズムでは、栄養は個別の栄養素が持つ効果の算術上の足し算でしかありません。英語辞典として最も権威があり、よく使われる辞書の代表格2つでこのような誤解を招く定義が掲載されていることは、私たちの文化にリダクショニズムの概念がいかに根強く浸透しているかを物語っていると思います。

もし「カルシウムは骨を強くする」とか「ビタミンAが不足すると視力が悪くなる」とか「ビタミンEに

はがんと闘う抗酸化作用がある」などということを聞いたことがあるとすれば、栄養について同じ学び方をしたのだと思います。カロリー計算をする人や、食品パッケージの栄養成分表に書いてあるパーセンテージに注目する人、たんぱく質が十分に摂れているか気になっている人、トマトにリコピンが豊富に含まれていると耳にしたのでフライドポテトをケチャップにべっちゃり浸して食べる人も同じです。

このような見方は、食べ物を構成しているパーツ（個別の栄養素）を見分けて、それぞれが体の中でどのような働きをして、どれくらいの量が必要なのかを正確にはじき出すリダクショニストのパラダイムでのみ通る理屈です。科学者はまさにこのような見方をするよう、これまで訓練されてきたのです。私も栄養をこのように教えられましたし、自分も学生に同じように教えてきました。バージニア工科大学の生化学専門課程、コーネル大学の栄養生化学専門課程、そしてこれもまたコーネル大学ですが、新設された毒性学の大学院課程の生化学的毒性学と分子毒性学の2つの新しい大学院課程も含めてです。これらの分野で、私も他の教職員と同じように典型的な教科書を使ったモデルに従って講義を行い、個別の栄養素や個別の有毒化学物質、個別の作用のしくみ（生化学的に説明する）、個別の効果に注目していました。それはまるで、それぞれの栄養素や化学物質において、原因と結果の関係を説明し、恐らくは体内でそれらを制御しているメカニズムはたったひとつだけ存在しているかのような扱いでした。

私が行っていた従来のリダクショニズムの教え方はこんなふうでした。まず、栄養素の化学構造を見ます。それからそれが体内でどのように機能するかを説明します。腸壁から吸収されて血液中に入り、体全体に運ばれ、貯蔵され、排出される流れ、それから健康な体を作るために必要な量についてです。各栄養素について、それ自体の話をしました。単独で機械的に作用しているという前提です。つまり、栄養学を教えるということは事実や数字、化学的経路を学生に覚えさせ、テストに合格させることであり、これらの分離された個々の情報が置かれた背景については考えさせないのです。

同じことは、教育だけでなく研究でも行われています。栄養学の研究における鉄則は、別の言い方をすると、資金調達に有利な種類の研究やトップクラスの学術雑誌に掲載される種類の研究をやりたければ、単独の栄養素に注目して、その効果を説明するひとつの理論に集中することです。私が行った実験と研究のプログラムでは、個別の原因や反応、酵素、効果に着目していました。ほとんどの場合、全体としての体の背景は考慮しませんでした。その理由のひとつは、先ほども話したように、私自身もそういう考え方をするよう教え込まれていたからです。[注1] しかし、もうひとつ理由があります。研究予算を獲得するために、私たち科学者は仮説や実験目的の照準を測定可能な結果に合わせなければならないのです。

私が初期に行ったＡＦ（アフラトキシン）でがん細胞を発生させた発がん研究から、具体例を挙げてみます。アフラトキシンとは肝臓がんの原因とされている化学物質です（前章でお話ししたとおり、ＡＦは、私がフィリピンで行った研究で注目していたピーナッツのカビによって作られる発がん物質です）。図５－１は私たちが研究していた過程をまとめたものです（乳たんぱく質カゼイン20％を含む食事を使って）。

私の研究室で行っていた実験は、この初期段階ではリダクショニズムの規則に照らし合わせてもまったく問題のないものでした。私たちが注目したのはひとつの種類の発がん物質（ＡＦ）とそれを原因とする１種類のがん（肝細胞がん）であり、そしてそれが依存する１種類の酵素（複合機能オキシダーゼ）、これがＡＦを代謝して生成されるひとつの種類の高反応性生成物（ＡＦエポキシド）、それにより生み出されるひとつの生化学的効果（エポキシドがＤＮＡと非常に強く結合して遺伝子の損傷を起こす）でした。どの段階を見ても、その中で見ると整合性があり、生物学的にも妥当と思われました。そして、発がん物質とＤＮＡとの結合が強くなればなるほど、できるがんの量も多くなったということを発見したのです。[注2] これはたんぱ

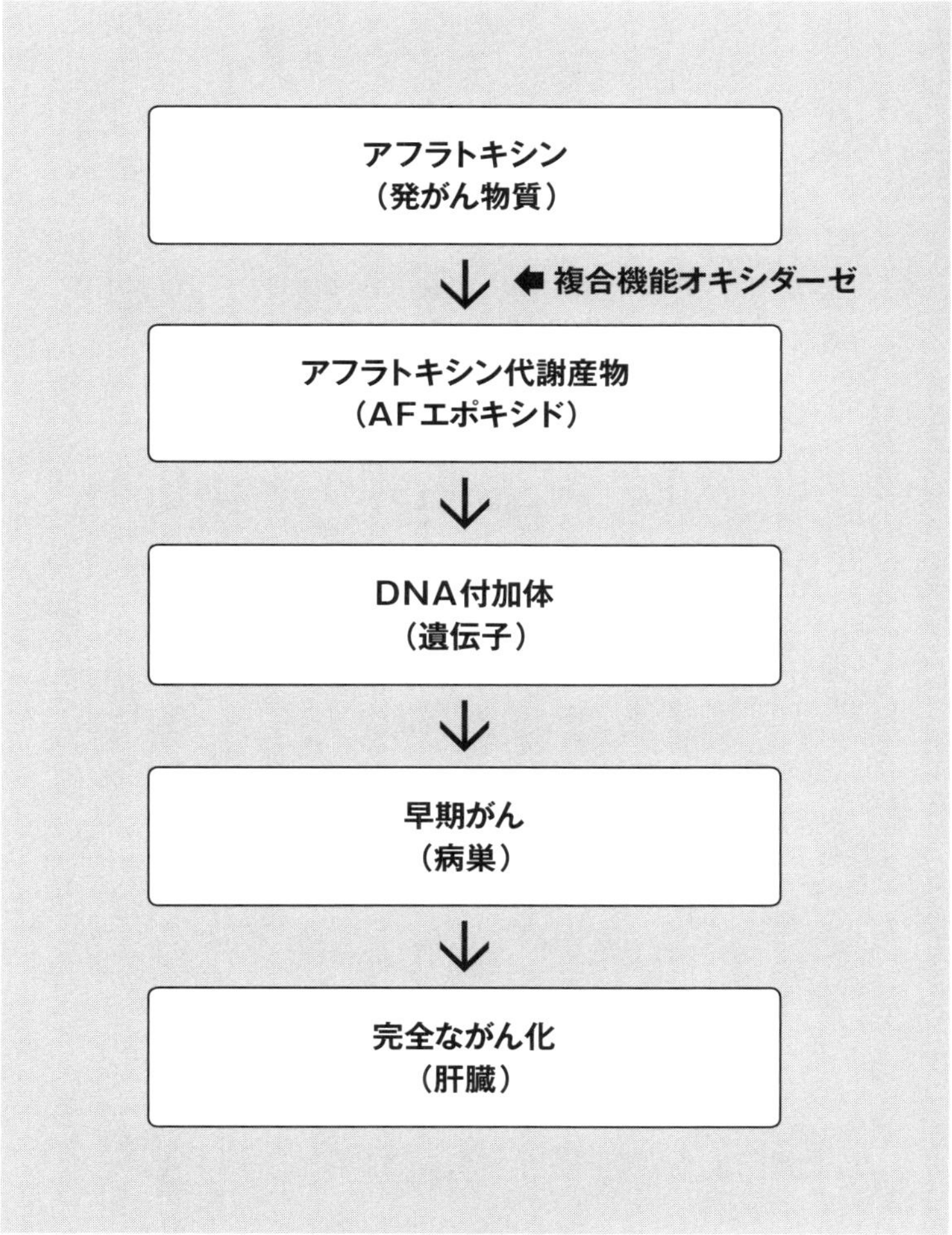

【図5-1】アフラトキシンからがんが発生する線形モデル

く質ががんにもたらす効果のメカニズムを「説明」したものです。

前段落の話にいくつか補足しておきます。1つ目は、私が書いている内容をすべて理解しなくても大丈夫ということです。複雑な生物学的反応や化学反応について、科学者があちこちで使っているある意味で専門的な用語を用いて説明していますが、これは正確なお話をするためです。このモデルでは、AからBが起こり、そこからCが起こってDという結果になるということだけ知っていれば十分です。つまり、最初のA（発がん物質）が増えれば、最終的なD（がん）も多くなるということです。

2つ目は、あまりよく理解できなくても、納得していただけるのではないかということです。このような研究は密室のようなものです。人間の行動やライフスタイルなどのようなあいまいなものとは対照的に、反応や遺伝子変異、発がん現象などの客観的な事実を扱うものだからです。乱雑で複雑な現実を除去しなければ、生物学的な連鎖反応における連続した因果関係について述べることはできません。

私たちは長年にわたり一連の研究に地道に取り組み、画期的な結果を得て、多くの論文を発表しましたが、いまだに答えを得られていない大きな疑問があります。食事で摂取するカゼインが増えるとラットのがんが多くなるという結果を見て、他のたんぱく質や他の発がん物質、他のがん、他の病気、他の種（人間など）についても何か言えることがあるのだろうか、という疑問です。

別の言い方をしましょう。この食品たんぱく質についてアウトライアー（外れ値）で見つかったこの驚きの結果は、私たちの動物性たんぱく質に対する「愛」が間違いであり、危険でさえあるということを指していたのでしょうか？　毎日適量の牛乳を飲むことで人間のがんが促進されてしまっていたのでしょうか？　他の病気はどうでしょうか？　他の動物性たんぱく質にも同じ作用があったのでしょうか？　私は何十年もかけてこれらの疑問に対する答えをリダクショニズムという道具を使って探りましたが、これらの疑問にはリダクショニズムの科学が答えられる限界を超えているものが多いということに、少しずつ気づいていったのです。動物性たんぱく質が豊富な食事の効果を、ＰＢＷＦ食の一般的に見られる他の因子と比較する実験ができなかったからではありません。確かに実験は行われ、驚くべき結果が出ました（特にエッセルスティン、マクドゥーガル、ゴールドハンマー、バーナード、オーニッシュの研究と臨床経験。そのいくつかについては、本書でもさらに取り上げます）。

理由は違います。リダクショニズムの研究の問題点は、まったく逆だと思われる効果を証明する実験がいとも簡単に作られてしまうことです。例えば、ミルクはがんの予防になり、魚の油は脳を守り、動物性のたんぱく質と脂質を多く摂ると血糖値が安定し、肥満や糖尿病の予防となるという結果をリダクショニズムの研究から導き出すことは可能なのです。顕微鏡を通して何かを見るときには、より大きな全体像は見えません。これは文字通り顕微鏡で見るときでも、メタファー（隠喩）として捉える場合でも同じです。背景からまったく外れている大きな真実のほんの小さな部分しか取り出していないのです。そして、最も音の大きいメガホンを持っている人が最も大きな影響を持ちます。この場合はミルクと肉が人間の健康に必要だと叫んでいる人たちですが、そのメガホンはそのような結果がほしい肉業界と酪農業界より支給されています。

時間とお金さえあれば、私もコーラや油で揚げたチョコバー（このバーはノースカロライナ州ステート・フェアで大人気です）の健康メリットを証明する試験をリダクショニズム式に実行することができます。ＡＦの健康メリットでさえ示すことができると思います（実際に私たちの研究室で似たような効果を証明したことがあります）[注3]。そのためには操作されたサンプルが必要となります。（例えば、サハラ砂漠で喉が渇いて死にそうな人に対するコーラの効果に関する研究や、午前2時に車を運転している疲れたドライバーに対するチョコバーの効果に関する研究など）。何百種類ものバイオマーカーを測定し、自分のバイアスを支持してくれる結果だけを取り上げ、それだけを使うことだってできます。あるいは、第4章でお話ししたゾウの調査団のように、正直な調査を行ったとしても、自分の視界が限られているがために不完全であったり、間違いを含む結果に行きついてしまったりすることもあります。

結果が矛盾している研究をメディアで見ることが多いのは以上のような理由からです。現在主流となっている研究のパラダイムは、そのような対立を助長しています。リダクショニズムのパラダイムが同時に、栄養に関する私たちの社会の考え方を矛盾させ紛らわしく見せているのです。教科書であっても、食品パッケージであっても、政府通達であっても、矛盾や紛らわしさの原因は同じです。

食品成分表示の問題点

リダクショニズムは研究室で生まれたものですが、学者の考え方だけでなく、一般の人々の知恵の中に広く浸透しています。特に私たち科学者や研究者は「専門家」であるという認識から、科学者の世界観が私たちの属する文化の栄養についての理解にあらゆるレベルで染みわたっているのです。

小学校や中学校の家庭科の教科書を開いてみれば、必ず栄養素が一覧表になっていると思います。ビタミンとミネラルが数十種類ずつ、20ないし22種類のアミノ酸、三大栄養素（脂質、糖質、たんぱく質）があります。これらの化学物質とその効果は、栄養学の基本と考えられています。各種を十分な量摂取すれば大丈夫（ただし、過剰摂取はよろしくない）というわけです。長い間そういうこととされてきました。私たちは、食べ物を必要な要素ひとつひとつの観点から捉えて育てられてきました。ニンジンはビタミンAを摂るために、オレンジはビタミンCを摂るために食べ、カルシウムとビタミンDを摂るためにミルクを飲んでいます。

私たちは、好きな食べ物があれば喜んで栄養素をその食べ物から摂ります。しかし、それがホウレンソウやピーマンなど嫌いな食べ物だったら、そんなものは食べなくても、同量の栄養素が含まれているサプリメントを飲めば大丈夫だと考えます。しかし、リダクショニズムの最近の研究結果を見ても、サプリメントは栄養の補充にはならないとされています。結局、例えば食物としてのリンゴであれば、リンゴに含まれる栄養素として分かっているすべてを錠剤の形で摂取したときよりも、私たちの体内でずっと多くの働きをしているのです。全体としてのリンゴは、それに含まれている各栄養素の合計よりもずっと大きい存在です。ところが、リダクショニズム的な世界観のお陰で、私たちは食べ物自体がそれほど大事だとは思っていません。食べ物に含まれている栄養素だけが問題なのです。

私たちのこうした考えへのとらわれは、食品パッケージのラベルを読むたびに強くなっていきます。どでかい一覧表が載せられているパッケージもあります。一般的なタイプの食品成分表示には、たくさんの栄養素と1食あたりの正確な含有量が要素ごとに記載されています（P‐120図5‐2参照）。

私は1990年にFDAから招集され、NAS（アメリカ科学アカデミー）の専門家パネルの一員として食品表示制度の標準化と簡素化を行いました。パネルの中には、考え方に2つの派閥がありました。一方は、数々の栄養素それぞれがどれくらい含まれているかを消費者に伝えるラベルを使用することに対する賛成派です。もう一方は、私も属していたグループですが、表示に記載する数量的な情報を最小限に抑えようという派閥です。私は栄養素の一覧などのある程度一般的な情報は提供しても、それ以上の細かい情報は出さないほうが社会のためになるのではないかと考えました（私が属していた派閥は敗北しました。ただ、最終的に当初の提案よりも内容を絞り込んだ表示モデルが提案されることとなりました）。

原材料は重要で、これはアレルギーを持っているものを避けることだけが目的ではありません。うまく読

Nutrition Facts

Serving Size: 2 fl. oz. (60 ml)
Servings Per Container: about 13

Amount Per Serving		
Calories 45		Calories from Fat 10
		% Daily Value*
Total Fat 1g		**2%**
Sodium 30 mg		**1%**
Potassium 110 mg		**3%**
Total Carbohydrate 8 g		**3%**
Dietary Fiber 2 g		**8%**
Sugars 7 g		
Protein <1g		
Vitamin A 10%	•	Vitamin C 50%
Iron 2%	•	Vitamin E 50%
Vitamin K 10%	•	Niacin 20%
Vitamin B_6 20%	•	Vitamin B_{12} 20%
Pantothenic Acid 20%		

Not a significant source of saturated fat, trans fat, cholesterol, or calcium.
*Percent Daily Values based on a 2,000 calorie diet.

【図5-2】一般的な食品表示の例[注4]

めない単語の羅列が記載されている食べ物を食べたいという人はあまりいないと思いますし、朝食として食べるシリアルに異性化果糖（HFCS）という問題のある糖類が大量に含まれていないか知りたくなるのではないかと思います。しかし、ナイアシンの含有量のマイクログラムの値などの細かい文字を記載すると消費者にとって2つのデメリットが生じ、その結果、食の選択肢が減ってしまう恐れがあります。1つ目のデメリットは、その情報に圧倒され、ラベル自体に目を向けなくなってしまうことです。2つ目は、表記されている栄養素だけが重要で、さらにそれしか存在しないのではないかと勘違いさせてしまうことです。

政府がリダクショニズムによる栄養の考え方を支持し助長している側面は、これだけではありません。大きな例は、分かっているすべての食品が収録されている栄養成分データベースの構築に、長年の努力が費やされていることです。1960年に入った頃からUSDA（アメリカ農務省）は、含有されている栄養素と含有量の膨大なリストとともに食品ひとつひとつが記録されている巨大なデータベースの作成にずっと取り組んでいます。そのデータベースは現在、インターネットで一般使用向けに公開されています（http://ndb.nal.usda.gov）。

政府の科学者はさらに、栄養に関する推奨を出すことでリダクショニズム的な栄養政策を推し進めてきました。この推奨は、健康に重要とされている各栄養素の量に注目しており、これがオンラインデータベースよりもずっと広く浸透しているのです。NASのFNB（食品栄養委員会）は5年ごとに最新の科学を検討し、この推奨の見直しを行っています。一般的に「1日あたりの推奨摂取許容量（RDA）」として知られていたこの政府推奨は2002年レポートの中で改訂され、単一の値による表記が廃止され、健康を最大限に引き出し、病気を最小限に抑えるための摂取量の範囲で表されるようになりました（現在では「推奨摂取量（RDI）」と呼ばれるようになりました）。問題は、RDIもまた個別の栄養素に焦点をあてている点です。そして、数字で表されたこの推奨は、今では学校給食や病院の食品ガイドライン、その他政府が補助金を交付している食品サービスプログラムなどの公的な栄養政策の取り組みで品質管理基準として使われています。

このような政府の推奨と膨大な栄養成分データベースの2つもの防具を身にまとった消費者は今、RDIを調べて、データベースで二重にチェックしたうえでどの食材を足し、どの食材を引けば適量の栄養を摂取できるのかを判断できるようになりました。RDIを作った人たちは、私たちの祖先はコンピュータもない時代にいったいどのようにして良い食生活を送り、子孫を残してくることができたのか不思議に思っているに違いありません。

当然ですが、当時はデータベースやRDIを調べて食事の選択をしている人などいませんでした。しかし現代は、食べ物をこのように数値化することによって、これが栄養を理解する最善の方法なのだという印象が強まり、リダクショニストたちが広めた恐怖によって、自分は1日あたりの摂取許容量を守っていないのではないかと不安に感じる人が大勢出てきました。その成果として、アメリカ人は毎年250～300億ドルほど（2007年のデータ）を栄養サプリメントに費やしているという事実があります。[注5] 多くの人は、このようなサプリメントの利用が現代の栄養摂取に不可欠だと思っています。食品が鉄やセレン、カルシウム、ビタミンD、ヨウ素といった特定の栄養素で強化されてきたのも同じことで、これは世界の特定の地域や一部の集団でこれらの栄養素の不足による病気が問題とされたからです。深刻な栄養不足の場合、例えば19世紀のイギリス海軍の軍人がビタミンC不足による壊血病に苦しんでいたとか、発展途上国の貧しい村の人々がたんぱく質欠乏症で亡くなっているなどの状況であれば、個々の栄養素に注目することもある程度の意味があることです。栄養不良の場合に、本物の食べ物からバランスの取れた栄養を十分に摂取するための長期の体制が完成するまでの時間稼ぎとして、サプリメントを短期的な救命手段として利用することは悪いことではありません。しかし、アメリカ人の大半は食べすぎや細かい情報が多すぎることで困っているわけで、差し迫った栄養不足の危機がない場合このアプローチは見当違いです。モチベーションコーチでもあった起業家のジム・ローンも、この状態を「majoring in minor thing」という印象深い言葉で表現しています。つまり、「木を見て森を見ず」というわけです。

リダクショニズムの捻じれ

手っ取り早く言ってしまえば、私たちのほぼ全員が、専門家であろうが一般人であろうが栄養について会話し、栄養について学び、栄養について他人に薦め、栄養を実践しています。しかし多くの場合、問題とされるのは特定の栄養素と、具体的な量だけです。私たちは量にこだわります。ビタミン、ミネラル、脂肪酸などの量です。そしてもちろん、中でも一番とらわれているものがカロリーです。

このこだわりがどこから来ているものなのか、私にはそれが見えており、それを理解するのは簡単なことです。たいていの人は最終的に健康と心地良さを求めており、厳密に正しい量のこれらの栄養素を体の中に入れることが健康でいるための要素のひとつだと教わってきました。ですから、ウェイト・ウォッチャーズの厳しいカロリー計算やゾーン・ダイエットの非合理的な40／40／30法などのように、自分へのインプットをより正確に追跡できれば、アウトプット（つまり、健康）の制御力も高まると信じているのです。

残念ながらそうはいきません。栄養は数学の等式のようにはいかず、2＋2＝4とはならないのです。食べ物を口の中に放り込んでも、それで私たちの栄養のコントロールが終わるわけではありません。放り込んだ後の私たちの体の働きによってコントロールされているのです。

●捻じれ① 摂取量と代謝使用量に比例関係はない

あなたは今、座っていますか？（これから話すことがあまりに衝撃的なため、座っていなかったらびっくりしてひっくり返ってしまうかもしれませんので）。というのは、ほぼ誰にも認知されていない栄養の事実に関してここで説明しておく必要があるからです。それは、1回の食事で摂取する栄養素の量とそれが主に作用する体内の箇所まで実際に届く量との間には、直接の関係性がほとんどないという事実です。この関係性のことを「バイオ・アベイラビリティ」と呼び、「生物学的利用能」などとも言われます。例を挙げると、仮に私がビタミンCを1回目の食事で100ミリグラム摂取し、2回目の食事で500ミリグラム摂取したとします。しかし、ビタミンCが作用する組織まで届く量が2回目の食事で5倍になるかというと、そうはならないのです。

これは悲報でしょうか？　リダクショニスト（細分主義者）にしてみれば確かに悲報でしょう。ひとつの栄養素がどれくらい利用されるかを予測することは不可能ですから、何ミリグラム摂取すれば良いのかを正確に知ることなどできません。不確定性は、リダクショニストが最も嫌う悪夢です。

実は、これは朗報なのです。栄養素が体内に吸収され、利用される量を予測できないことには理由があります。限度はありますが、その時点で体が何を必要としているかによって左右されるからです。驚きませんか？　科学的な言い方をすると、栄養素が様々な組織や細胞に送られるための消化・吸収率は、その時点でのその栄養に対する体のニーズに概ね比例するということです。このニーズは常に体によって「検知」され、栄養素の摂取からその利用に至るまでの様々な「経路」の段階で機能する多様なしくみによってコントロールされています。どの栄養素を使い、どの栄養素を代謝しないで捨てるかの選択においては、体が最高の権力者です。栄養素が辿る経路の多くは枝分かれしており、枝分かれに枝分かれを繰り返して、栄養素はリダクショニズムによって提唱されているような単純な線形モデルをはるかに超える複雑さで予測不可能な反応の迷路を通っていきます。

摂取されるβカロテンが、最もよく知られている代謝物であるレチノール（ビタミンA）に変換される割合は、最大で8倍も違うことがあります。この変換される割合は、1回で摂取するβカロテンの量が増えても減少します。よって、吸収される絶対量はほぼ一定になります。カルシウムの吸収率は、少なくとも2倍は変化することがあります。摂取するカルシウムの量が増えると血液への吸収率が下がり、体にとって適切なカルシウム量が維持され、多くなりすぎないようにします。鉄のバイオ・アベイラビリティの変化は、3倍から最大19倍になることがあります。実質的にすべての栄養と関連化学物質について同じことが言えます。

まとめると、実際はすべての栄養素について、摂取した量と使用される量との間に比例関係はないと言えます。この事実は多くの専門家に知られているのですが、この複雑さの重要性を真剣に捉えている人はとても少ないです。つまり、栄養成分のデータベースは、人が考えている便利なものとは程遠いものであるということです。また、栄養補助として個々の栄養素を大量に摂取するようなリダクショニズムのやり方をしても、その栄養素が実際に使われるかどうかの保証はありません（実際に私たちの消化の過程はとても複雑かつダイナミックで、単一の栄養素を大量に投与したとしても、他の栄養素とのバランスが崩れるという結果が待っているだけです。これは本章の中の、捻じれ③のところで説明していきます）。

●捻じれ② 食品中の栄養素含有量のばらつき

とある栄養素の体内使用量のあいまいさは、不確定性のほんの一部分にすぎません。私たちが口にする食品中の栄養成分の含有量自体、私たちの大部分が気づいているよりもずっと変動が大きいものです。抗酸化ビタミンのひとつであるβカロテンについての研究を見てみてください（これに関連するカロテノイドの研究でもいいです）。同じ食品の異なるサンプルについて調べてみた結果、分かっているだけでもβカロテンの含有量は3倍から19倍までの開きがあり、ある桃での報告では、場合によっては40倍以上になるかもしれないことが分かっています。お察しのとおり、桃を1個ずつ両手で取り上げたとしても、右手の桃は左手の桃よりも含まれているβカロテンが40倍も多い可能性があるのです。季節や土壌、保管方法、処理の方法、果実が木のどの位置になっていたかによってさえも、影響する要素は様々です。しかも、βカロテンはたったひとつの例であり、これ以外にも栄養素は数多くあります。比較的安定していると言われる4種類の完熟豆（黒インゲンマメ、赤インゲンマメ、白インゲンマメ、うずら豆）のカルシウムでさえ、1カップあたり46〜126mgと2・7倍の開きがあります。

食べ物の栄養の含有量の変動と体での吸収・使用率の変動は複合的に作用します。簡単な練習問題をしてみると、ポイントがつかみやすいと思います。仮に、1本1本のニンジンのβカロテンの含有量に約4倍の開きがあり、この不確定な含有量が腸壁から吸収されて血流に入る割合がさらに2倍の開きがあるとします。そうすると、ある任意の日にある任意のニンジンから血中に運ばれるβカロテンの量には、理論的に最大8倍の違いが出てくるということになります。

この変動はとても大きな不確定性であり、その変動の大きさが2倍であろうが40倍であろうが関係なく、私たちに伝わってくる本質的なメッセージは同じことです。つまり、どのような食べ物をいつ摂取しようとも、私たちの体の中で何らかの栄養素がどれくらい利用可能な状態なのか、あるいは私たちの体で実際にどれくらい使われるのかについて、それを私たちが知るすべはないということです。

●捻じれ③　食物と栄養素と体の無限の相互作用

これだけで圧倒されるのはまだ早いです。みなさんが知って驚くような不確定性はまだあります。先ほどお話しした3つの栄養素ですが、お互いの活性を変えることができるのです。カルシウムは鉄のバイオ・アベイラビリティを最大400％も減らすことがあり、カロテノイド（βカロテンなど）は鉄の吸収率を最大300％高めます。理論上は、高カルシウム・低カロテノイドの食事を低カルシウム・高カロテノイドの食事と比べたとき、鉄の吸収率に800～1200％の違いが出る可能性があるということになります。たとえこの理論上の変動が100～200％しかなかったとしても、開きはまだ大きいと言えます。栄養素によっては、組織内の濃度変化が10～20％を超えると深刻な事態になることもあります。

食べ物に含まれる個別の栄養素同士の相互作用は大きくダイナミックなものであり、実際に大きな影響も出ます。これに関して、テキサスA&M大学で研究を行うカレン・クベーナ氏とデイビッド・マクマレー氏が、極めて複雑な免疫系に対する数多くの栄養素の影響として公表されているデータをまとめた、注目のレビューを行っています。[注6] そのレビューでは、相互に影響をおよぼしあい、さらに免疫系を構成する物質にも影響することが分かっている栄養素のペアとして、ビタミンEとセレン、ビタミンEとビタミンC、ビタミンEとビタミンA、ビタミンAとビタミンDが挙げられています。ミネラルであるマグネシウムは鉄、マンガン、ビタミンE、カリウム、カルシウム、リン、ナトリウムの効果に影響をおよぼし、これらの物質を含む何百もの酵素の働きに影響を与えます。銅は鉄、亜鉛、モリブデン、セレンと反応し、免疫系に影響を与えます。食品たんぱく質は亜鉛に様々な効果を発揮します。ビタミンAと食物脂肪は、人工的に作成されたがんの成長を左右するお互いの能力に影響をおよぼしあいます。

化学的に同じ分類に入っている関係が密接な化学物質同士でも、大きく影響することがあります。例えば、様々な脂肪酸が他の脂肪酸の免疫系の活動に影響します。乳がんを例に取ると、多価不飽和脂肪酸（植物油に含まれる）の影響は食事に含まれる総脂質量や飽和脂肪酸の量によって大きく変わります。

マグネシウムは300種類以上の酵素の機能に欠かせないことがすでに分かっているという事実だけを見ても、すべての栄養素はほぼ無限の相互作用をもつ可能性を優に物語っています。薬物代謝酵素と免疫系に対する栄養素の相互作用の影響は、ホルモンバランスやpHバランス（酸塩基平衡）、神経系などの他の複雑なシステムにもあてはまる話です。[注7]

ここで引用した証拠は、私たちの体の中で常に行われているすべての相互作用の中のごくごくわずかな部分しか説明できていません。単一の栄養素や薬の効果は、他の化学的要因による変異の可能性を無視して調査できると一般的に考えられていますが、これは明らかに無茶です。この証拠を見て、私たちは食べ物の全体から切り離された栄養素を大量投与することについて大きな疑問を持たなければなりません。私たちの体は食べ物の全体を食べるように進化してきました。ですから、その食べ物に含まれている栄養素の結合や相互作用に対処することができるのです。体にビタミンCだけを10，000mg与えてみてください。その結果何が起こるかは誰にも分からないのです。

体自体が栄養素の濃度を慎重にコントロールしている

お気づきになったかもしれませんが、先ほどの栄養の吸収率が変動するという話も、またリダクショニズムの考え方に引きずられていました。私が検証したのは単一の栄養素の可変性、食品中で素の栄養素の含有量がどれだけ変化するか、体内の作用する箇所においてどれだけ変化するかでした。今まで見てきたように、一般的に2種類の栄養素を同時に摂取すると、両方の使われ方に影響を与えます。この変動は、多数の栄養素を組み合わせて同時に摂取されるとき（つまり、食べ物を食べるとき）には、その複雑性と不確定性が桁違いに大きくなります。ここで話は、高々3種類程度の栄養素がお互いに、あるいは体内の様々な系統に影響をおよぼすというレベルのものではなくなってきます。ある食べ物まるごとの中の活性化された要素すべての話になってきます。食べ物ひとくち、あるいは1回の食事、あるいは1日の間にいったい何種類の化学物質を摂取しているのかを知ることは、単純に不可能です。数百種類でしょうか？　数千種類でしょうか？　あるいは数百万種類でしょうか？　この複雑性は実質的に無制限に広がります。

私たちが脳に頼らなければ何を食べるべきか、どれくらいの量を食べるべきか、どういう組み合わせで食べるべきか、あるいは栄養不良や病気のリスクについて判断できない生き物だったとしたら、人類はとうの昔に絶滅してしまっていたと思われます。ありがたいことに、私たちの仕事はそれよりもずっと単純です。正しい食べ物を、適量食べると、私たちの体はその食べ物に含まれている栄養素を自然に代謝して、どの瞬間でも必要な栄養を正確に与えてくれます。

私たちの体は、栄養素とその代謝物の濃度をとても慎重にコントロールしています。そのため、たいてい

栄養素	基準値	倍
ナトリウム	135～145mmol/L	1.07
カリウム	3.5～5.0mmol/L	1.43
クロール	340～370mg/L	1.09
イオン化カルシウム	1.03mmol/L	1.23
鉄	9～21μmol/L	2.33
銅	11～24μmol/L	2.18
マグネシウム	0.6～0.8mmol/L	1.33
総たんぱく	60～78g/L	1.30
ビタミンA(レチノール)	30～65μg/dL	2.17

【図5-3】血液検査の基準値の範囲[注8]

の場合は体内の特定の作用箇所で使うことのできる量がとても狭い範囲に収まっています。栄養素によっては濃度がその限界値の間に収まっていないと、深刻な健康不良や死までも避けられない場合もあります。簡単に言うと、必要なものや過剰なものを振り分けることによって、濃度がとても激しく変動する食物中の栄養素の濃度を組織内ではるかに安定するように調整する能力が、体には備わっているのです。

この話をより大きく捉えるために、血漿《けっしょう》中の栄養素の基準となる範囲を調べてみました。それが図5－3です。このような基準値の範囲は、医者から渡された検査結果の表などで見たことがあるかもしれません。健康とされる人たちで行った血液検査に基づいて、これらの範囲が一般的に「正常」とされています。ただ、お気づきかもしれませんが、その範囲はわずか1・1～2・3倍と、かなり狭くなっています。食べ物の中の栄養量は5～10倍（あるいはそれ以上）変化します。

まとめると、人間の体は摂取した食べ物の栄養素の濃度を常に監視・調整し、大きく変動するその濃度を健康でいるために必要となる狭い範囲に抑えてくれています。

体に備わっている数えきれないほどのメカニズム

このように見てくると、体はとても大変なことをしているなと思います。しかし、そのために作られたのが体です。この代謝が体の一番得意な仕事です。しかも、この過程に意識的な介入はまったく必要ありません。

誰かが自分をめがけて投げたボールを受け取るという単純な行動を思い浮かべてください。それがどれだけ複雑な過程であるか、考えてみたことがありますか？　まず目がその物体に気づき、それがボールであるか、その他の物体であるか（スズメバチの大群か、ワセリンを詰めた風船か）を識別しなければなりません。それから両目が双眼鏡のように捉えたデータの列を目のくらむような速さで脳に転送し、ボールの大きさと速度を判定する資料とします。学校の数学はまったくダメな人でさえ、ボールが描く放物線軌道を脳が計算してくれます。物理は赤点だった人でも、脳がボールの質量と加速度と力を計算します。そして、脳はこれらすべての情報を処理している間にも、背中と首と脚の筋肉を安定させながら腕と手をコントロールする神経と連絡を取っており、場合によってはこちらに向かってくる投射物を最初に視界で捉えたときの興奮を副交感神経が落ち着かせなくてはなりません。

体とはすごいものです。これらの無数の情報のインプットを巧みにさばき、完璧なタイミングで反応ができるようにうまく調整しているのです。ボールに腕が届き、手がボールのまわりで閉じます。しかし、想像してみてください。数学や物理の計算ができないとボールが正しく受け取れないということになっていたとしたらどうでしょうか？　速度や放物線軌道、風速をはじめとするすべてを測定して計算するのです。学校では「ボール受け」のカリキュラムが激増します。教育者の間では最も良い教え方についての議論が活発に行われます。このような状況下にあったとしたら、上手くできるようになるのは優秀な1%程度の学生だけで、残りの大半に属する私たちはその辺を歩いているときにボールをキャッチすることができず、ボールを頭に打ち付けてしまうことになります。どこかで全員がうまくキャッチできている文化が見つかれば、その不思議を解明し、落球の「治療法」がいずれ発見されることに期待を寄せながら、私たち科学者はその人たちの生理機能を研究し、彼らが使っているボールの素材を調べ、キャッチすることに関する公共政策を入念にチェックすることと思われます。

個別の栄養素やその正体、食品の中の含有量、組織内での濃度、生物学的なメカニズムにしか目を向けないということは、数学や物理学を使ってボールを受け取ることに似ています。自然はそのように進化してきたわけではなく、もしそうであったとしたら栄養の適切な摂取は本来よりもはるかに難しいものになってしまいます。私たちの体には数えきれないほどのメカニズムが備わっており、これが消化、吸収、輸送、代謝の各経路に戦略的に配置されており、努力しなくとも組織内の濃度が健康的にコントロールされています。データベースを調べなくても大丈夫なようになっています。リダクショニズム頼みで栄養の研究や理解をしているうちは、本当の健康が手に入ることはありません。

第6章 リダクショニズムでは解明できない体と栄養の関係

「恐れずに大きな一歩を踏み出そう。ちょっとやそっとのジャンプでは溝は越えられない」
——デイビッド・ロイド・ジョージ

ここまで、栄養に対する科学的な理解や政治的な理解がリダクショニスト（細分主義者）のパラダイム（枠組み）にいかに強く根づいているか、そしてそのことが一般の人々の栄養の見方にどう影響しているのかについて見てきました。また、よく考えてみると栄養は全体としての現象であり、リダクショニズムのパラダイムの内側ではすべてを理解しきれないという話をしました。変数が多すぎて複雑すぎます。

本章では、リダクショニズム（細分主義）科学の研究とホーリズム（全体主義）科学の研究の違いをもう少し詳しく見て、圧倒的に複雑なシステムである人体を理解し、これを取り扱う際、リダクショニズム的な見方ではどうしてもうまくいかない様々な事情を見ていきたいと思います。

不確定要素を排除しようとするリダクショニズム科学

第5章で見たとおり、リダクショニズムでは科学を数学の等式のように扱います。原因と結果を研究し、その研究は細かければ細かいほど良しとされています。リダクショニズムの最大の目標は、Aが原因でBが起こると確信をもって言えるようにすることです。これが分かってしまえば、あとはB（例えば肝臓がんなど）を小さくしたり取り除いたりしたければ、Aを減らしたり取り除いたりするか、AがBを起こす過程をブロックする方法を探すだけです。

リダクショニズム科学には、世界は直線的に動いているという前提が刷り込まれています。単純な因果関係に基づいて動いているという思い込みです。もう少し緻密に説明したほうがよろしいでしょうか？　AがBを引き起こすことを証明する古典的な条件は3つです。

1. Aは常にBの先に起こる
2. Bは常にAに続いて起こる
3. 他にBを起こすことができるCは存在しない

ここに逃げ道はほとんどありません。確かに秩序のない、予測不可能で複雑な相互作用の余地はありません。具体的に説明がつかない複雑なシステムを認める余地もありません。いかなる種類の不確定要素も入る余地がありません。そのお陰で、タバコ会社は科学者に喫煙は肺がんの原因ではないと言わせることができたのです。喫煙者が全員肺がんになるわけではなく、肺がんのすべてが喫煙を原因とするわけではありません。リダクショニズムの世界では、「喫煙が肺がんを引き起こすわけではない」という命題はまったくの正解なのです。しかし現実的な問題として、肺がんに対するタバコの大きな影響を理解し、人に喫煙をやめるよう説得するという話になるとそれは残念ながら適当とは言えません。

単純な因果関係に基づくリダクショニズム的な考え方では、究極的に宇宙は時計のように機械的なものとみなします。リダクショニズムを信じている科学系哲学者の中には、自由意志などというものは存在しないとまで言っている人もいます。彼らの主張によると、私たちの思考、感情、衝動自体は単なる化学反応の結果であり、その反応も他の化学反応が引き金になって起こったことであり、それがずっとビッグバンまで遡るというのです。

心理学者のアブラハム・マズローのものの見方は賢かったです。「ハンマーしか持っていない人には、すべての問題が釘にしか見えない」。世界は単純な因果関係に基づいて動いているという想定でしかものを見ることができない人は、何を見ても単純な因果関係にしか見えなくなっています。因果関係などないところにさえ、因果関係を見出そうとします。私たちは世界をありのままに見ているのではなく、そうあってほしいという期待で見ています。当然ですが、リダクショニズムによる研究からはリダクショニズム的な発見が出てきます。それ以外にはあり得ません。逆の言い方もできます。リダクショニズム的な研究は単純な因果関係に従って世界が動いているという想定の下で行われているため、研究している題材に単純な因果関係が見つからなかった場合、正しい方法で観察していなかったのではないかと考えたり、因果関係を明らかにする観察力や計算力が十分ではなかったのではないかと考えたりするだけです。リダクショニズム的な考え方にとって自然の驚異的な複雑性の正体を知るための方法は、これしかないのです。

しかし、複雑性を探る作業は、実際にはもっとずっと大変なことです。反対に因果関係に要因がひとつしかなければ、測定は格段に容易になり、導き出される測定結果の信頼性も高まります（測定結果が、因果関係を否定するものであればなおさらです）。現実にどんなに複雑なシステムや相互作用であっても、優秀なリダクショニズム科学者であればそれでも、システムの中に何百、何千、何万とある要因の中のたったひとつが研究対象の最終結果を引き起こしていれば必要かつ十分だと考えます。喫煙者のほうががんにかかりやすい？　それはリダクショニズムにとって何の証明にもなりません。必ずがんを発生させる単一の化学物質をタバコの中から見つけ出さなければならないのです。喫煙の影響がライフスタイルや栄養により緩和されている場合も、喫煙が楽しい息抜きであるか罪悪感が高まる中毒であるかの違いがある場合も、リダクショニズムの研究では相変わらずそのような複雑性を無視しなければならないのです。

しかし見方によっては、複雑性に着目するほうが、厳格な因果関係を見出すよりも実際には簡単です。リダクショニズムは単純な因果モデルでは機能するかもしれませんが、予想外で説明のつかない結果が出ることもよくあり、結果的に複雑で混乱を招く解決策が出てしまうことがあります（まったく現実性のない解決策になる場合もあります）。ホーリズムはというと、複雑な因果モデルを前提としており、そこからシンプルな解決策を提案します（例えば「植物ベースのホールフードをもっと食べることで健康問題の大半を解決してしまう」という、これ以上シンプルにすることは難しいような解決策）。

別の言い方をしましょう。リダクショニズムの研究には新たな複雑さを持ち込まなければならないことも多くあります。そして複雑さがさらなる複雑さを招いてしまうのです。牛乳の生産が思うようにいかず悩んでいた酪農家についての笑い話があります。この酪農家が地元の大学に相談すると、専門家のチームが派遣されてきました。そのリーダーは理論物理学者でした。数週間にわたる集中的な調査を行ったあと大学に戻ると、有望な解決策の検討が行われました。ようやく問題に対する答えが出ると物理学者は酪農場へ戻り、こうプレゼンテーションの口火を切りました。「この解決策は、真空状態の中の球形の乳牛を前提としています」。この物理学者が行ったことはまったくの学術的な仕事であり、リダクショニズムの栄養学と同じ考え方です。解決策が出たとしても、現実世界では機能しない類のものです（「academic」［学術的］という言葉の定義に「moot」［議論の余地］という言葉が入っているのも納得です）。

私は実際に酪農場で育ちました。ですから、真空状態の中の球体の牛の研究は思いつきませんでした。私は学問の世界に入った時点で、生化学の圧倒的な複雑性が自分の研究のポイントとなり、やりがいのある部分になると考え、受け入れるように努めました。その複雑性を無視し、理論的なパラダイムにあてはめるためだけの目的で単純化して、何を得ることができるでしょうか?

勘違いしていただきたくないのですが、科学がすべてリダクショニズム漬けというわけではありません。例えば素粒子物理学は、それ以上小さく分割できない素粒子「モナド」を発見するという夢を追いかけていましたが、最終的にこれを諦めます。

最初に物理学者は原子を発見しました。それから陽子、電子、中性子という、私たちも学校で勉強した重要な亜原子粒子を発見します。すると、物事はおかしくなりはじめます。ニュートリノ、クォーク、ミュー粒子、ボース粒子、フェルミ粒子が正式に素粒子とされることとなり、それは理論や観察によってこれ以上分割ができないとされるまで続きます。物理学者が細かく見れば見るほど物体はほぼ空洞に見え、その中心に小さな粒子があるだけです。現在の最先端の物理学者は、物質を単にエネルギーが凝縮した形として捉えています。最近発見されたヒッグス粒子が「神の粒子」という呼称が付けられたのも、偶然とは言えません。素粒子物理学者は、包括的なホーリズムが最もリダクショニズム的な観察方式ともつながっていることに気づいています。

多くの物理学者が指摘している疑問があります。それは、原子、細胞、惑星、銀河、そして宇宙全体の自己相似性（全体と部分が相似であること）です（様々なレベルでの自己相似性は、ホーリズム的な体系で目立つ特徴のひとつです）。そして、20世紀に入ってからの量子論の登場は、リダクショニズムのパラダイムにとって大きな衝撃となりました。それまで純粋に機械的な出来事だと思われていたところに、不確定性が入り込んできたのです。理論物理学者で著作家としても人気だったスティーブン・ホーキングは、時間を逆行する素粒子について書いています。その効果は「逆因果」として知られ、ある結果はその原因よりも前に起こることがあることを示唆しています。これはまさに、因果関係のリダクショニズムの息の根を止めるような発見です。

それでもまだ、多くの科学者の頭は17世紀のニュートンの宇宙で凝り固まっています。特に人の健康や病気の研究を担当している人たち（特に栄養学者）の凝り固まりぶりは酷いものです。

科学的根拠を導き出す「研究デザイン」とは？

科学者であれば哲学的な話を1日中していられると思いますが、実際にものを言うのは科学的根拠です。そこで疑問が生じます。何が科学的根拠として認められるのか？　どのような答えの探し方をすると良い科学または悪い科学とされるのか？　どのような手法がどの研究テーマにふさわしいのか？

科学自体はいくら価値にとらわれない客観的なものだとしても、以上の疑問に対する答えはかなり主観的なものになります。質問の仕方に大きく左右されますし、答えの見つけ方によっても変わります。人間の健康と病気の原因を研究する疫学者は、科学的な疑問に対する答えの見つけ方に「研究デザイン」という言葉をあてています。その「研究デザイン」の一連の流れについて、とてもホーリズム的な点から極めてリダクショニズム的な点まで、いくつかのポイントを見ていきます。2つにどのような違いがあるか、それぞれによって収集される科学的根拠にはどのような種類のものがあるか、さらに結果から導き出される結論の種類に、特に栄養学の場合その科学的根拠がどう影響するかについてここでさらに深掘りしていきます。

●ホーリズム的な科学的根拠を見つける方法①　環境調査(観察調査)

人間にとって最適な食事が何かを探る方法のひとつは、リダクショニズム原理主義者以外には誰でもすぐに分かりそうな方法ですが、それは、現状すでに存在する集団を比較調査して、その人たちが何を食べ、どのような健康状態にあるかを見ることです。疫学者はこの手の調査を環境調査や観察調査などと言っています。その主な特徴は何の介入もせずに観察する点です。食べ物の摂取量や罹患率など、観測可能な一定の要因に注目し、何が原因で何が起こったといった証明は一切なされません。調査員は何をするかというと、その集団が取った食事とかかった病気の特徴をありのままに記録するだけです。集団の食事や罹患率を概ね同時期に観察する環境調査、つまりスナップ写真のような調査のことを横断調査や横断研究と呼びます。調査対象の集団は、数百人の小さなコミュニティからひとつの大きな国まで、規模は様々です。

環境調査によって得られる結果は、特定のインプットが特定のアウトプットの原因になるといった証明ではなく、変数同士がどのような関係にあるかを示しています。この関係性はインプットとアウトプットの相関関係を露呈していることも多く、それが持つ生物学的な重要性や潜在的な意味は統計的に判定されます。よって、このような調査は「相関研究」としても知られています。

以上のような研究で収集されるデータは集団全体の平均値であり、個別の因果関係について結論づけることはできません。データから因果関係を読み取ろうとすると、いわゆる「生態学的誤謬《ごびゅう》」と言われる間違いを犯してしまいます。例えば、様々な人口集団を観察して、車の密度が高くなる（富裕層が多い社会であることを示しています）と乳がんのリスク（これも富裕層が多い社会に見られます）も高まるという相関関係が見て取れるかもしれません。ここで、車が乳がんを引き起こすとか、乳がんにかかるのが怖いならば運転をしないほうがいいなどといった結論はナンセンスです。ここで教えてくれていることは「2つには何かの共通点があるので、さらに研究を続ける根拠にはなる」ということです。生態学の研究の強みは、顕著なパターンに注目し、様々なライフスタイルのうちどれが相対的にうまくいっているかを比較することができる点にあります。しかし、この手の研究では具体的な原因について結論づけることができないため、リダクショニストたちには、研究デザインが弱いと思われてしまいます。

私たちが中国で行ったプロジェクト（『The China Study』で焦点をあてたメインの研究）はまさにそのような横断研究というべき、生態学的な研究デザインでした。中国の様々な地域の中でも、動物性食品の消費量が多い地域ほど、多くの病気の発生率や死亡率が高まることが、いろいろな証拠から見えてきました。その病気には、様々な種類のがんや心臓病、脳卒中、その他の多種多様の病気がありました。しかし、その相関関係に基づいて植物ベースの食事に病気の発生率を下げる何らかの効果があると主張することはできないと強く批判されました。私たちの研究デザインは、そのような主張ができるほど区別が十分にできていないというのです。

この批判はある意味で正しいのですが、間違っているとも言えます。リダクショニズムの考え方では、ＰＢＷＦ食によって病気のリスクが低くなるという主張ができないという言い分は技術的には間違っていません。車を運転すると乳がんになると言うのと何ら変わりません。しかし、詳しく検証していくと、類似性は崩壊します。私たちが比較していたことは、ひとつのインプット（運転）とひとつのアウトプット（乳がん）ではありませんでした。私たちが目を向けていたのは栄養でした。これは先ほどお話ししたように、驚くほど複雑に過程と相互作用がセットになったものです。栄養を単一のインプットになるまで小さくする方法は現実的にありません。私はこのチャイナプロジェクトを栄養の健康に対する効果はホーリズムであり、リダクショニズムではないという仮説のもとに立ち上げました。つまり、摂取するビタミンCを増やせば風邪を防ぐことができるかどうかはどうでも良いのです。ホーリズムの観点から、特定の食事を取ることによって明らかに他の食事よりも良い健康状態を獲得することができるのかどうかの判定をしたかったのです。その方法のひとつが、エコシステム全体の人々、つまり中国農村部の人々の研究をすることでした。その人たちは、西洋人とは大きく異なった食べ方をしていました。中国農村部の人々にご協力いただいたことで、検討の対象としての十分な数と多様なライフスタイル因子と健康や病気の条件を考慮することができたので、全体像が十分に見えたと思います。鼻や牙だけでなく、ゾウが見えたのです。生化学的なベースが似ている一定の病気に特定の食品群が関与しているという仮説を調査することができたのです。これを受けて、その食品群がそれらの病気の原因になっているか、予防と治療につながっている何らかの要因があるかどうかを評価することができました。

●ホーリズム的な科学的根拠を見つける方法②　バイオミミクリー

私たちにとって「理想的」とされる食事に関する洞察をホーリズム的な手法で得るもうひとつのやり方は、私たちに最も近い動物界の親戚に着目して、彼らが何を食べているのかを観察することです。ゴリラやチンパンジーでしょうか。この戦略をバイオミミクリーと言います。霊長類の食事は何万年もの間それほど大きく変わっていません。人類はそうではありませんでした。そこで、霊長類の本能的な食べ物の選択を見れば、持続可能な健康の答えが得られるのではないかと期待するわけです。しかも、野生の霊長類はファーストフードのCMや政府のプロパガンダの影響を受けていないので、彼らの本能のほうが私たちのものよりも信頼性が高いと思うのです。さらに、野生の霊長類は食事が悪化した影響の対処として薬を飲んだり手術を受けたりはしません。そのため、ある霊長類の集団が不健康な食事を摂り続けたとしたら、恐らく病気や肥満で生き残ることができなくなったり、子どもを産むことができなくなったりすると思います。

『Biomimicry』を書いたジャニン・ベニュスは、初期の人類が植物の安全性や毒性を判断する際、このホーリズム的な戦略で調べていたのではないかと考えました。他の人に毒見をさせることは、進化論の観点からも理にかなっているのです。

以上のことから恐らく、動物の観察は私たち自身の食事の探求の出発点と考えることができます。例えば、チンパンジーやゴリラはPBWFを食べているのに骨と筋肉が強靭だということに気づくだけで、人類が筋肉量を増やしたり維持したりするには大量の動物性たんぱく質が必要だという概念は切り捨てられます。そしてもちろん、世界最大級の陸上動物に目を向けることだってできます。ゾウやカバは100%植物ベースの食事ですが、弱ったり痩せたりしているようには見えません。

簡単に言うとバイオミミクリーとは、人類を他の数多くの種の中の仲間と見て栄養の問題の枠を組み直すものです。私たちに似た動物を観察することで、農業から冷蔵、加工処理に至るまで人間の技術の影響を受けている人類の食習慣を観察するだけでは気づかない、食事に関する洞察を得ることができます。また、現在行われている研究で私たちが間違いを犯している可能性のあるところ（つまり疑問に思われるところ）を見つけたり、リダクショニズムが他に疑問を感じそうなところを示唆してくれたりもします。

●ホーリズム的な科学的根拠を見つける方法③　進化生物学

ホーリズム的なアプローチの３つ目は進化生物学のアプローチです。これは私たちを生理学的に調べ、私たちの体が進化して何を摂取して処理できるようになっているのかを判断するものです。例えば私たちの消化器系の長さや歯の数と形状、私たちの直立の姿勢、あごの形、胃のpH、そのほか多数の様々な特徴を見て、これらの要素を他の肉食動物や草食動物と比較します（私たち人間は草食動物とほぼすべて同じ特徴を持っており、肉食動物と共通のものはほとんどありません）。このアプローチを採用してひとつひとつの構造のしくみから全体の構造を明らかにしていくと、私たちに向いていると思われる食べ物の種類を見出すことができます。

●リダクショニズム的研究の科学的根拠　タイプ①　前向き試験

リダクショニズムの世界で最も好ましいとされる研究デザイン（最も研究資金が集まり、よく見られる研究デザイン）は前向き研究です。つまり、情報がリアルタイムで記録されていき、効果の観察はそれが表れたときに行われます。最もシンプルな形では、実験対象のひとつのグループ（実験群）には処置を行い、もう一方のグループ（対照群）には処置を行いません。リダクショニズムの実験の絶対的な基準は、ランダム化比較試験という名前で知られている前向き試験を行うことです。この研究が「ランダム」と言われる部分は、対象を実験群か対照群のどちらかに割りあてる方法のことを指しています。ここには、ランダムな割あてによって潜在的な交絡変数（統計モデルの中の従属変数と独立変数の両方に相関する外部変数が存在すること）の影響がすべてのグループで均等に分布されることにより、その効果を排除することができるという理論に基づいています。ヘビースモーカーであることが処置の結果に影響するのかどうか心配をされている方も、ランダムな割あては統計の力を借りてこの変数をグループ間で均等にならすので、理論上ではそれが無関係となります。

ランダム化比較試験は、二重盲検法で行われることがよくあります。二重盲検法では、研究者と被験者のどちらも被験者が実験対象の処置を受けているかどうかを知らされません。例えば薬剤の治験の場合、被験者が服用している錠剤が実際の物質なのか、あるいはそっくりのプラセボなのかを、どちらも知ることはありません。こうすることで患者はすごい薬を飲んでいるという思い込みだけで良くなることがなく[注1]、研究者もプラセボの治験者と有効成分を服用している治験者で無意識のうちに違う扱いをしてしまうことがありません。

前向き研究は、研究デザインとしては「クリーンな」形とされています。詳細をより精度高く明確にすることができるし、現実世界のごちゃごちゃしたところや「ノイズ」が最小限に抑えられるからです。こうすることで、研究者は関心のある介入の効果だけを取り出すことができます。このように単一の変数を抜き出すことで研究者にはどうやら「XがYを引き起こす」という権利が与えられるようです。つまり、YはXの後に起こる結果であり、Xが存在しないときには起こらないという訳です。

この手法は、単一の要因を抜き出すことに意味がある場合に最も役立ちます。例えば、新薬の安全性や効果を評価する必要があるときなどです。ただし、医薬の実験の場合でも、管理された環境内のある種の確実性と、ごちゃごちゃしていてノイズの多い現実世界での実用性は本来両立しない関係にあります。実験の厳格さが増せば増すほど、現実にそぐわなくなってしまうのです。

特定の化学物質を取り出して研究すればきれいな結果が得られる一方で、そのような研究手法では多様な因果関係が絡む複雑な予測モデル――すなわち生命を提供することができません。

●リダクショニズム的研究の科学的根拠　タイプ②　症例対照研究

よく使われる研究デザインがもうひとつあります。リダクショニズムの研究者の間では、予測実験より鋭さがないとされているようですが、それは「症例対照研究」です。この研究は、例えば病気を持っている個人をケース群として、これを性別や年齢層などの条件が同じ個人で病気を持っていないコントロール群と比較するもので、２つのグループの間に出た結果の違いに影響を与えている可能性のあるライフスタイルの違いに着目します。典型的な症例対照研究では、実質的または倫理的に実際の人に対して与えることのできない影響について調べます。食事や生活習慣、毒物への暴露などといったものがよくある例です。研究をするとき、例えば半数の人々に強制して食事を毎回マクドナルドで取らせるわけにはいきませんが、自分の意思でこの食事を選択している人を見つけてきて、その人たちにどのようなことが起きるかを観察することはできます。

症例対照研究は、病気の結果を説明するのに過去に記録された観察が使われる場合は後ろ向き研究となります。一方、ライフスタイルや食事が様々な被験者のグループを研究対象としてどのようなことが起こるかを観察する場合は前向き研究となります。どちらの場合も、被験者はそれぞれのコホート（同一の性質を持つ集団）にランダムに割りあてられたわけではないので、その違いによって結果が生じたという証明として使うことは不可能です。問題は、あるひとつの特徴に関して似ている人たちは、恐らく他にも似ているところが多くあるということです。どの特徴が積極的に作用して様々な結果をもたらしているかを識別することはできません。そこで研究者はだいたい、この問題がなかったことにする手段として、一連の統計学的処理を行います。これを「交絡の補正」などと言います。

統計学的な交絡の補正は次のようなしくみになっています。今、乳がんと食物脂肪との間の関係性について研究していると仮定します。まずは、2つのグループを用意します。ひとつは乳がんと診断されている女性のグループ（ケース群）、もうひとつはまだ乳がんと診断されたことのない女性のグループ（コントロール群）です。この人たちに食習慣についてのアンケートを行い、ケース群のほうがコントロール群よりも食物脂肪を多く摂っているかどうかを確認します。しかし、ここで問題があります。乳がんのある女性のほうが、体重に占める体脂肪の割合が高くなっています。そもそも食物脂肪と体脂肪との間に関係性があると仮定すると、ここで何が原因で何が起こっているのでしょうか？　食物脂肪が乳がんを引き起こしているのでしょうか？　それとも、肥満傾向にある女性は乳がんにもかかりやすいということなのでしょうか？

質問の項目が増えれば増えるほど、可能性のある相互作用の中から調べる項目を増やせば増やすほど、リダクショニズムの泥沼にどんどんはまってしまいます。もしかしたら、乳がんをわずらい体脂肪の割合が高めの女性は、肥満と乳がんの両方になる遺伝的素因を持っているのかもしれません。ですから、同じ遺伝子素因を持っていない女性であれば、摂取する脂肪の量を気にする必要がないのかもしれません。もしかしたら、考えてもみなかった変数が他にもいくつか存在する可能性もあります。体重が重くなると運動量が減るとか、社会的偏見のために精神的な圧力を受けているとか、このような要因こそが乳がんに結びついているのかもしれません。あるいは、精神的な圧力を受けていて、食べる量が増えて運動する量が減っているから体重が増えているのかもしれません。また、体重が重い理由は、健康的な食事についての教育が十分に行き届いていないからかもしれませんし、これはヘルスケアへの馴染みが薄いことに関係があり、さらにこれは低所得と関係があり、さらにこれは新鮮な農作物があまり手に入らないことに関係があり、またまたこれは環境有害物質の濃度が高い地域に住んでいることと関係があるかもしれません。

　この不確定性に対処するために、リダクショニズムでは統計学を使って数学的にこれらのデータ汚染源のすべてが一定になるように抑え、それらの影響を魔法のように消し去ってしまいます。具体的には、各グループの中で交絡変数がほぼ同じ小さなセグメント同士で比較します。当然ですが、自分で考えつき、何らかの方法で測定できる交絡変数しか比較はできません。時間とお金を無限に使うことのできる研究はありません。よって、統計学の魔法の杖によって影響をなくすことのできない交絡変数は潜在的にいつもあるということになります。

　しかし、科学者が具体的な健康の結果にクモの巣のように絡みついている影響を取り払おうとすればするほど、研究の結果はどんどん使い物にならなくなります。乳がんの例では、思いつくあらゆる影響については調整を行い、最終的に残った変数は乳がんと肥満の割合だけになったとしましょう。これを受けて「肥満女性のほうが乳がんにかかりやすい」と言ってしまうと、乳がんを予防するための処方は「減量」という短絡的な考えに陥ってしまいます。すると、今度は体重を減らすことを目的とするあらゆる方法が、乳がんの予防方式ということになります。食事をシェイクに置き換えたり、低炭水化物の食事療法を行ったり、レモン水断食を敢行したり、肥満と乳がんとの関係性にどのようなメカニズムが実際にあろうともそれとは関係なく、健康のためならあらゆる種類のおかしな手法が試されるようになります。仮に、乳がんの罹患率と肥満率が上昇したのは、動物性食品を大量に使用した加工度の高い食事と、植物をまるごと使った食品が不十分であることの両方の関係によるものだったと想定してみます。「何が何でもスリムになって乳がんを予防しよう」というメッセージは、この減量療法に取り組んでいる大勢の女性にとっては、がんのリスクが下がるのではなく、高まる食事の選択意識というふうに置き換わってしまいます。

これは、幸福な人は不幸な人よりも笑顔でいることが多いということに気がついたので、うつ病の治療手段として、笑顔になるように人の顔を延ばす装置を発明することと同じです。確かに、笑顔は幸せの良い指標となります。確かに、笑うことと幸福には相関関係があります。自分にもっと笑うように言い聞かせることで気持ちを上げることができるということも確かです。しかし、笑顔だけを切り離して、幸せや暗い気持ちに関係していると思われる他のすべての要因を無視して考えることは明らかにおかしいことです。

ここまでお話ししてきた例では腑に落ちませんか？　このような狭いリダクショニズムの研究の結果、現実社会でどのようなことが起こっているかについては、第11章で食品サプリメントを取り巻く「ごまかし」について検討するときにさらに詳しくお話しします。そのごまかしとは、特定の栄養素が単なる健康を測るための良い指標として使われるのではなく、それが健康の原因であると結論づけるための統計的な補正が加えられていることです。研究者たちはその栄養を取り巻く要因群を無視し、かつまったく問題がないか存在していないかのように扱っているのです。この間違った計算の結果は、人々にビタミン剤を飲ませてお金の無駄使いをさせているだけではありません。一部では深刻な疾患や死亡に至っている事例もあるのです。

ホーリズム研究とリダクショニズム研究の違い

真実を探る際にホーリズム的な考え方が多くの現代科学者によって槍玉に挙げられる理由は、どれもあいまいで不明確なところがあるからです。ホーリズム的な研究ではすべてがつけ入る隙なく、完璧に再現可能で、小数第五位まで計測できるようになるまで、因果関係を絞り込むことはしません。リダクショニズムの研究デザインはこれをやります。

リダクショニズムとはその定義のとおり、「交絡要因」をすべて取り除くことを目指します。研究の対象となっている主たる物質の他に、結果に影響をおよぼしそうなあらゆる変数を排除します。しかし、栄養とは複数の変数が絡み合ったホーリズム的な現象なので、それを単一の変数として取り上げて研究をすることには意味がないのです。栄養を単機能の錠剤のように取り上げれば、その複雑な相互作用は無視されることになります。

ホーリズムの肝心なポイントは、一因だけを引っ張り出してきて、他を無視するということはしないという点です。当然、体脂肪や食物中の脂肪、教育水準、うつ状態、社会経済的な状況、その他たくさんの特徴はお互いに関係があり、私たちの身体の各系統と作用し合っています。統計的な補正で現実を分かりやすくすっきりまとめて見せることは可能ですが、根底にある真の現実に対する説明としてはまったく役立っていないのです。

リダクショニズム的な問いかけ方法だけでは現実やプロセスの真実が犠牲になり、ホーリズム的な現象を研究することはできません。

新しい栄養研究のパラダイム

多種多様な研究デザインから結論を導き出すことが、疫学のできる精一杯のことです。目の見えないゾウ研究者たちがそれぞれの発見を寄せ集め、この動物全体のことをより深く理解しようとするのと同じです。ところが、現状は残念ながらリダクショニズム的な研究しか真剣に受け止められておらず、ここにしか研究資金がふんだんに集まりません。そのため、疫学の分野はリダクショニズムの考え方が有利となるように大きなバイアスがかかっています。しかしゾウの研究をしている人に電子顕微鏡を提供しても、ゾウの性格や社会構造については何も見えてきません。ホーリズム的な答えを見い出す唯一の方法は、電子顕微鏡をのぞき込み続けることではなく、ゾウの全体を見させることです。

私の著書『The China Study』は、単一の化学物質の独立した効果についての証明がなく、個別の人々に応用できる結果が示されていないということで、実験としては弱いというご批判をリダクショニズム派からいただきます。本章を読んでご理解いただけたと期待していますが、この批判は見当違いです。単一の化学物質の健康に対する効果を知る必要はありません。自然はそのようなしくみになっていないからです。栄養は健康に対してホーリズム的に作用します。これは取り出された単体の栄養に着目しているときには見えないことで、栄養に対する解釈が間違っています。私たちが中国で行ったプロジェクトでは、研究デザインで目的に掲げたとおりホーリズム的な観点から評価したとき、食べ物の摂取と健康への影響には相関関係の非常に強いパターンが見られ、これを通じて食事と病気の因果関係についてそれまでにはなかった証拠が得られました。

薬剤の治験の場合、最も有益な情報が得られる研究はランダム化比較試験です。しかし栄養の場合は、ホーリズム的な研究が最も有益な研究となります。単体の栄養効果にとらわれない研究をすることで、私たちの想像を絶する複雑な作用に対して何がどう影響するのか、単に食事の選択を変えるだけで活力みなぎる健康をいかに手に入れることができるのか、ということが見えてきます。

第7章 私たちの体内で驚くべき変化を見せる酵素

「説明が進む方向はいつもひとつ。複雑な方から簡単な方へ。特に人間らしい特質がなくなる方向へと進みます」
――T・H・ジョーンズ

先ほどは、リダクショニズム（細分主義）的なデザインではリダクショニズム的な答えしか導き出されず、生物学的な複雑性の本当の性質が排除されてしまうというお話をしました。さあ、次は、特に栄養の話となると、さらにびっくりするほど複雑になる話を楽しんでみましょう。

本章ではまず、私の古くからの友人をご紹介いたします。混合機能オキシダーゼ（mixed function oxidase 通称ＭＦＯ）という名前の酵素です。この酵素の存在があったから、私は最終的にリダクショニズムからホーリズム（全体主義）へと乗り換えることにしたのです。[注1] 酵素は私たちの体の中で起こる化学反応ひとつひとつを担当している驚愕の複雑さと強さを持つ分子であり、私が思いつく限りでは、その機能についてもっと詳しくお話しすることが、栄養が健康に与える影響がいかに複雑であるかをお伝えできる最善の方法です。そして、その酵素の働きを説明するにはリダクショニズムのモデルは不適切だと考えています。

ピーナッツと肝臓がん

前述しましたが、私がバージニア工科大学の教授として1965年に初めて公式に行った研究プロジェクトは、ピーナッツのサンプルを分析して発がん性AF（アフラトキシン）の存在を確認するものでした。[注2] カビ*Aspergillus flavus*[注3]によって産生されるAFは当時の研究で、実験用ラットの肝臓において非常に強力な発がん物質であることが分かったところでした。[注4] アメリカで最も人気のある食べ物のランキングでは、ピーナッツがミルク、Tボーンステーキと並んで上位に入っています。カクテルパーティーでも重宝します。弁当として最も人気のあるピーナッツバターとジェリーのサンドイッチ（PB&J）の相棒としても活躍しています。ですから、ピーナッツにカビから産生される発がん物質があるかもしれないというのは、考えるだけでも恐ろしいことでした。当時の研究からの発見でもうひとつの厄介だった点は、ラットに肝臓がんを起こすために必要なAFの量が極めて少ないように見えたことです。そのため、少なくともラットにとっては、AFがそれまでに発見された中で最も強力な発がん物質である可能性が出てきてしまったのです。[注5]

私のチームの任務は、AF発生の原因となるカビ*Aspergillus flavus*の成長が促進される気候条件と地理的条件について何か学びを得ることでした。食用の植物をいくつか研究しましたが、中でも特にピーナッツに力を注いだのです。

プロジェクト開始から間もなくして、バージニア工科大学で私を採用してくれた学部長のチャーリー・エンゲルから、マニラ保健局との共同プロジェクトとしてフィリピンが国家レベルで行う子どものための栄養プログラムの開発に参加するので、一緒に来てくれないかと頼まれました。それはUSAID（アメリカ国際開発庁）が資金提供して行われるプロジェクトでした。プロジェクトの目的のひとつは、フィリピンの子どもたちのために現地で比較的安く栽培できるたんぱく源を見つけることでした。少なくとも当時、私たちにとっては、答えは分かりきっていました。ピーナッツです。たんぱく質が豊富で、ほとんどの子どもが大好きで、多種多様な気候や状況でたくましく成長します。ただ、問題がひとつだけありました。ＡＦです。

たんぱく質の需給ギャップを埋めるためのピーナッツ栽培をはじめる前に、潜在的なＡＦ汚染問題について理解し、これを解決しておく必要がありました。これは、すでにＡＦ汚染研究の経験があった私が担当することになりました。マニラ市内に分析のための研究室の整備が完了すると、私はフィリピンの仲間たちとともにＡＦ汚染の可能性がある主な食糧源についての探求を早速はじめました。ピーナッツが主な汚染源なのか？　その他の食品はどうなのか？　ＡＦに汚染された食べ物を摂取している人たちの間で本当に肝臓がんが増えたのか？　実際に増えているのであれば、貧困層にとって費用対効果の高いたんぱく源としてピーナッツが使えるよう、どのようにＡＦを排除するか、その負の効果を中和する方法を見つけるために自分たちに何ができるか？

まずは街中の市場からピーナッツ製品を集めました。裕福な人々が購入する値段の高い殻付きピーナッツはきれいで、ＡＦがほとんど含まれていないか、まったく含まれていません（最初のサンプルは、アメリカ大使館のカクテルパーティーで出されたものでした）。これに対して、値段が安く、マニラのような都市部で特に多く消費されているピーナッツバターはかなりＡＦに汚染されていました。ピーナッツバターのサンプルは当初29種類が集められましたが、そのすべてが汚染されていて、平均で５００ｐｐｂ（十億分率）[注6]、極端なレベルでは８６００ｐｐｂもありました。[注7]　この数字は憂慮すべきレベルでした。なぜなら当時、ＦＤＡ（アメリカ食品医薬品局）は人間の食べ物で「安全」とされるレベルの上限を30ｐｐｂとすることを提唱していたからです（後にこれは、さらに低いレベルでもラットやニジマス、生まれて間もないアヒルのヒナに対して深刻な毒性やがんの原因となることが判明したため、下方修正されました[注8]）。

カクテルパーティーで出されていたまるごとのピーナッツと市販のピーナッツバターとの間でAFレベルにこれだけ大きな開きがある理由を知るために、私はフィリピン版FDAの局長が率いるピーナッツバター工場視察に同行しました。答えはすぐに見えました。製造工場ではまず、ピーナッツはまるごと殻が付いたままベルトコンベアの入口に投入され、これが作業員の列の前を通っていきます。ベルトの末端で、ピーナッツは粉砕機と鍋の中に入ります。ピーナッツが作業員の前を通る行程で、カクテルパーティー向けの粒が手作業で抜き取られ、残った粒は粉砕機に入って粉砕された後、鍋で調理されたうえでピーナッツバターになります。良質な魅力ある粒はカクテル用の瓶に入り、悪いものはピーナッツバター用のタンクに入ります。「悪い」というのは変色している粒のことで、多くの場合はしなびていて、こういう粒はカビの生える確率が最も高くなります。この粒を検査してみて驚きました。AFが200万ppbという高い濃度で含まれていたのです。これは、カビで汚染されたピーナッツ1粒でピーナッツバターをロットごとダメにして、AFは許容限度を超えるレベルにまで簡単に上ってしまうということです[注9]。

NIH（アメリカ国立衛生研究所）から追加資金を獲得した私たちは、AFを摂取していると想定される人々に簡単な調査を行いました。そこで判明したのですが、アメリカの場合と同じく、フィリピンでもピーナッツバターを食べていたのは大半が子どもたちでした。私は市販されているピーナッツバターのほぼすべてが汚染されていると推測し、同僚と一緒に各家庭を訪問して、日常的にピーナッツバターを食べているかどうかを尋ねて回りました。食べている場合は、AFの分析を行うために開封されている瓶を買い取らせてもらえるようにお願いしたのです。その他に、直前の24時間から48時間さかのぼってピーナッツバターをいつ、どれくらいの量を消費したか母親に尋ね、そこから実際のＡＦの消費量を推測してみました。家族ひとりひとりの尿検体も収集しました。それはその後の追跡調査を見越して、ＡＦ摂取の信頼できるマーカーとして尿中に検出される、ＡＦ由来の何らかの生成物を測定できるかもしれないと考えたからです。[注10]

そこで、ＡＦの摂取と排出の両方の推定値を出したところ、ＡＦの代謝物はＡＦに汚染されたピーナッツバターを摂取した個人の尿検体にしか見られなかったことが明らかになりました。[注11] さらに、ＡＦに汚染された食品を摂取していた人は、発がん性[注12]が実験動物で証明されたＡＦ代謝物を尿中に排泄していることがわかりました。[注13]

人体組織でがんのオン・オフをするＭＦＯ

この研究を行っていた期間中ずっと、私は他の研究者と同様にＡＦが人類にとっての有害な発がん物質の可能性は高いと思い続けていました。しかし、この動物にとって強力な発がん物質が、人間の発がん物質であるとはまだ証明されていないことも理解していました。当時分かっていたことは、例えばマウスはラットと違ってＡＦの発がん性の影響を受けないということでした。[注14] そして、近い関係にあるこれら2つの種がＡＦに対してまったく逆の反応を見せ、一方には感受性があり、他方には耐性があったなら、人間もこの物質に対して耐性があると推定することは無理ではありません。明らかに、ＡＦとがんとの関連性についてはまだまだ学ばなくてはならないことがたくさんありました。それは果たして人間と関連性があるのか？　あるならば、その因果関係のメカニズムはどうなっているのか、[注15] ということです。

この疑問について探求するにあたり、最初に私はＭＦＯ酵素が関与しているという仮説を立てました。その理由は、ＡＦとがんの発生の仕組みにＭＦＯが関わっていることを示唆する証拠が、すでに英国の研究チームによって発表されていたからです。[注16] ＭＦＯは体内に入ってきたＡＦを乳や尿中に排出されている発がん性の低い1種類以上の物質に変えるのに関与していることが、その論文に示されていました。ＭＦＯの作用の効率が上がるほど（すなわち、活性が高くなるほどに）、ＡＦはより無毒化されました。これはＭＦＯの活性を高めることが肝臓がんのリスクを低めることを示唆しています。

ほぼ同じ頃、薬など、特定の物質でスピードを上げたり下げたり、逆方向にするなど、ＭＦＯの活性を変えることが可能であるということが発見されつつありました。[注17] 私たちの研究室でも、たんぱく質摂取を増やすことでＭＦＯ活性が上昇することが分かってきていたところでした。[注18] もしかしたら、たんぱく質を使ってＭＦＯに強力なエネルギーを注入して、がんの息の根を止めることができるのではないかとさえ、私たちは考えました。

ところが１９６８年、第3章でもお話をしたように、私はインドから届いたまったく逆にも解釈できる事実の報告につまずくことになります。つまり、食餌中のたんぱく質が多いと、ＡＦによって誘発された腫瘍の成長が促進されるというものでした。[注19] まさかそんなことが起こるとは……みんなが大好きな栄養素、たんぱく質です。それががんの原因かもしれないというのです。しかも、その研究で使われたたんぱく質はカゼインでした。当時体に最も良いとされていた飲み物、牛乳に含まれている代表的なたんぱく質です。この発見については当時の私ももっと勉強が必要で、再現実験をして単なる偶然として論破しなければならないと思いました。

同じ時期に、私はそれと同じように私の心をかき乱すような事実をもうひとつ、フィリピンの小児肝臓がんに関して見つけつつありました。その発生率はＡＦの摂取量とは関係なく、たんぱく質をより多く摂っている家庭、いわゆる「質の高い」動物性たんぱく質をより多く摂っている裕福な家庭の子どもたちほど高かったのです。インド人によるたんぱく質と腫瘍の研究と、フィリピンにおける動物性たんぱく質とがんとの関係によって、私の世界観は揺らぎはじめていました。たんぱく質を増やすとがんは予防できるのか、引き起こされるのか…。

この謎を解く鍵になる可能性を秘めていたのがMFOでした。この驚きの酵素はAFによる肝臓がんの発生と、AFの無毒化と体からの排除、の両方で意味を持つことになったのです。いったいどういうことだったのでしょうか？　食餌中のたんぱく質はMFOによってAFが無毒の水溶性代謝物に変換される速度を上げたのか、それとも、AFを活性化して酷い発がん性代謝物に変換させたのか？　あるいは両方とも正しいのか？　それはAFに誘発された肝臓がんを消すか促進するかの単純な話ではなく、私たちはもっと大きな何かに向かっているのではないかと考えはじめました。そしてMFOは肝臓だけではなく、可能性としては、人体の他の組織でもがんのオン・オフをする重大な要因なのかもしれないという仮説を立てたのです。

この一見矛盾するたんぱく質の効果は、最終的に正しいことが判明したある事実のヒントとなりました。それは、MFOは私たちが毎日食べる食べ物に反応している、ということです。ある食事を取るとMFOはとても効果的にがんと闘うマシンになり、別の食事を取るとMFOは荒れ狂い、発がん性の副生成物を作り出します。

このように言うことができる理由を理解するためには、栄養について、および栄養が酵素にどのような影響をおよぼすのかをもっと総合的に知っておく必要があります。MFOとAFの逆説を解決していくだけでなく、リダクショニズムの栄養学的な考え方ではなぜこの問題に対処できないのか、がんを根治する努力の道中で私たちが持っているはずの最強のレバーをなぜ見落としてしまっているのかをこれから見ていきます。

現代の栄養学における生化学の基礎

高校で生物学を選択した人であれば、好気性呼吸の回路図を暗記するのに随分時間を使った人もいるのではないでしょうか。クレブス回路（クエン酸回路）と呼ばれるものです。この図を見た人であれば（眠ってしまった人は別ですが）恐らく、栄養はとても直線的なプロセスだなという印象を持ったと思います。炭水化物、脂肪、たんぱく質を投入された体の細胞は予想されたとおりにエネルギーを取り出し、無数の便利な代謝物を生成し、残った二酸化炭素と水を排出します。プロセスの中の様々なステップを結ぶ矢印には有無を言わせない信頼感があるように見え、描かれたステップがいつでも、どこでも、どのような条件下でもまったく同じく必ず起こるように見えます。このモデルは基本を理解するうえではとても便利ですが、現実に一致していると自信をもって言うことができるものではありません。栄養は、静的な図で表しているものよりもずっと複雑なものです。

何十兆個もある体の細胞に入ったあと、栄養は予測可能な単一の経路を辿るということはまずありません。ほとんどの場合、栄養が体に入ってから通るルートは直接的に、あるいは間接的に枝分かれし、複数の経路の産物（代謝物）ができ、それぞれの経路はさらに多くの経路へと枝分かれしていく可能性があります。その経路がさらに、エネルギー代謝や損傷を受けた細胞の修復など、多くの異なった種類の活動や機能に向かって行きます。最終的に、私たちが健康な生活を楽しめるのか、病気に苦しむのかを決める大部分は（辿っていく）どの経路が優勢なのかどうかによります。代謝を理解するということは、単にものすごい数の独立した経路を辿る栄養素を追跡するということではありません。これらの経路は枝分かれしますが、お互いに再合流することも際限なくありそうです。

多くの研究所の壁には、このような代謝の迷路のマップが飾られています。高校の教室でみなさんが目にしたと思われるクレブス回路の図も、簡易的ながらその一種です。私はこの世界に入って長いので、この図の中でも一番複雑なバージョンが登場する瞬間にも立ち会うことができました。その図の原形は、ずっと前にはじまった図7－1（P160）に示すようなブドウ糖代謝反応によるエネルギー生成のネットワークです（図7－1の図はウィリアム・L・エリオット〔HealthBuilding.com〕が作成したもので、中間代謝がいかに複雑であるかを見せるには非常に都合の良いものです）。バージニア工科大学の生化学・栄養学部で私が教鞭をとった1960年代から1970年代にかけては、生化学を教えるときにこの図の最も初期モデルがとても役立ちました。基礎生化学のコースでは、ブドウ糖から図の一番下にある円形のクレブス回路に至るまでの、主にブドウ糖からのエネルギー抽出を表している一連の反応を説明するだけで、少なくとも講義12回分の時間が必要でした。

ブドウ糖の代謝を説明するだけで、それがいかに複雑なことか、お分かりいただけると思います。しかし、授業で私が使った図は、ブドウ糖の代謝経路について現在分かっていることのほんの一面をなぞるだけのものでした。時間の経過とともにあの初期の図に代謝反応の塊がさらに付け加えられ、たんぱく質や脂肪、核酸の代謝の区分などが増えていきました。これほど多くの反応が付け加えられるまで、それほど時間はかかりませんでした。普通のサイズの紙では文字の大きさがとても小さくなり、どう考えてもこれ以上追記したら裸眼で読むことができなくなりそうでした。細胞代謝全体を描いた図を製作する作業がはじめられていましたが、以前は単純な反応を表すだけだった図が、今では新しい発見を取り入れて図解するために何ページも割かなければならなくなっています。

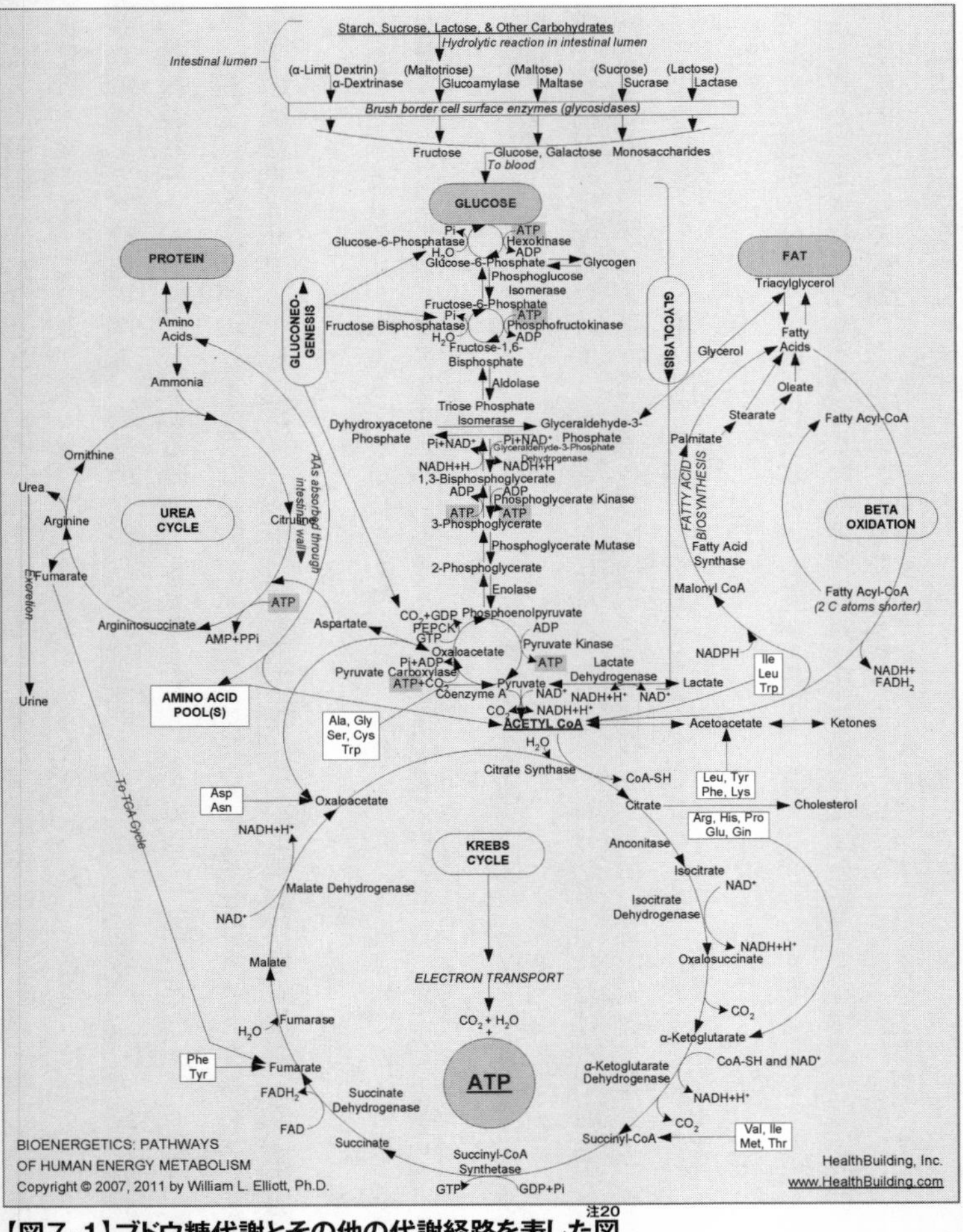

【図7-1】ブドウ糖代謝とその他の代謝経路を表した図[注20]

代謝に関する総合的な図は分化と断片化がますます進み、ある意味でリダクショニズムが全体的な視野を失う過程を象徴的に図式化するようになってしまいました。研究者は何年も、いや何十年もかけて、たった1つか2つの反応について研究しました。知識の探求が細胞代謝の深層に届いていけばいくほど、差し込みの差し込みの差し込みというふうに、図の中に挿入しなければならないものが徐々に増えていき、代謝システム全体の知性と力を見ることがますますできなくなっていきました。

リダクショニズムと同じルーツを持つ論法に「背理法」というものがあります。ある概念を矛盾が生じる点まで追跡するというものです。ブドウ糖の代謝を表している図7－1の複雑な図の更新版を図7－2（P162）に挙げましたのでご覧ください。

科学者たちはこれよりもさらに深いところまで行ってしまっています。図7－3（P163）はその図の中の非常に小さい部分がどれだけ複雑になっているかをお見せするために、拡大して見えるようにしたものです。

図7－2に表した、より総合的な代謝経路図は、私たちの体内に何十兆個ある細胞のひとつひとつの中で起こっているすべての反応の極限的に小さな部分なのです。

ここで私が代謝の複雑性を強調している目的はただ、私たちが摂取する食べ物やそれに含まれる栄養素に私たちの体がどう反応するかを完全に理解することが、いかに不可能なことであるかをみなさんにも分かっていただくためです。栄養の働きは、そのうちのたったひとつかふたつの反応を使うだけではまったく説明できません。食べ物が口に入ると、栄養素はお互いや他の食品由来の化学物質と反応し合いながら、何十兆個とある体の細胞の中で起こる代謝反応の巨大な迷路の中に取り込まれていきます。たったひとつの反応やひとつのメカニズムでひとつひとつの栄養素の効果を説明できるわけがありません。体を健康にする各栄養

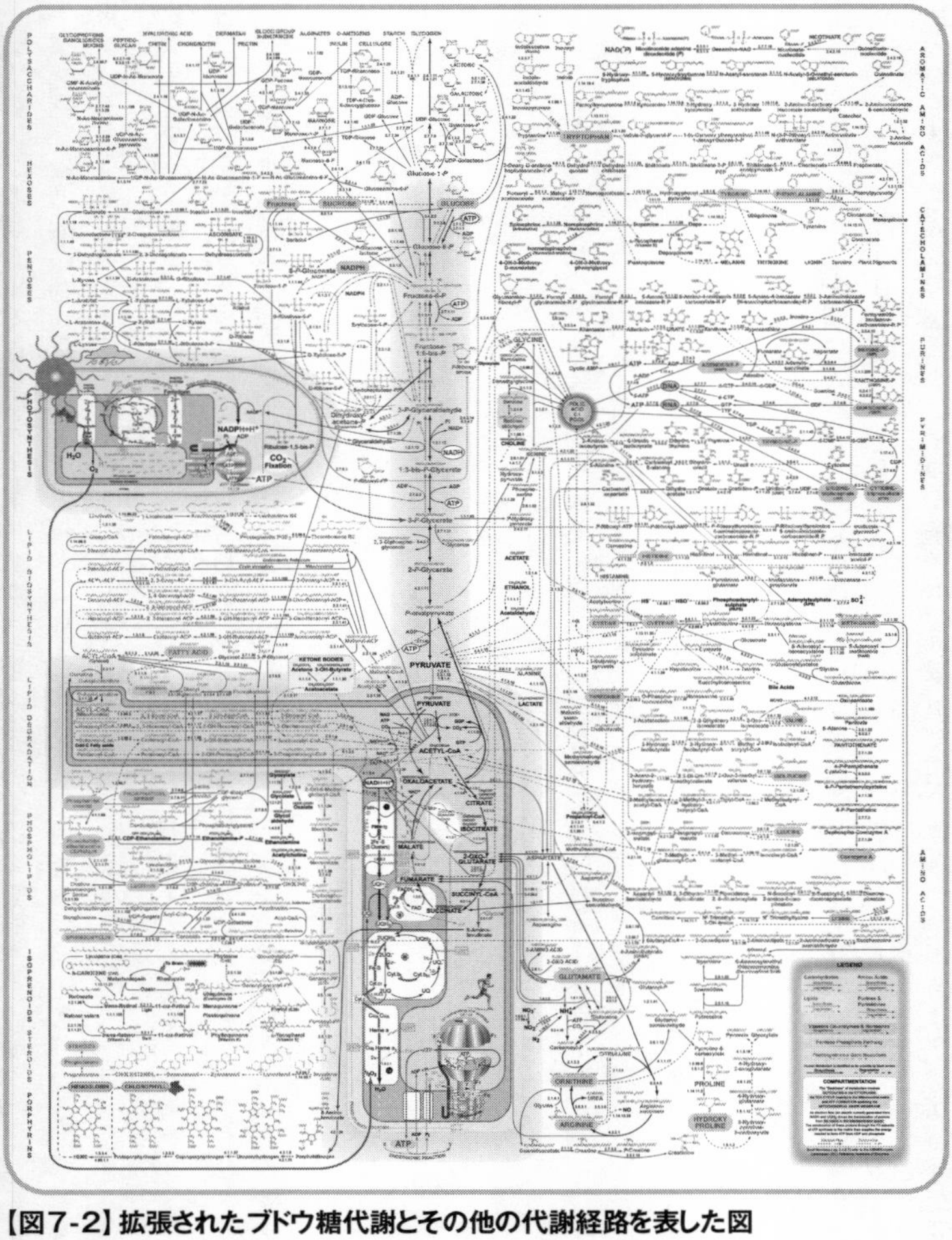

【図7-2】拡張されたブドウ糖代謝とその他の代謝経路を表した図

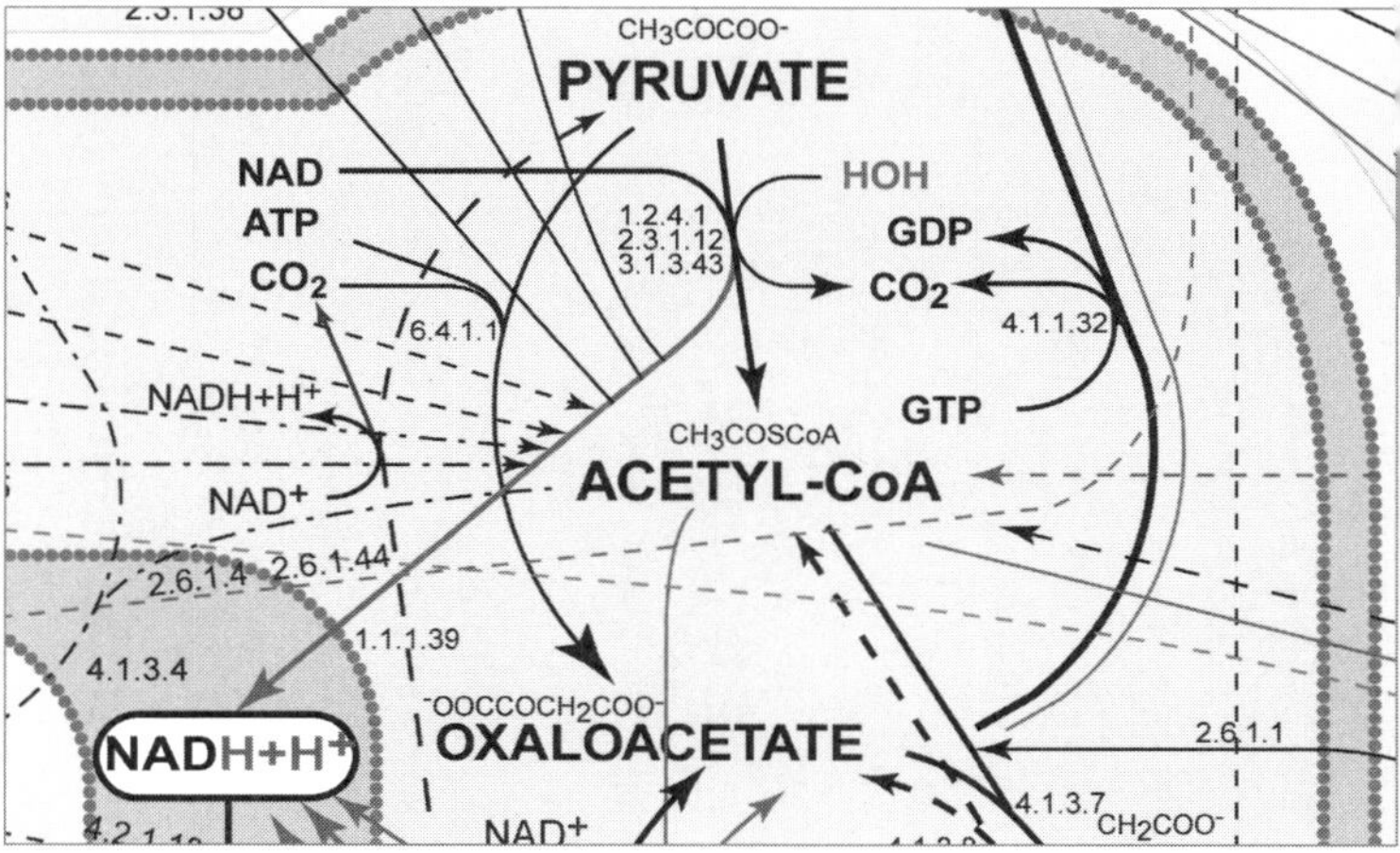

【図7-3】図7-2の一部を拡大したもの

素とそれに関連する食品由来の化学物質は細胞の代謝系の中に入り、ちょうど図7-1から図7-3までに示されている図のような、高次に統合された複雑な経路を通って様々な生成物に代謝されていきます。

それぞれの栄養素がそのような反応経路の迷路を通っていくということは、それぞれの栄養素が複数の健康や病気の結果に関与している可能性があるということを示唆しています。リダクショニズムが示唆している栄養素と病気の1対1の関係は、幅広い人気を集めているのは確かですが、一言で言えば間違っています。この複雑な反応系に突入する栄養とみられる化学物質はそれぞれが連鎖反応を起こし、その反応は代謝のプールの中でさらに広がっていくと考えられます。しかも、私たちが食べる食べ物のひと口ずつにでさえ、この代謝のプールの中にほぼ同時期に入っていく食品化学物質が恐らく何百、何千と含まれています。

体内の化学反応である代謝とその効率を助ける酵素

代謝とは、生命を維持している体の中で起こるすべての化学反応の合計です。そのときに常に起こっている数十億の反応について考えると、他のことを行うための十分なエネルギーを私たちは体の中でどのようにして確保しているのかと、不思議に感じるかもしれません。もちろん、その化学反応ひとつひとつにエネルギーは必要です。そして、代謝で主に産出されるもののひとつが体で使うことのできるエネルギーであることから、作り出されるエネルギー量が、それを作るために消費されるエネルギー量をかなり大幅に上回ることが重要なポイントとなります。幸い私たちは、体内での化学反応に必要となるエネルギーを大幅に減らすことを主な仕事とする分子を進化させています。その分子が、酵素と呼ばれるものです。

体の一部分の働きは、全体としてのシステムの背景を考えることなしに完全に理解することは不可能であるという理由を説明するために、酵素には最初のほうの話の中でも登場してもらいました。この考え方は、酵素が体内で果たす役割についてもっと詳しく見ていくと、さらにはっきりと分かっていただけるはずです。酵素とは私たちの全細胞に存在する大きなたんぱく質分子で、一連の反応を経て「基質」と呼ばれるあるモノ（たとえば糖分子）を「生成物」または「代謝物」と呼ばれる別のモノ（例えば、体が脂肪を合成するために使われるブドウ糖関連物質）に変えます。酵素を、巨大な完全にオートメーション化された工場のようなものとイメージしてもらえればよいと思います。工場の大きな建物の片側から小さな丸太（基質）を入れると、反対側からすてきなデザインの木製サラダボウル（生成物）が出てきます。丸太からサラダボウルを作るとき、当然のことながら手作業でもできます。しかし、それだと随分と時間と労力がかかります。工場

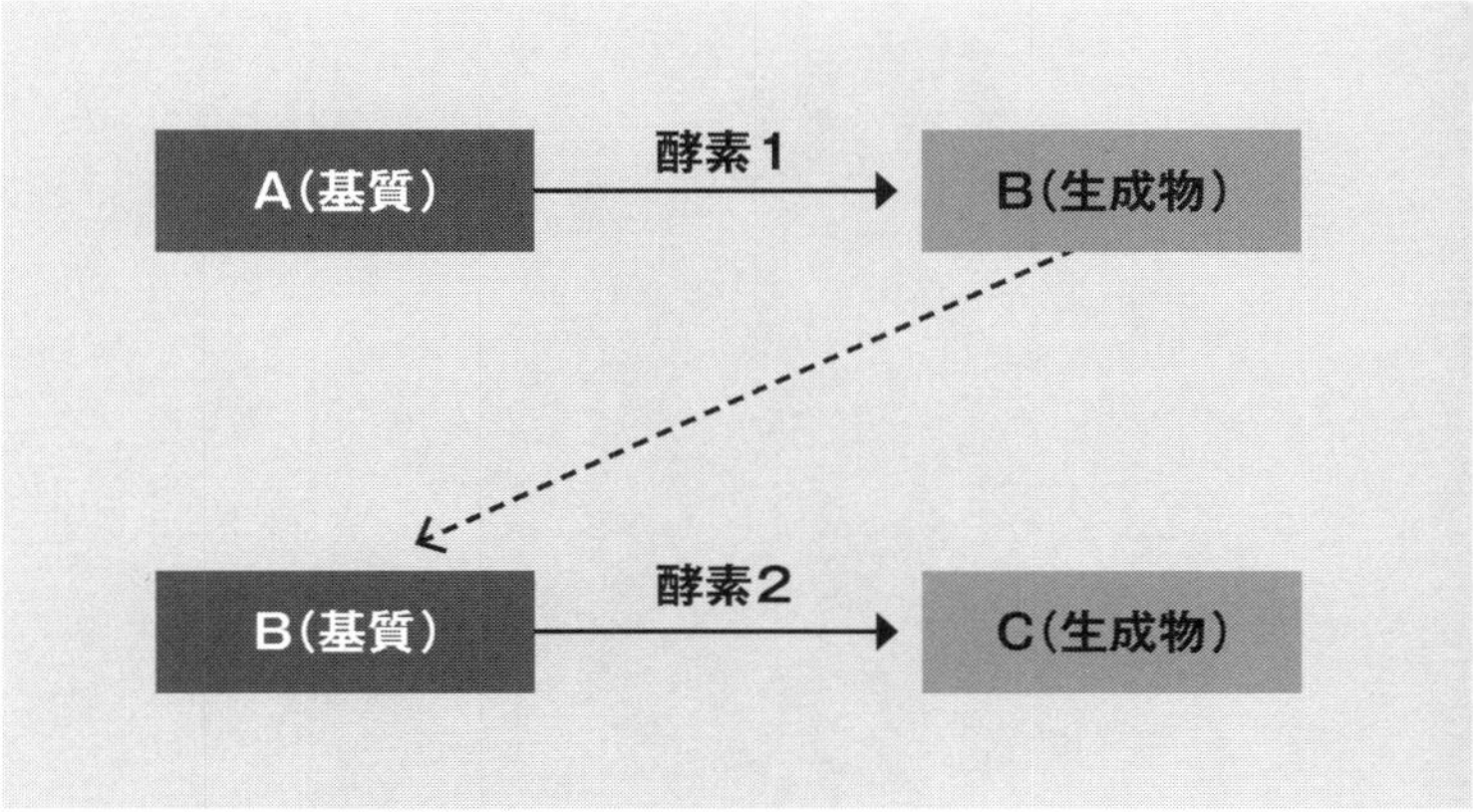

【図7-4】単純な酵素反応の一例

はこの変化の効率を劇的に上げます。酵素も同じことを細胞内で行い、基質を非常に素早く生成物に変換し、そのときに使われるエネルギーがとても少なく抑えられます。酵素によって起こる反応（生物学者が使う用語で言うと「触媒反応」）は、酵素がなければ起こりません。もし酵素なしで起こったとしてもそれは稀にしか起こりません。もし起こったとしたら、その反応速度（その反応が進むスピード）は酵素が介在する場合と比べると非常に遅く、しかも必要となるエネルギー量もかなり大きくなります。

相対的な話ですが、酵素はとても大きいです。酵素分子の大きさは、処理する基質の分子の大きさの1万~2万倍になることもあります。ですから、工場と丸太が丁度良いでしょう。図7-4は、基質Aが生成物Bに変換される様子の模式図です。しかし、反応の大部分は単独で起こることがありません。図7-4のように後続反応につながっており、今度はBが新たに基質となり、新しい生成物Cに変換されます。酵素1がAをBに変換し、酵素2がBをCに変換しています。

所定の酵素が発揮する力のレベルは、供給（利用可能な基質の量）と需要（すでに細胞内にある生成物の量）に応じて

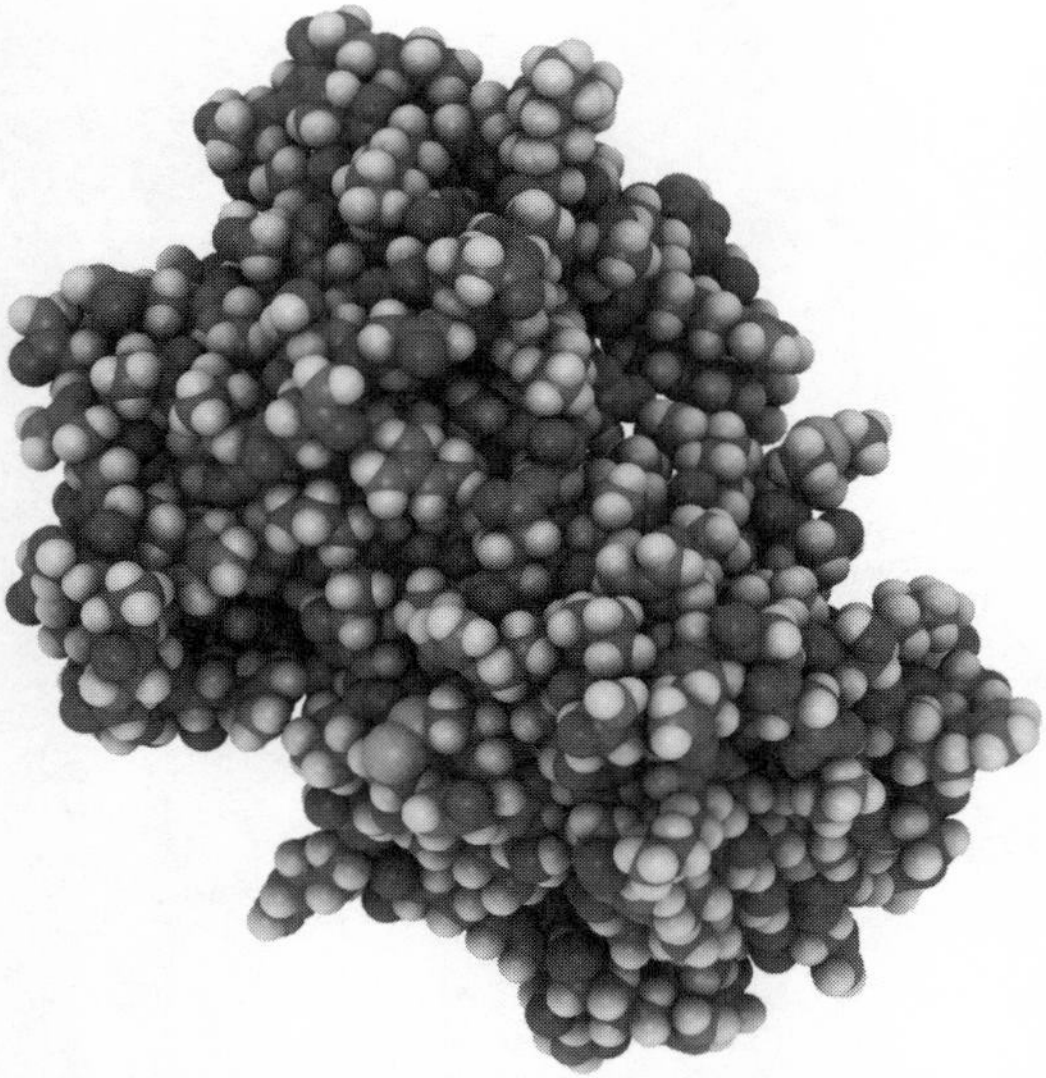

【図7-5】コンピュータで作成した環状アデノシンニリン酸リボース加水分解酵素（CD38）のモデル

様々に変わり得ます。まさに工場の組み立てラインが原材料の供給と完成品に対する需要に応じて加速したり減速したりすることができるのと同じように、酵素は基質を生成物に変換（専門用語では「アクティビティ」と言う）するスピードを調整します。実は酵素には反応を逆にする力も備わっており、生成物を基質に戻すこともできるのです。まとめると、酵素は反応を起こすか起こさないかをコントロールし、反応させる場合はその速度と方向性を決めることができるということです。

酵素は、最初に形成されるときは、DNAによって指示された配列どおりに入念に並べられたアミノ酸の直線的な連鎖として現れます。しかし、アミノ酸同士が化学的・物理的に親和性を持っているため、その連鎖は非常に長い磁気ビーズが折り重なるのと同様に（図7－5参照）、立体形状になります。

この折り重なりが、酵素の作用の多様性に

つながるひとつの要因となっています。ただ形を変えるだけです。しかし、この酵素の形状変化がとても重要です。それによって酵素の化学的・物理的特性が変わり、反応速度を変える力を左右するからです。酵素研究家の多くは、酵素が自分の形を変えて持ち場の仕事を実行するときのスピードについての理解不能な事実について説明するとき、詩的な独創性を発揮しています。典型的な書き方として、『ニューワールド百科事典』でこの見出し項目を見てみましょう。

酵素は、正確な立体形状に折り重ならなければ機能を発揮できない。その複雑に折り重なるしくみについてはまだ謎のままである。ひとつの酵素を構成する150個のアミノ酸が形成する小さな連鎖の折り重なりにはおびただしい数の形状が考えられ、1秒間に1012種類の異なる形状を調べたとしても、正しい形状を見つけ出すのに約1026年を要する。（中略）それでも、変性した酵素はほんの一瞬で再び折り重なることができ、次の化学反応では正確に作用することができる。（中略）これは宇宙の驚くべき複雑性と調和を示している。[注21]

これを書いた人は、比較的小さな（酵素においての基準では）架空の分子について数字を引用して、説明のつかないことの説明を試みています。酵素が反応する素早さ（ぐにゃぐにゃの直線的な連鎖から仕事をするために準備万端の精密な塊になるまで、一瞬の出来事です）は驚異的です。そのうえ、ひとつの活性酵素が代謝することのできる基質の化学的多様性も驚異的です。そして、酵素の構造、量、活性を変えることのできる要因の多さもまた驚異的です。

この話をするときに必ずついてまわるのが、栄養の代謝と酵素の世界との密接なつながりです。酵素によって触媒される反応は無数にあり、無限のネットワークにつながっていますが、栄養素とそれに関連する化合物によってコントロールされており、その栄養素と関連化合物もまた無数にあります。栄養素は酵素をコントロールしますが、酵素もまた栄養素に作用して無限の生成物を作り出し、その生成物が体内で使われたり、体の適切な機能のために使われたりする相互関係にあります。

複雑で矛盾した酵素MFOの活性が体に与える影響

ここでようやく、MFOとがん形成におけるMFOの役割に話が戻ってきます。

MFOの説明をするにあたってどうしても要約し、短くし、単純化した酵素の働きを説明する必要がありました。この話題はとてもスケールが大きく専門的なため、ひとつの章で説明しきれるものではないからです。どのみち、ここでの私の目的は、読者のみなさんをMFOの専門家にすることではありません。そういうつもりではなく、私が50数年にわたりMFOの研究を行ってきた経験についての話を共有することで、動物性たんぱく質ががんの形成にどう影響しているのかがより理解しやすくなり、MFOの複雑性がリダクショニズム的ではなく、ホーリズム的な栄養や健康の考え方の証拠になるということをより深く認識していただけると思うのです。

MFOは特に複雑な酵素で、数多くの化学物質を代謝します。それは常時体内に存在するものから、まだ体内に一度も入ってきたことのないものまで様々です。MFOは肝臓にしか存在しないわけではありませんが、多くが肝臓にあり、ステロイド系ホルモン（エストロゲンやアンドロゲンなどの性ホルモン、ストレスホルモンなど）、脂肪酸（免疫系と神経系をサポートする物質の前駆物質）、コレステロール（心臓病や、細

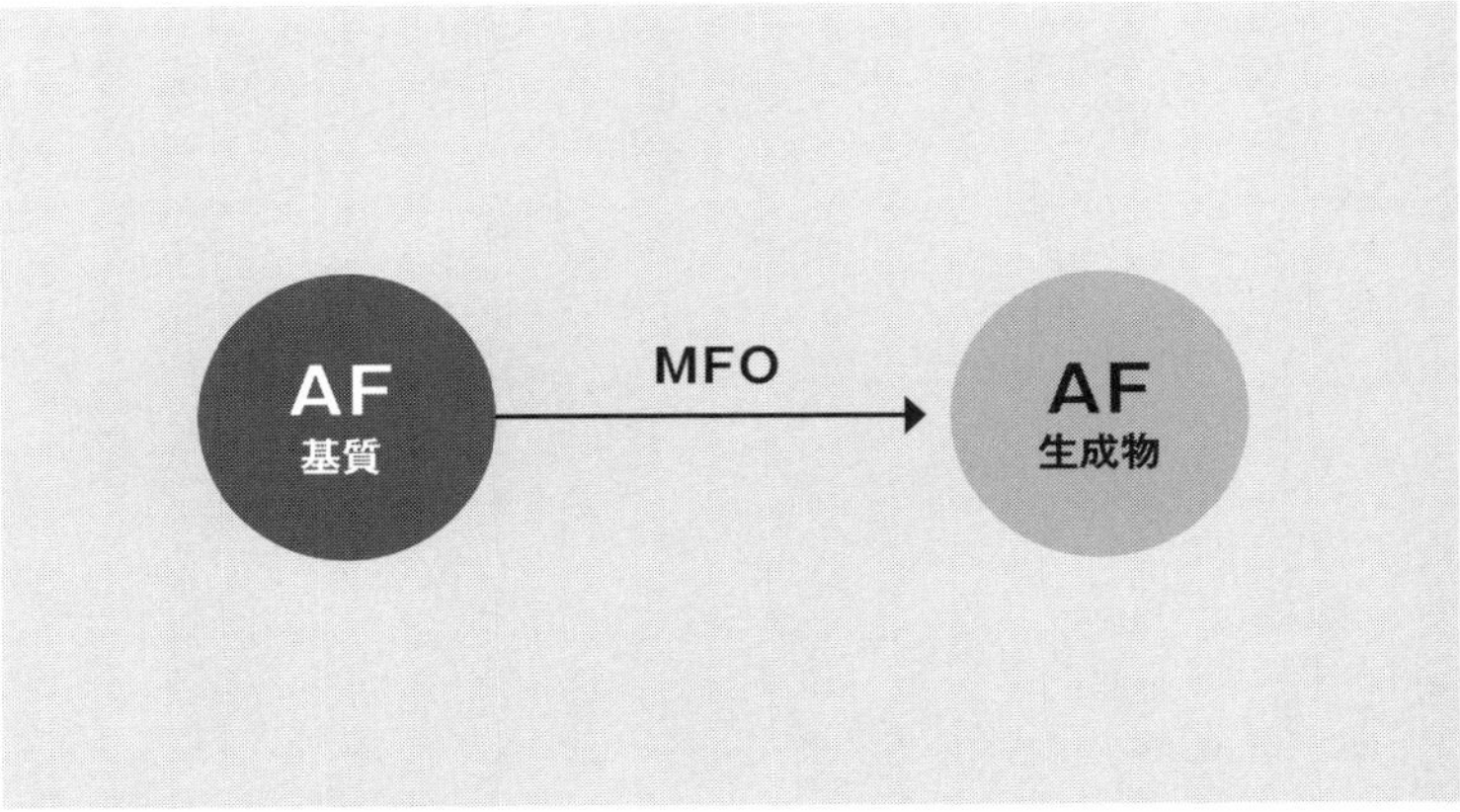

【図7-6】MFO（混合機能オキシダーゼ）によってAF（発がん性アフラトキシン）が変換される様子の推定モデル

胞膜の構築に関与）、およびその他の化学物質を代謝して、私たちの体が最終的に使用できる状態に近いものを作ります。ＭＦＯは異物も無毒化し、尿の中にすぐに排出できる状態にします。

私は研究者人生のとても初期の段階で、図７－６に示すようにＡＦが（他の発がん物質と同様）ＭＦＯ酵素によって毒性のより低い代謝物に変換され、尿や便の中に排出されると教わりました。

しかし、このモデルは明らかに単純すぎました。理由のひとつを挙げると、以前に話した１９６８年に動物性高たんぱく食（20％）によって、ＡＦによりラットの肝臓がんが増加したという結果を発表したインド人の研究チームは、[注22]それ以前に、同じ高たんぱく食でも非常に高用量で与えた場合、ＡＦの急性毒性が実際に弱まったことを証明しています。[注23]この結果はＡＦ代謝の従来のモデルでは説明がつかない逆説でした。

この逆説を解く鍵がＭＦＯではないかと睨み、私の研究室ではまず動物性高たんぱく食がラットの体内のＭＦＯ酵素の活性を上げていることを確認しました。[注24]つまり、ラットが摂取する食餌たんぱく質が増えると、AF（厳密には親基質のAFB1）の無毒化が速くなるということです。この発見は納得いくものでした。しかし、動物性高たんぱく食を食べたときにがんが増加したというインド人研究者たちによる観察結果[注25]と対立しました。

私たちはひとつの可能性を考えました。それは、MFOが2種類の代謝物を生成している可能性です。ひとつはAFよりも毒性が低く、安全に排出されたもので、もうひとつはAFよりも毒性が高く、発がんの元となったものです。それにしても、ひとつの酵素がそのような奇妙で矛盾したことをするのはなぜでしょうか？　一見奇妙に思えますが、私たちは、実際に可能性があることだと思っていました。これよりも前、そしてMFO酵素が発見される以前まで、科学者は長い間多くの発がん物質が酵素によって「活性化」されて初めてがん化を起こすと考えていたので、AFのように毒性の強い代謝物を生成する物質は十分にその可能性を感じるものでした。

1970年代に入ると、この謎を解くもうひとつの鍵が発見されました。ウィスコンシン大学教授のジム・ミラーとベティ・ミラーという権威ある二人のがん研究者が後輩研究員のコリン・ガーナーと共同で、注目されるべき証拠を手に入れたのです。それによると、MFOがAFから無毒化された代謝物を生成する過程で、がんのイニシエーションを起こす極めて反応性の高い中間代謝物の形成が間にあるというのです。[注26]言い換えると、MFOはAFから2つの代謝産物を作るということです。無毒化されて排出されるものがひとつと、活性化されてがん化を開始させるものがひとつです。言ってみれば、工場に運び込まれた木材が一瞬で棍棒になり、その過程を経て初めて最終的な形状としてのサラダボウルに変形されるという感じです。

この中間代謝物が「エポキシド」と言われるもので、それが存在する時間は1000分の数秒でしかないと考えられています。残念ながら、この1000分の数秒という長さはエポキシドが細胞のDNAととても

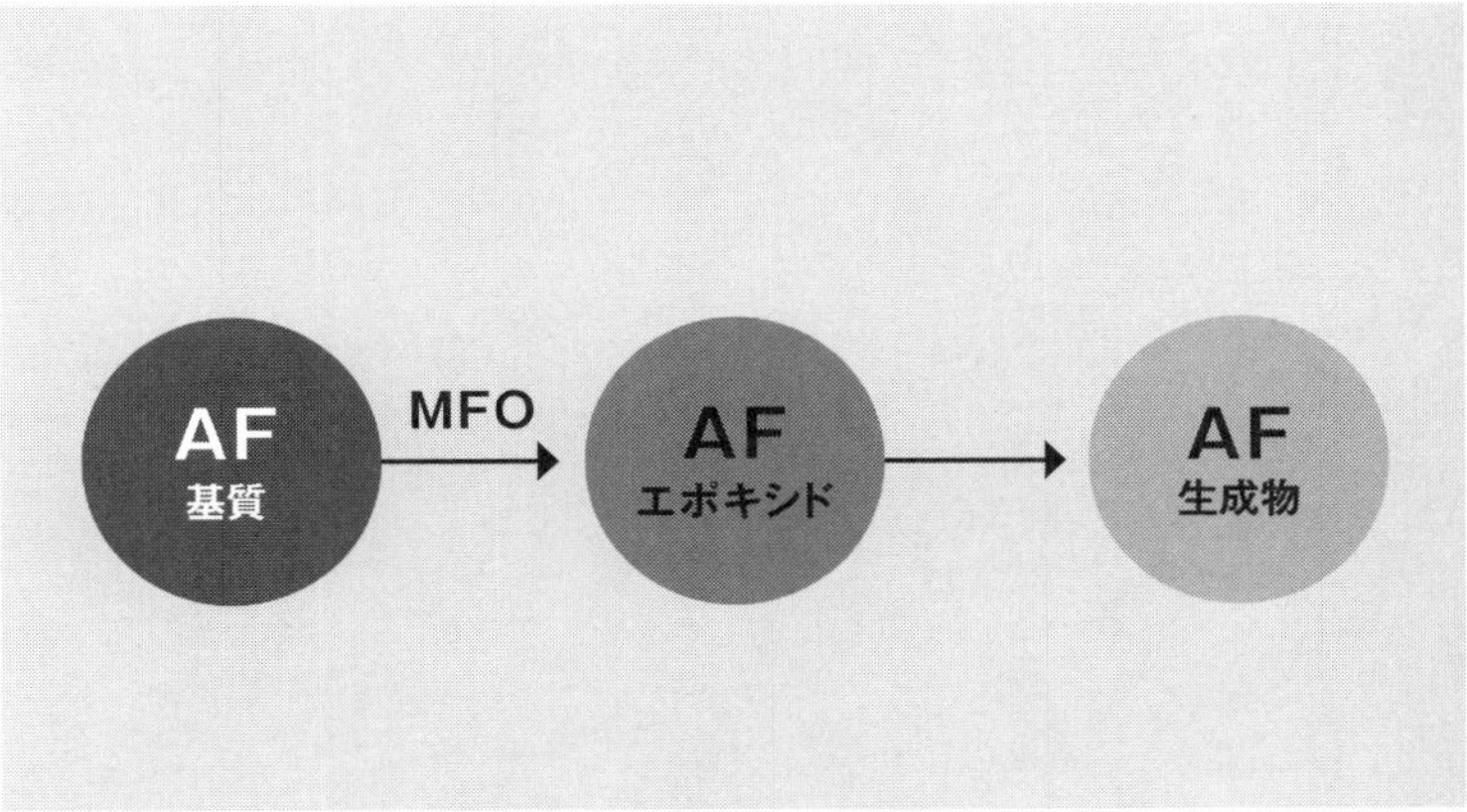

【図7-7】MFO（混合機能オキシダーゼ）によってAF（発がん性アフラトキシン）が変換される様子の推定モデル（中間生成物を入れて改訂）

強く結合するには十分なようで、その結果、がんにつながっていく可能性がある突然変異が起きてしまいます。

中間代謝物のエポキシドを入れて改訂された反応の模式図が図7－7です。

この発見のお陰で、インド人の研究チームがはじめに報告したように、動物性高たんぱく食ががんを増加させたのと同時にＡＦの急性毒性を和らげたしくみを理解する新たな道が開けたのです。それはすなわち、動物性高たんぱく食によってＭＦＯの活性度が上がるとき、がんの元となる中間代謝物と毒性の低い最終的な代謝物の両方が増えたということだったのです。

私たちの発見の中には、この逆説を説明するのに役立つ重要な証拠がもうひとつありました。なんと、ＡＦは活性化されなくともそもそも毒性が極めて強いということが分かったのです。活性化されなくとも細胞の呼吸を止め、細胞を殺してしまいます。[注27] 動物性高たんぱく食によってＭＦＯの活性が高まると、ＭＦＯによって細胞死の原因となるＡＦが無毒化されます。この部分だけを見れば、その効果はプラスのように思われます。しかし、ＡＦは同時に

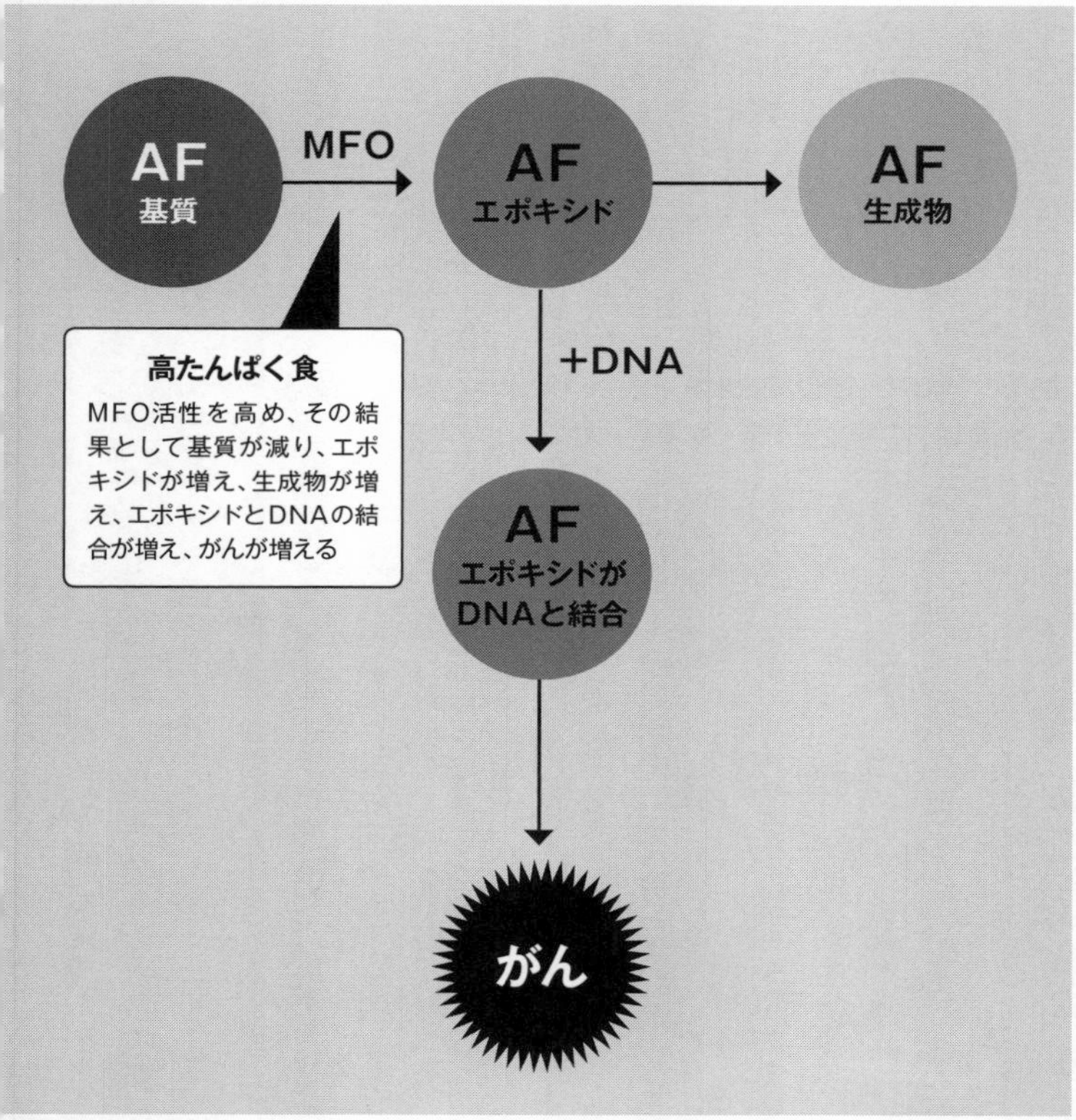

【図7-8】MFOによってAFが変換される様子の推定モデル（最終改訂版）

がん化作用（イニシエーション）を引き起こすエポキシドの生成も増やします。これは明らかにマイナスの効果です。

ここでもう一度、私たちの反応のしくみについて、動物性高たんぱく食という条件がついた場合のこれらのＡＦ代謝物（毒性の低くなった代謝物と発がん性エポキシド）の効果をあらためてまとめてみたいと思います。それを示したものが図７－８です。

私たちが直面した逆説の説明としてこれはなかなか良いと思ったのですが、解決されない疑問もいくつか残りました。１つ目は、体がイニシエーションを起こすエポキシドを作るのはそもそもなぜなのか、という疑問です。もう少し付け加えると、天然ではあるものの危険なカビの副産物を、同じく危険な発がん物質に変えてしまうようなプロセスが進化してしまったのは、そもそもどういう経緯からなのでしょうか？

その答えは、私にもまだ分かっていません。しかし、ＡＦによって引き起こされる細胞死の差し迫った脅威に対処する緊急の努力をしているうちは、未来のがんのリスクに対して寛容になったほうが体にとって都合が良いからこのプロセスがあるというのが私の仮説です。完璧ではないにせよ、このトレードオフの関係が進化の観点からはプラスか、少なくともプラスマイナスゼロであると私は考えています。人類の生存と繁栄にとってマイナス要因となったとは考えられません。マイナスだったとしたら、人類は今まで生き残れなかったでしょう。そこで言えることは、体にはエポキシドの恒久的なダメージを防ぐための自己修正のしくみが備わっているのではないかということです。エポキシドの命は異例の短さです。１０００分の数秒しか存在できず、これでは細胞にダメージを与える時間はあまりありません。さらに、水はこのプロセス中に別の酵素（エポキシド加水分解酵素）がすぐそばにあるときにはその力を借りてエポキシドと結合し、無害な生成物を形成してこれを体外に排出できることがわかりました。まさに、エポキシドがDNAにダメージを与える前に掃き出してしまうのです。

他にも、体にはダメージを受けたDNAを修復する驚きの能力があることが分かっています。もし適切な栄養を摂取してこの能力をサポートすることができれば、ダメージのすべてとは言わないまでも、その大部分をがん化がはじまるはるか前に修復して、元に戻すことができます。

2つ目の疑問は、なぜ動物性のたんぱく質がMFOの活性を高めるのかという問題です。動物性たんぱく質を多く含む食事は体内の幅広い酵素の活性を高めます。MFOはその中のひとつの酵素にすぎません。動物性たんぱく質は全般的に、体のギアを上げてオーバードライブの状態にします。現時点で、なぜそうなるのかという疑問に対する答えはまだありません。将来はもしかしたら答えが出るかもしれません。答えはそれまで待つとしても、重要なポイントは、動物性たんぱく質はMFOの活性を高めると同時に私たちの健康にマイナスに作用し、悪い結果をもたらすということです。

MFOが代謝する多種多様な化学物質

私が最初に行ったAFと肝臓がんとのつながりに関する研究について、読者のみなさんも何か気になったことがあるかもしれません。がんの発生に大きく関係するかどうかも含め、MFOというたったひとつの酵素の触媒反応に注目していたという点で、私の研究もとてもリダクショニズム的でした。単一の反応に触媒作用をおよぼしたと想定される単一の酵素（MFO）に、単一の基質（AF）と単一の結果（肝臓がん）を絡めて注目したことは、私の極めて未熟な点でした。そして、私が後に行った食品たんぱく質ががんにおよぼす影響を解明するしくみについての研究においては、単純なMFO頼みの反応よりもずっと複雑なものであることが明らかになっていきます。しかし、私はMFOの研究のこの段階にきてやっと、人体の生物学的構造は心が折れそうなくらい複雑なものだということに気づかされたのです。それまでは、完全には理解していませんでした。

MFOが持つ複雑性のほんのいくつかの例について考えてみましょう。1つ目は、MFO酵素の構造そのものがとても複雑なことです。3つの主な構成要素で成り立っている酵素が事実、ひとつのたんぱく質を超えたシステムを持っています。私たちの研究では、これらの構成要素それぞれが酵素の活動全体にどう関わっているのかを、それぞれを分離して別の組み合わせに組みなおすことによって調べてみました。[注28] そしてさらに、食品たんぱく質摂取の影響下でのこれらの組み合わせについて検証してみました。[注29] それぞれの組み合わせで、MFOの活動に違いが見られました。そこには無限に広がり続ける複雑性が観察できます。あちこちを化学的に少しいじっただけで、MFOやその他の酵素分子は形を変え、よってその反応速度も変わります。どれも起こる時間枠が短すぎて、記録も推測もできません。

2つ目は、MFOは酵素の連なりのうちの単なるひとつであり、MFOを含めた連なり全体をひとつの系統として見ることで理解がより適切になります。また、この連なりの中のひとつの酵素の活動に変化が起きれば、同じ連なりのMFO以外の酵素群にも必ず影響が出ます。ひとつの基質がある生成物を作り出すとき、MFOは例えば次のようなことを起こす可能性があります。下流のそれ以降の反応を手助けする別のある酵素の合成を刺激するかもしれませんし、かつ、あるいは上流にシグナルを送り返して、最初の反応を開始させた酵素にスピードをゆるめるように指示するかもしれません。先ほど話したとおり、AFの触媒作用ではエポキシド加水分解酵素によってMFOによって生成されたエポキシドが水と結合します。[注30] 無毒化されたAF代謝物が様々な生成物と結合して、その生成物の体外への排出[注31]を促進します。さらに下流では、反応の相互依存性は非常に規模が大きく、これを回避することもできません。酵素とその

3つ目は、MFOが代謝する化学物質は、自然の物質から異物に至るまで実に多種多様だということです。最もおもしろいのが、自然に存在しない合成物質であっても、体がまだ出会ったことのない物質であっても、すぐに適応して代謝してしまう点です。工場が自ら即座に自分の設定をしなおし、1秒後にサラダボウルを出し、そのまた1秒後には枠組み用の木材を出すようなことをMFOはやっているのです。本当にすごい離れ業です。

健康のホメオスタシスは酵素の調和によって導かれる

栄養学では、「ホメオスタシス」(恒常性維持機能)と呼ばれる概念について話題にします。安定した機能のバランスを維持する方向にいつも機能する、体が持つ傾向のことです。これは電解質バランスや体温、pHバランスなどの体組織内のバランスはもちろん、体組織間のバランスのことでもあります。そしてこの細かいバランスが、健康と呼ばれるものなのです。

おおまかに言うと、細胞内では何百も何千も連なっている反応性の高い酵素によって恒常性が保たれています。それが何十兆個もある細胞の中で一斉に働き、すべてがお互いと連絡を取り合っています。そして、恒常性を保つため、つまり健康を保つために酵素が使う資源は、私たちが食べる食べ物です。ですから、ホ
lリズムという全体的な観点から見たとき、栄養が健康にとって極めて重要な要因となるわけです。私たち

が適切な食事を取っているとき、私たちの体は自然にホメオスタシスの方向に向かうのです。健康とは、数えきれないリダクショニズム的な介入の中から何とかして考え出さなければならないものではなく、体の化学反応の本質的な複雑性とは関係なく「ただ起こる」ものなのです。あるいは、むしろ複雑だからこそただ起こるというほうがあたっているかもしれません。

ＭＦＯは触媒として非常に多くの種類の化学物質に作用するため、私たちの食事の変化に左右されやすいという特徴があります。比較的ゆるやかな変化であっても、その働きには大きな違いが出ます。これは私の研究チームがＭＦＯのがんに対する効果を突き止めようとしていたときに発見したことです。適切な食べ物を食べると、ＭＦＯは恒常性の働くほうに向かいます。適切なものを食べないと、その働きは病気になる手助けをしてしまう可能性があります。そしてＭＦＯは、人間の体の機能を助ける十万種類以上ある酵素のうちのひとつにすぎません。本書で取り上げている化学物質は、私たちの体内で日常的に影響し合っている基質や中間代謝物、生成物のほんの一部であり、それを合計すると誰にも想像がおよばないくらいの数になります。

私はＭＦＯの研究を行ったお陰で、私たち一人ひとりが非常にダイナミックなシステムであり、驚くべき速さで特異な調和を保ちながら一生の中のどの瞬間をとっても変化し続けているということに気づくことができました。体が動いたり、動作をコントロールしたりするための道具として使う酵素やその他の代謝物について知り、いくつかの例を見てきた今となっては、もはやこの調和に注目しないわけにはいきません。また、その生物学的な複雑性を健康に対する私たちのアプローチの基礎として、十分に認識する必要があります。残念ながらリダクショニズムの科学は、自分で発見にこぎつけた拡大しつつあるその複雑性にばかり気を取られてしまい、ホメオスタシスと健康の中心となっている要素間の関係についてはまったく目が向けられていないのが現状です。

第8章
遺伝学と栄養学の対立―その1

「科学者は恥ずかしさの遺伝子を見つけた。本来なら何年も前に見つけていたと思われるが、他のいくつかの遺伝子の陰に隠れていたのである」

――ジョナサン・カッツ

「何においても絶望するのではなく希望を持ったほうが良い」
――ヨハン・ヴォルフガング・フォン・ゲーテ

前章では、私たちの酵素が持つ圧倒的な複雑性の前に、リダクショニズム（細分主義）は理論的にも現実的にも崩壊してしまうことについて説明をしました。また、リダクショニズム的な介入も通常は必要ないという理由についても見てきました。私たちが食事を適切にしていれば、私たちの体の生化学は自然に健康的なホメオスタシス（恒常性）に向かっていくからです。しかしリダクショニズム的な研究者は、栄養に注目し、酵素の活動を操作することは体に良い影響を与えるどころか害を与えることとしかしないので酵素の活動に介入することは無駄だと認めるのではなく、それどころかさらに上流に目を向け、驚くべき働きをする酵素を製造する際に使用されるデオキシリボ核酸、つまりDNAに注目するようになりました。

遺伝医学は、リダクショニズムの究極のファンタジーです。健康や病気の進行に影響する複雑な大局的要因はことごとく排除し、無数の細かい部分にだけ焦点を絞って、あいまいな要素やランダムな要素の入る隙をまったく与えません。これで科学者はDNAの小片を指さして、「ここに膵臓がんになった原因がありますす」と言えるようになります。そして、遺伝子とがん（その他のほとんどの慢性疾患についても言えますが）の直接のつながりについての疑問を呼ぶ証拠が数多く出ているにもかかわらず、現在遺伝学者はDNAの小片を指し示して「ここです！　これが恐らく40年以内に膵臓がんができる理由です」と断定するように言っています。そして、病気を永遠に攻略するために、欠陥のある遺伝子の特定、分離、「修理」が可能となる未来に向かって喜び勇んでしのぎを削っています。

医学研究者はこの半世紀、私たちのDNAを理解し、マッピングし、操作をする魅力にますます取りつかれてきました。この魅力と引き換えに、私たちの健康についての考え方や、経済的にも理念的にも多大な犠牲を払うこととなったことについて、本章と次章で見ていきます。

慢性疾患を治せない現代医学

私たちは何十年にもわたり失望してきたにもかかわらず、私たちの大半が現代医学の「大きな約束」をまだ信じています。つまり、病気や早世から解放された世界、私たちがもうがんや心臓病、糖尿病などの苦悩を恐れなくとも良い天国です。

なぜ私たちがいまだにこれを信じているのかを理解するのは簡単です。20世紀の医学の著しい進歩のおかげです。１９００年当時、感染症の治療、臓器の移植、人工呼吸器で人を生かしておくこと、機能不全に陥った腎臓の透析での代替、ＭＲＩやＣＴスキャンによって私たちの体を詳しく検査することなど医学界はどれも確実に行うことができませんでした。昨今の数々の医学的進歩を振り返ると、私たちが驚きの進化を遂げてきたのだと確信できます。未来にはもっと素晴らしい飛躍的進歩があるはずだと思わないわけがありません。コンピュータや他の技術の進歩に伴い、いつか近い将来、素晴らしい発見や発明によって私たちは自分の愚かさと人類がいまだに苦しめられている病気のすべてとは言わないまでも、その大半から救われるだろうと期待するのもやむを得ないことでしょう。

医療機関は、科学的進歩に対する私たちの恋心の炎を煽り、その温かみの前でぬくぬくと過ごしてきました。社会が信じている「大きな約束」が、「War on Cancer」（がんとの戦い）という制度に対する予算などの資金の動きを生んでいます。そして、自分のことは顧みず、無欲にがんの治療法の追求に取り組む英雄のような研究者像が崇められました。

困った点は、医療機関が長い間まだ本当の勝ち星を挙げていないということです。技術は異常なまでの速さで進歩してきましたが、健康状態を実際に良くする技術の発明にはこれまで難航してきました。先進国の死亡率は20世紀の早い段階で急降下しましたが、それは主に衛生についての理解によるものです[注1]。過去50年間の超高額な医療技術の進歩の中で、先進国の死亡率や疾病率のどこを見ても大きな低下を示したものはひとつも見あたりません。そして、自動車事故や突然の心臓発作などの急性の出来事に対する救急医療という意味では50年前よりも今のほうが医学の体制が格段に整っています。しかし一方で、「贅沢病」などと呼ばれることもある心臓病やがんなどの慢性的な変性疾患の予防においては、実に１９５０年代から何も改善されていないのです。

それでもまだ私たちは、次の医学版白馬の王子様が現れて助けてくれるのを待っています。病気そのものだけでなく、いつ病気にかかるかしれないという恐怖から私たちを救ってくれる、病気に強い体を作ってくれる錠剤、ワクチン、テクノロジー、治療方法を待ち望んでいます。

私たちが一番怖いと感じるのは（見かけ上の）ランダム性です。私はその驚きの衝撃を今でも覚えています。１９７７年、ベストセラーとなった『The Complete Book of Running』（邦題：奇蹟のランニング）の著者ジム・フィックスが52歳のときに心筋梗塞で突然死したのです。彼の死を伝えたメディアは運命の皮肉といった論調で、彼の死は健康的なライフスタイルをどれだけ熱心に追求したとしても、死は必ず私たちに訪れるという証拠だとしました。

私たちが科学に本当に求めていることは、ランダム性をなくすことです。ある人は病気に襲われ、ある人は襲われないのはなぜかを知りたいのです。決められている運命から自分の身を守るにはどうしたら良いかを知りたいのです。簡単に言えば、予測不可能性を排除したいということです。

リダクショニズムの世界では予測不可能性が許されないことは覚えているかと思います。物理法則で機械的に表現されるシンプルな世界では、すべてを理論で知ることができます。誰が膵臓がんになって誰が心臓病になるかを予め正確に予想できない場合、それは単にまだデータが十分に集められていないからだとします。今持っている道具の感度や能力が十分でないため、一見不思議に思われる謎を暴くことができないのだと考えるのです。でも心配は要りません。その日はやってきます。実は、もうほとんどそこまで来ているのです、と（リダクショニズムの世界では）言い続けています。ただ、「ほとんどそこまで来て」から40年、50年が経っているというのが困ったところです。

遺伝子工学と医学の限界

近年、私たちの健康の問題をすべて解決し、まだ分かっていないことをすべて解明してくれるものとして、他よりも突出した存在になっている学問分野がひとつあります。もちろん、遺伝学の革命です。これは1950年代前半にはじまり、それ以来というもの右肩上がりに勢いがついています（そして、動くお金も）。「遺伝学の時代」が到来したと言っても過言ではないと思います。人類のゲノムと個々の遺伝子の配列のマッピングが、今の医療技術の最先端です。DNAはマスターコードとされています。私たちのプロフィールや運命が素晴らしく長い複雑な青写真に描かれています。私たちの発達や性質の秘密すべてが、あのDNAの二重らせんに記載されています。私たちの外見や身体機能、個人的な性格、様々な病気に対する体質などすべてです。コンピュータの容量やスピードが増すのに合わせて、私たちはそれらの秘密を解明し続けるのです。2012年3月7日付けのニューヨーク・タイムズ紙でも満を持して報じられていましたが、個人のDNA解析検査の費用も簡単な血液検査くらいのお手頃な価格になり、「人類の長寿に多大なる影響」があると思われています。[注2]この記事の後押しを受けたシリコンバレーのスタートアップ企業では、人間の健康改善を制限している要因がデータ不足であるという仮説に立ち、手頃な価格ながら短期間でできる遺伝子解析検査の研究がはじめられていました。この思い込みを象徴するような発言を、コンプリート・ジェノミクス社（シリコンバレーの遺伝子配列解析の先駆けの会社）の科学諮問委員を務めるカリフォルニア電気通信情報技術研究所の所長のラリー・スマールがしています。「人類の誕生以来、人間は人間を生かすソフトウェアを読み上げるための装置を持ったことがありませんでした。データ貧乏の環境からデータの充実した環境への移行が完了すれば、すべてが変わります[注3]」。

この遺伝学の波に乗った人たちは自分たちのことを新たな悟り、具体的にはリダクショニズムの悟りの時代の先駆者と捉えています。彼らの考え方では、遺伝子は単なる人間のソフトウェアです。優秀なプログラマーはコードを読めば何をするプログラムなのかを正確に予測できますが、最終的には私たち人間も遺伝子を見ればどの病気にかかるか、もしかしたらどの瞬間にどのような感情が湧いてくるかまで正確に予測することができると思っています。

問題は、私たちにはそれが不可能だということです。遺伝子は私たちに何かが起こる可能性を教えてくれますが、それが果たして実際に起こるのか、あるいはどのように起こるのかは教えてくれません。増していく遺伝子工学の魅力と増えていく資金援助の先にあるものはただただもうひとつの医学の限界、つまりリダクショニズムの迷いの穴であり、慢性疾患の予防や治癒に向けて、私たちをこれ以上先に導いてくれることはないでしょう。

遺伝の複雑性をリダクショニズムは解読できるか

栄養学と同じように、遺伝学の分野も想像を絶するほど複雑です。この複雑性は、まだ一般レベルまで伝わっていません。ほとんどの人は遺伝子が比較的固定された実体であり、これによって私たちはそれぞれの見た目や機能、行動が決まると考える向きがあります。しかし、真実はこれよりもはるかに興味深いです。

実家の農場にいたときは、二人の兄のジャックとロンと私はそれぞれ自走式コンバインを持っていました。畑を運転しながら穀物を収穫する大きな機械のことです（こうして私たちは父親がお金を稼ぐ手伝いをして、学費を出してもらっていました)。当時、コンバインは市場にあった他の機械に引けを取らないくらい、機械的に複雑なものでした。自分のマシンにベルトが何個あって滑車が何個ついていたかは忘れてしまいましたが、1日のはじまりに毎日必ず注油しなければならなかった部品が103個あったことはよく覚えています。私にとってあのマシンは、秩序ある複雑性が満載の　驚くべき技術の塊でした。しかしそのマシンも、その後私が経験することになる数々の驚くべき技術の進化のはじまりにすぎませんでした。巨大な飛行機、大規模な遠洋定期船、カラーで話しかけてくるラジオ(つまりテレビのことですが)、人工衛星、宇宙ステーション、通信機器や通信システム、高度な技術を駆使した実験器具、そして、今やコンピュータは私たちの身の回りのどこにでもあります。素晴らしい機械があれば、素晴らしい考えも生まれます。しかし複雑性と秩序という点では、このような工学や技術の偉業が、どんなに印象的であろうとも、分子遺伝学の小宇宙と比べると、それも色あせて取るに足らないものになってしまいます。

遺伝子の構造と遺伝学の基礎

高校の生物学で学んだ人もいるかもしれませんが、DNAは平行に並んだ長い2本の鎖で、これがゆるく捻じれ合って2本のらせん状の構造になっています。糖とリン酸の分子が交互につながり、並んでいる2本の鎖のバックボーンを形成しています(P186図8-1のリボン状のもの)。

これらの鎖の間には4種類の正確に並べられた、あるいは配列された窒素を含む塩基が張られていて、そのひとつひとつが鎖のデオキシリボースの単位にくくりつけられています。その塩基とはアデニン(A)、チミン(T)、グアニン(G)、シトシン(C)の4つで、各鎖から垂直に張り出し、向かい側の鎖上の対に

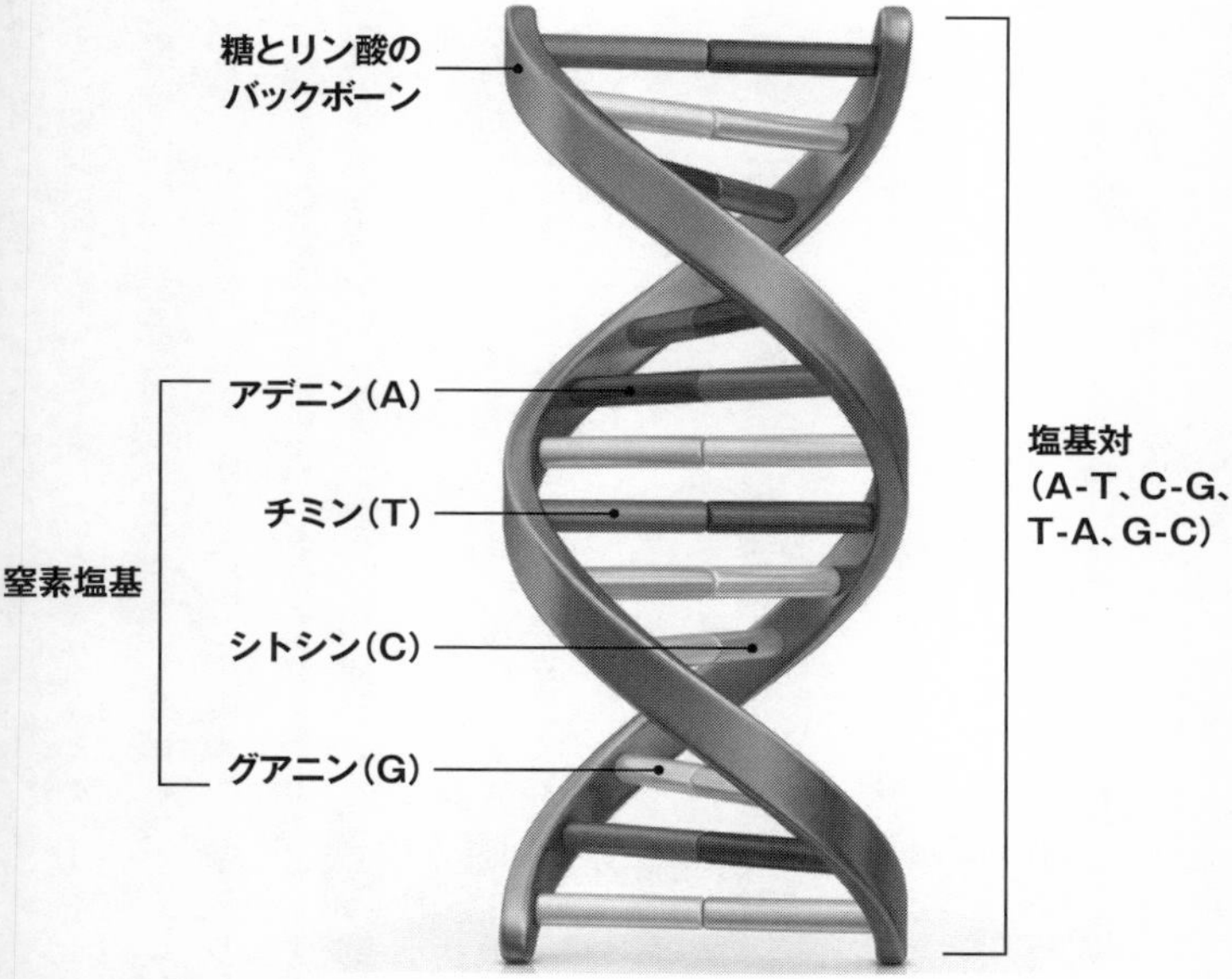

【図8-1】DNA分子

なる塩基と向かい合う形になります。つまり、内側に向かい合い、一緒に2本の鎖を支える形となっています。各鎖の向かい合うAとTはお互いに化学的親和性があり、塩基対を形成します。GとCも同様の対を形成します。

ＤＮＡ分子は想像を絶する長さで、これらの4種類の塩基を一定の配列で格納しています。その配列は、地球上にこれまでに生まれてきたすべての人、一人ひとり独自のものです。これらの塩基は単語を構成しているアルファベットの各文字のような働きをするので、膨大な量の情報を作り出すことができます。[注4]

この独自のＤＮＡ鎖は、私たちの体に100兆個ある細胞ひとつひとつの核の中にある23対の染色体にコンパクトに収められています（個々の細胞は針の先端に余裕で乗るほどの小さなものです）。私たちの

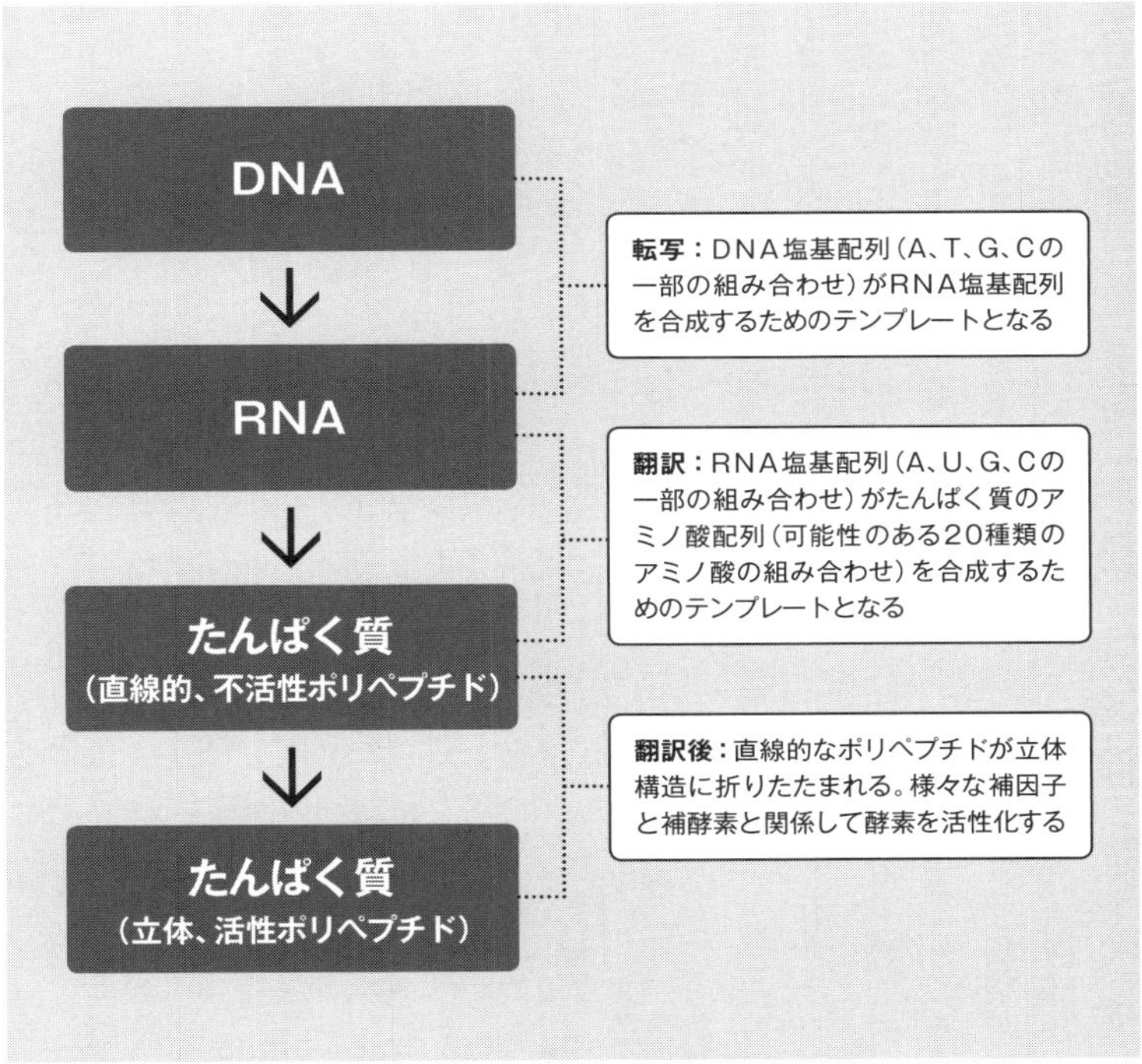

【図8-2】DNAが活性たんぱく質（酵素など）に発現される過程

細胞は、ＤＮＡを青写真として使いながら各自作業を行います。23対の染色体上にある塩基（塩基は合計でおよそ30億個）は、遺伝子と呼ばれる集合体（およそ２５０００個）を作っています。この遺伝子ひとつひとつに含まれている塩基は少ない場合だと１００個ほど、多い場合だと数百万個で、個体特有のたんぱく質の形成を指揮します。

　ところが、遺伝子の情報はたんぱく質に直接翻訳されません。ＲＮＡ（リボ核酸）という仲介役を形成して行われます（図８-２）。それはＤＮＡ鎖を鏡に写したような、似たような塩基の鎖です。

　一方、ＲＮＡの塩基配列はアミ

ノ酸（人間のたんぱく質生成で使われるアミノ酸は約20種類で、それぞれ独自の化学構造を持っている）を選択するためのコードの役割を果たし、それが組み合わさって長い鎖になったときにたんぱく質となります。ただ、RNA鎖を作っている塩基のコードは、これらのアミノ酸に1対1の関係で対応しているわけではありません。塩基は3個1組（トリプレット）で使われ、それぞれがひとつ以上のアミノ酸を指定します。塩基は4種類あるので、異なる3個の組み合わせは64種類作ることが可能です。この組み合わせのことを「コドン」と言います（アミノ酸の中には1種類以上のトリプレットのコドンで指定されるものもあります）。

遺伝研究の初期の頃は、科学者は「遺伝子1個にたんぱく質1個」の仮説を信じていました。つまり、ひとつの遺伝子はそれぞれたったひとつのたんぱく質の発現を受け持つと考えられていたのです。仮に25000個の遺伝子があったとすれば、25000種類のたんぱく質があるというわけです。しかし、この分野での最近の研究で明らかになったことですが、この仮説はあまりにも単純すぎます。具体的に言うと、たんぱく質1個以上の遺伝子が単一のたんぱく質を作る作業を分担することができるのです。その理由は、たんぱく質の中には1本以上のアミノ酸の鎖でできているものもあり、そのアミノ酸の鎖はそれぞれ別の遺伝子によって作られるからです。生成される可能性のあるたんぱく質とその組み合わせの数を見積もるのは不可能です。すでにこの時点で、その複雑性は人間の頭で理解できる限界を大きく超えています。

ここで、もうひとつ謎があります。私たちの細胞ひとつひとつに含まれる遺伝のマスターテンプレートは、同じ体内の他のすべての細胞のものとまったく同じです。ところが、ひとつひとつの細胞の機能はまったく違っています。肝細胞は神経細胞とまったく違いますし、腸壁の細胞とも違います。形も機能も違います。その構造や機能の違いの元は、各細胞内でDNA塩基のどの部分が選ばれて発現するかということだけです。30億個の塩基の中からどの塩基を使うかを選び出す行為は、自然の為せるすごい業です。

まとめると、ＤＮＡ塩基配列、つまり遺伝子の比較的短い部分がこれと似たＲＮＡ配列に転写されて、それが次にたんぱく質を作るのに使われるアミノ酸の配列に翻訳されます。こうして作られたたんぱく質が細胞の構造や機能にあてがわれ、酵素やホルモン、構造単位としての役目を果たします。ＤＮＡの使命は、これらのたんぱく質の動きを通じて表れます。

この使命が表れる（遺伝子が行うことをどうやって行うかという遺伝子発現）一連のプロセスはかなり複雑ですが、とても整然と進みます。科学者は簡略化するのが好きなようで、このプロセスについて調べ、理解するために、別々の段階または出来事が個別に次々と起こっていると考えるようです。つまりドミノが連続して倒れていくイメージで捉えています。簡略化すると良いこともあります。詳細を段階別に調査したりイメージ化したりしやすくなることです。しかし、これを鵜呑みにするわけにはいきません。実際はこれらの段階や出来事には相互の強いつながりがあり、連続したものです。実質的に継ぎ目のない、広範囲におよび統合された営みの流れなのです。

このプロセスのすべての地点で体の生化学や食事、身体活動、投薬、気分の影響を受けている可能性があり、その他にもありとあらゆる変動要因が考えられます。しかも、それだけではありません。いわゆる遺伝子発現の各ステージもお互いに影響し合っており、前後に情報を送って無限の複雑性を持つ一連のループを生み出しています。そして、この出来事の流れも様々な方法でお互いに情報を伝達し合い、それがこのプロセスの極めて複雑なステージ毎に起きています。それは第7章で一連の酵素（これ自体がたんぱく質の一種）についてお話ししたときに見たとおりです。それに加えて、活性速度の変化には毎回、原因がひとつ以上ある可能性があります。例えば、ＤＮＡから合成されるたんぱく質の量は、その瞬間、瞬間にどれくらいの量が必要であるかによって変動します。ひとつのたんぱく質が十分にあるとき、その形成はゆるやかとなります。しかし、たんぱく質合成の減速をコントロールする方法はたくさんあります。DNAからRNAへの転写の速度、RNAからたんぱく質自体が合成される速度、あるいはその両方を変えることができます。

以上が、今私たちが細工をしようとしている遺伝子のシステムです。私たちは遺伝子をまるで人の手で作られた機械であるかのように考えています。私たちはヒトゲノムのマッピングはしました。[注5]それでも、マッピング自体は単なる最初のステップにすぎません。確かに、私たちは遺伝子に好きなように暗号めいた名前を付けるのも良いと思います。だからと言って私たちがそのラベルの意味を魔法のように分かるようになることを意味しているわけではありませんし、個性や好み、体質（あるいは病気）などの発現する構造が現れるしくみを理解できるようになることを意味しているわけでもありません。もっとも、遺伝子発現のしくみを解明することと自体が可能であると想定した場合の話ですが。

遺伝学者の夢と医療危機の現実

遺伝学は人間の想像がおよばないほど複雑であるものなのに、遺伝学者は遺伝子研究の検討課題を未来のヘルスケアとして擁護し、これを推し進めることに頑なにこだわっています。リダクショニズム的には、複雑であるということは、その問題にもっと時間とお金をつぎ込みなさいという分かりやすいお誘いです。求められていることはただ、処理をもっと速く、プログラミングをもっと賢く、研究をもっと深く、ということです。

遺伝学者は、遅くともあと10年か20年くらいで私たちの病気の遺伝的根拠を解明するという確信を持っています。これが現実となれば医療革命です。病気の形成と治療に関わる遺伝子の正体と機能が分かれば医薬品開発が精錬され、新たに開発される医薬品の臨床試験の経済的な節約につながります。薬は病気に関連する特異的な出来事か、最近公表された、個人の薬剤反応性を決める遺伝子を持つ個人のどちらかにターゲットを絞って開発されるようになります。そのようなことができるのであれば、薬の副作用が少なくなり、臨床試験の費用も抑えられます。実際に「ヒトゲノム計画」という大々的な研究プロジェクトが政府主導で行われ、1990年から2003年までの13年を費やして20000〜25000あるヒト遺伝子のすべてがマッピングされました。医薬品開発が合理化されれば、薬の副作用によってアメリカで毎年発生している10万件の死亡事例と200万件の入院事例の劇的削減につながる可能性があると推定されています。[注7]

しかし、これはメリットのほんの序の口です。ここにその他のいくつかを、ヒトゲノム計画のウェブサイトからそのまま引用します。アメリカ政府の「公式な」熱意が表れています。

・「特定の病気の感受性を事前に知っておくことで慎重な監視が可能になり、その療法の力を最大限に引き出す最適な段階で治療を施すことができる[注8]」

・「遺伝物質で作られたワクチンは、（中略）既存のワクチンのすべての利点をあらゆるリスクなしに約束する[注9]」

・「薬の効き目のある可能性がある人だけにターゲットを絞ることで臨床試験のコストとリスクは軽減される[注10]」

・以上を含むあらゆる利点が「実質的な医療費削減を促進する[注11]」

NIH（アメリカ国立衛生研究所）のディレクターであるフランシス・コリンズ氏も、遺伝子研究の有望性についてしばしば語っています。コリンズ氏はJ・クレイグ・ベンター氏と一緒に注目のヒトゲノム配列解析の先頭に立ったほか、NIHが資金を提供している国立ヒトゲノム研究所のディレクターも務めたことのある人物です。彼は個人特有のDNAプロファイルが病気のリスクをはっきりさせるだけでなく、病気の予防や治療のプログラムを個別にカスタマイズすることができるようになる未来像を思い描いています。人はそれぞれ違うのだから、個人一人ひとりに合わせて予防や治療をカスタマイズするのだと言います。フリーサイズの治療法などない、というのがコリンズ氏らの言い分です。

このような約束のどれもが私たちの心を動かし、まったく新しい医療行為のパラダイム（枠組み）への案内役だとも言われています。医療の未来の中心は遺伝学だと叫ばれています。確かに、遺伝学の有望な発見の多くは素晴らしいというのは間違いありません。遺伝学の研究がまったくの時間の無駄だと言っているのではありません。実際に、ヒトゲノム計画は限りなく魅力的な科学だと感じています。十分な技術を持っていたならば、私たちのような好奇心の強い種があの無限の複雑性を持つ石をひっくり返す可能性は十分にあるでしょう。そして、遺伝学的介入が欠陥のある遺伝子を原因とする難病に苦しむ0・01％の人たちを助けるだろうということにも疑いの余地はありません。

しかし、彼らのやろうとしないことがあります。それは、基本的な問題の解決です。問題とはつまり、私たちの社会が抱える医療危機問題です。私が反対しているのは、遺伝学に焦点をあてながら他のことはほぼすべて排除してしまっていることです。現在アメリカでは毎年何千億ドルもの大金が遺伝子検査やDNA解析検査につぎ込まれており、私たちが抱える医療危機問題の解決にはまったく近づいていません。私たちの社会の遺伝学への多額の投資は人口のごく一部にしか使われておらず、しかもその費用はかなりの高額です。まずは栄養を活用して人間の病気の90％を排除してしまい、リダクショニズムの医療による私たちの経済的な疲弊に終止符を打ってから、遺伝子検査やＤＮＡ解析検査という贅沢の恩恵を受けても良いのではないかと思います。今私たちの目の前には、人口のもっと大きな部分を占める人たちにプラスとなる、私たちがもっとすぐやるべきことがあります。今この時点で私たちが直面しているのは医療危機という最悪の事態です。台風が町を襲おうとしているとき、玄関の模様替えなどしませんよね。窓にベニヤ板を打ち付けるでしょう。

あるいは、これは単なる私の嫉妬心なのかもしれません。その判断は読者のみなさんにお任せします。しかし何と言おうとも、この新しい遺伝学の時代が東の地平線から昇り、栄養学の時代が反対側へ沈んでいったのは事実です。

栄養学の衰退

１９５５年、私はジョージア大学獣医学部1年生でした。そこで私が教わっていた生化学の教授が、ＤＮＡの二重らせん構造という当時最新の発見とそれが持つ将来的な意味に心を奪われました。実は私自身もこの生化学と医学の研究の素晴らしい一端に魅了されたうちの一人で、これこそまさに私がやりたかったことでした。コーネル大学のクライブ・マッケイ教授が電報をくださり、獣医学を辞めてコーネル大学に来て「生化学」（当時、新興分野だった遺伝学はこの一部でした）というこの新しい分野の勉強をしてみないかと不意にお誘いくださったときには驚きましたが、私はそのチャンスに飛びつきました。コーネル大学大学院の研究課程では主専攻の栄養学に生化学を副専攻として正式に組み合わせました。今思えば、私が目撃していたのは新分野の出現だけではなく、人間の健康についての科学的な見方の構造的転換期でした。

1900年代前半から1950年代前半にかけて、栄養学の研究者は人間の健康改善の闘いの最前線にいました。20世紀前半の科学者や医療専門家は、脚気や壊血病、ペラグラ、くる病などの疾患の原因について調べはじめていました。これらの病気は何らかの形で食事と関係しているように見えましたが、正確なメカニズムは分かっていませんでした。最終的に研究者は特定の栄養素を突き止め、これらの栄養素を適切に摂取していないことがこれらの病気にかかる原因であるという可能性を指摘することになります。そして1912年頃、「ビタミン」という造語が生まれました。食べ物の中に非常に少量存在している物質のことを指し、これが生命維持に欠かすことができないものだと考えられました。

1920年代から1930年代にかけて、栄養学者は数々の固有のビタミンや他の栄養素を発見し、いわゆる「アルファベットビタミン」という、AからKまでのアルファベットの文字を冠したビタミンもこの時代に特定されました。アミノ酸は、DNAのテンプレートから組み立てられたたんぱく質の構成物質ですが、ポリペプチド鎖の配列や組み合わせ方がたんぱく質の重要な生命を吹き込む特質に、どう影響しているのかをはっきりさせるための研究も進められていました。1948年、新たに発見されたこれら食物栄養素を化学的に合成した代用品だけで組まれた食事でラットを育てることができたという観察結果を受けて、科学者たちは最後のビタミンであるB12が発見されたと断定しました。栄養の基本的な粒子が発見され一覧表に収められると、栄養学者は食べ物全体を食べる必要はもうないと考えるようになりました。人類は必要なものすべてを錠剤から得ることができ、飢餓や栄養失調は遠い過去のものとして忘れ去られる存在になる予定でした。

基礎栄養研究のこの印象的な時代の発見は、私がコーネル大学で1956年に研究プログラムを開始した当時ももちろん、私たちの講義の内容に溢れていました。しかし、このわくわくする栄養素発見のニュースは、すでに何年も前から一般の人々の中でもあたり前になっていました。今でも覚えていますが、子どもの頃、私の母は体に良いビタミンAという栄養素が入っているという理由で、タラの肝臓から抽出した液体を調製した油をスプーン一杯ずつ私たち兄弟に毎日与えていました（いまだにあの油の味が口に残っています。あれは不味かった！）。その頃、私の叔母が母に向かって、食べ物の主成分が錠剤何粒かに納められるときがやってくるから、いずれは食事を取らなくてもよくなる日が来るという主旨のことをかなり熱弁していたのも思い出します。母の家庭菜園で育てている野菜なんかもう要らなくなるなどと言っていました（これについては、母はあまり良い顔をしていなかったのを覚えています）。たんぱく質という栄養素についてもまた、別の意味で大評判となっていました。酪農家の実家では、生産していた牛乳は特に人間の体に良いと確信していました。筋肉を作り、骨や歯を強くすることのできる質の高いたんぱく源だったからです。栄養学は、科学的学問の一分野としては上り調子でした。それでも、栄養学は当時から、ほぼ個々の栄養素の発見や作用にしか注目していませんでした。

皮肉なことです。栄養学のリダクショニズム的な性質が、「なぜ私たちは病気にかかるのか」という疑問に対する最善の答えとして、後にリーディングポジションを譲ることになる遺伝学というさらにリダクショニズム色の濃い学問の入口を開いてしまったのです。朝食の栄養強化シリアルやマルチビタミンの錠剤を摂取したところで全人類が十種競技選手になれるわけでも、全員が元気いっぱいの80代になれるわけでもありませんでした。リダクショニズム科学の栄養学は行き詰まってしまったのです。そこに手を差し伸べたのが遺伝学で、栄養学と入れ替わることとなりました。

病の原因は遺伝子が持つ先天的資質なのか

栄養学と遺伝学の権力闘争は、ひと昔前の先天的か後天的かの論争とよく似ています。私たちが生まれながらに持っている先天的な「資質」（つまり遺伝子）によって、私たちは人生でどの病気にかかるのか予定されているのでしょうか？　あるいは、健康や病気という出来事は、私たちが口にする食べ物やさらされる毒など、私たちがいる環境の産物（つまり後天的に「育まれるもの」）なのでしょうか？　何らかの形で先天的か後天的かの論争（あるいは、何も考えないただの言い合い）が行われるようになってから数千年経つと思われますが、少なくともアリストテレスが人の心を「タブラ・ラーサ」、つまり手本や経験によって書き込まれるまでは白紙状態の板のようなものと説明してからは盛んに行われてきました。これに対して当時優勢だったのが、人間は生まれた時点で決まった「本質的な資質」を持っているという考え方でした。

いずれにしても、ある病気にかかるかどうかに関与しているのは、資質として決まっているものなのか育まれるものかのどちらか二者択一という訳ではないという点では、健康学者の大部分が一致していました。どちらも関与しているのです。議論の争点は、それぞれの関与が「どれくらい」あるのかという点です。しかし、実際のところ遺伝子とライフスタイルの関与が相対的にどれくらいあるかに意味のある数字を割りあてることはほぼ不可能ですし、ましてや栄養がどれくらい関与しているかは、明確に数値化することなどできません。

この不確定性については、私の中では1980年から1982年にかけてアメリカ科学アカデミーの有識者委員会の13人いたメンバーの1人となったときに明確になりました。このアカデミーでは、食事と栄養とがんに関する特別な報告書を作成していました。その手の報告書としては、初めての公式文書でした。報告書の目的はいくつかありましたが、そのうちのひとつが、食事が原因で生じるがんとそれ以外が原因（遺伝、環境毒素、ライフスタイルなど）で生じるがんとの割合を見積り、それを踏まえて私たちが摂取する食べ物によってどれくらいのがんが予防可能かをはじき出して欲しいということでした。

食事で予防できるがんの割合の見積りは、このプロジェクトに関わっていた私たちにもかなり興味のあるテーマでした。その1年ほど前にメディアでも報じられましたが、オックスフォード大学の非常に著名な二人の科学者、リチャード・ドール氏とリチャード・ペト氏が、当時すでに廃止されていたアメリカ議会技術評価局の要請で作成した報告書で[注13]、がん全体の35%が食事によって予防可能だとしていたからです。この驚くべき数字はあっという間に政治案件となりました。特に、この値が、禁煙することで予防可能と推定されていた割合の30%よりも高い値だったからです。大部分の人は、食事がそれほど重要だとはまったく考えていませんでした。

しかし、食事で予防可能ながんの具体的な値を独自に推定するというこの委員会に課せられた任務は、結局は遂行できませんでした。このリスク評価の初稿の作成は私が担当することになったのですが、この宿題がほとんど、いやまったく意味を持たないということにすぐに気づきました。食事によって予防ができるがんがどれくらいあるかを数字ひとつで推定してしまうことで、実際よりも確実性が高く伝わってしまうのではないかと考えたのです。さらにジレンマもありました。がんのリスクに影響する多様な要因を合算した効果を、どのようにまとめればよいか分からなかったのです。例えば、禁煙で90%の肺がんが予防され（現時点で最も高い見積り）、適切に食事を取ることで30%予防され（このような証拠はあります）、大気汚染をなくすことで15%が予防される場合、どうしたらよいですか？　これら3つの数字を足し合わせて、135%

の肺がんが予防可能という結論を出せると思いますか?

以上のようなやや性質の異なる2つの困難(確実性がオーバーに伝わることとリスクの合算が不適切であること)が分かってきて、健康な食事で下がるがんのリスクの精密な推定値についての章を載せることは断念しました。さらに、技術評価局のために作成された先ほどの報告書[注14]に書かれていた食事で予防可能ながんの数字も、厳密なものではなかったことが分かりました。メディアが報じた35%の背景には、ずさんな報告の仕方があったのです。実際には、その報告書を作成した二人は関係する食事・健康業界を調査したのですが、実際にはじき出された効果の見積りの範囲はかなり広く、そこには10%から70%までの幅がありました。ところが報告された35%という一見限定的な数字は、決定的にしか見えません。恐らく、この範囲の中央値を合理的な値として出したのだと思います。10%から70%までの幅を持たせると一般の人々は混乱するだけで、がんの成長に食事が与える深刻な影響について真剣に捉えてもらえなくなるからです。範囲をゆるくすると、個人的なバイアスが働く余地になります。

今の私は、不確定でしかない効果を数値化するという道にあの委員会が入って行かなかったことは賢明な判断だったと確信しています。現在でも、オックスフォード大学のあの報告書を根拠に食事ですべてのがんの3分の1が予防可能であると、自信過剰ではないかと思われるような勢いで間違ったことを書いている人を見かけます。正確な数字はオーバーに解釈されることがよくあります。特に話が個人的なことであったり専門的なことであったりするとそうなりがちです。あれから何十年が経過して、食事と健康を研究する業界ではどれをひとつの正確な値とするか、いまだに折り合いがついていません。

問題は、リスクが客観的な現実として実際に存在しているものではないということです。私たちがどこまで知っているかによって絶えず変わるものです。例を挙げましょう。メジャーリーグの野球を中継放送するテレビ局が、ワシントン・ナショナルズの試合で「勝利確率」という統計を表示していたことがありました。4回裏でナショナルズが5対2で勝っている場合、その試合に勝利する確率が79%でした。しかし、次の5回表で敵チームが1点を返した場合、その確率は65%まで落ちるのでした。ところが、8回でナショナルズに満塁ホームランが出れば、その確率は再び上昇します。97%です。しかし、9回表に大胆な連打が出て逆転となれば、その確率も再び変わります。もうお分かりだと思いますが、問題は勝利確率を永遠に固定する方法がないということです。投手が投げる1球1球、バッターのスイング1回1回、そのときそのときの天候、相対湿度の低下などが、最終的なスコアに影響する可能性があると考えられます。統計のアルゴリズム（解決手順）をプログラムする人が何を入れて何を捨てるかによって、1秒間に何十回も変わってしまうと思います。

ブックメーカーは野球の試合の結果にオッズを付けるためにリスクを正確に数値化しようとしますが、それと同じように自分の健康や愛する人の健康を気にする個人も具体的なパーセンテージに安心を求めます。どうすれば健康でいられるか、どうしたら慢性的な病気を予防できるかを、ある程度の確信をもって知りたいのです。しかし、間違った理解につながる「厳密に」集計された数字は必要ありません。それはどの具体的な瞬間を取っても、何も予測しないからです。私たちの報告から得られた重要なポイントは、食事によって予防可能ながんはどれくらいあるかではなく、食事ががん予防の支配的な要因だということでした。

それでは、具体的な見積りも、可能性をすべて含んだ幅広い見積りも受け入れられないとしたら、私たちはどうしたらよいのでしょうか？　何か適当なものを作りあげますか？　ほとんどの人はがんの原因と予防について単純に自分の信じたいことを信じているだけだろうと強く思います。その状況によって、先天的な「資質」と後天的に「育まれるもの」の振り子がどっちに振れるかが変わります。がんの予防について信憑性の高い答えがなければ、個人が持っている先天的な資質か後天的に育まれたものに頼るだけです。

希望となる栄養と絶望となる遺伝子要因

意識的であるか無意識であるかはともかく、自分が振り子の連続性の中のどこに立っているかは、私たちの健康と病気についての考え方に対して思っている以上に影響しています。自分に配られたカードを単純に受け入れるのか、あるいは自分の運命をコントロールできる可能性について考えるのか？　健康の道筋が遺伝子によって予めだいたい決められているとしたら、健康になろうと努力する意味はありません。選択によって配られた札を切ることができるとすれば、健康を手に入れてそれを維持するためにできることをする動機が私たちにも生まれます。

医学研究者の大部分は、「先天性対後天性」の二分法で言うと先天性側に属します。そして、病気の根拠として遺伝学の優位性を肯定しています。遺伝学に頼ればより良い診断ができ、病気のリスクを予測できるようになると誤解しています。病気の原因となっているかもしれないＤＮＡの中の異常な遺伝子や遺伝子配列の異常を発見することで、それが可能になると信じているのです。この考え方の根底を見てみると、健康科学ではある程度受け入れられている「遺伝子決定論」という理論があります。この理論によると、遺伝子と最終的な健康または病気の結果との間を因果の直線でだいたいは結ぶことができるということです。つまり、遺伝子は独立して作用し、環境や個人のライフスタイルの影響をほとんど受けずに決められた働きだけをし続けるということになります。この過程をとてもシンプルに表したのが図8‐3です。

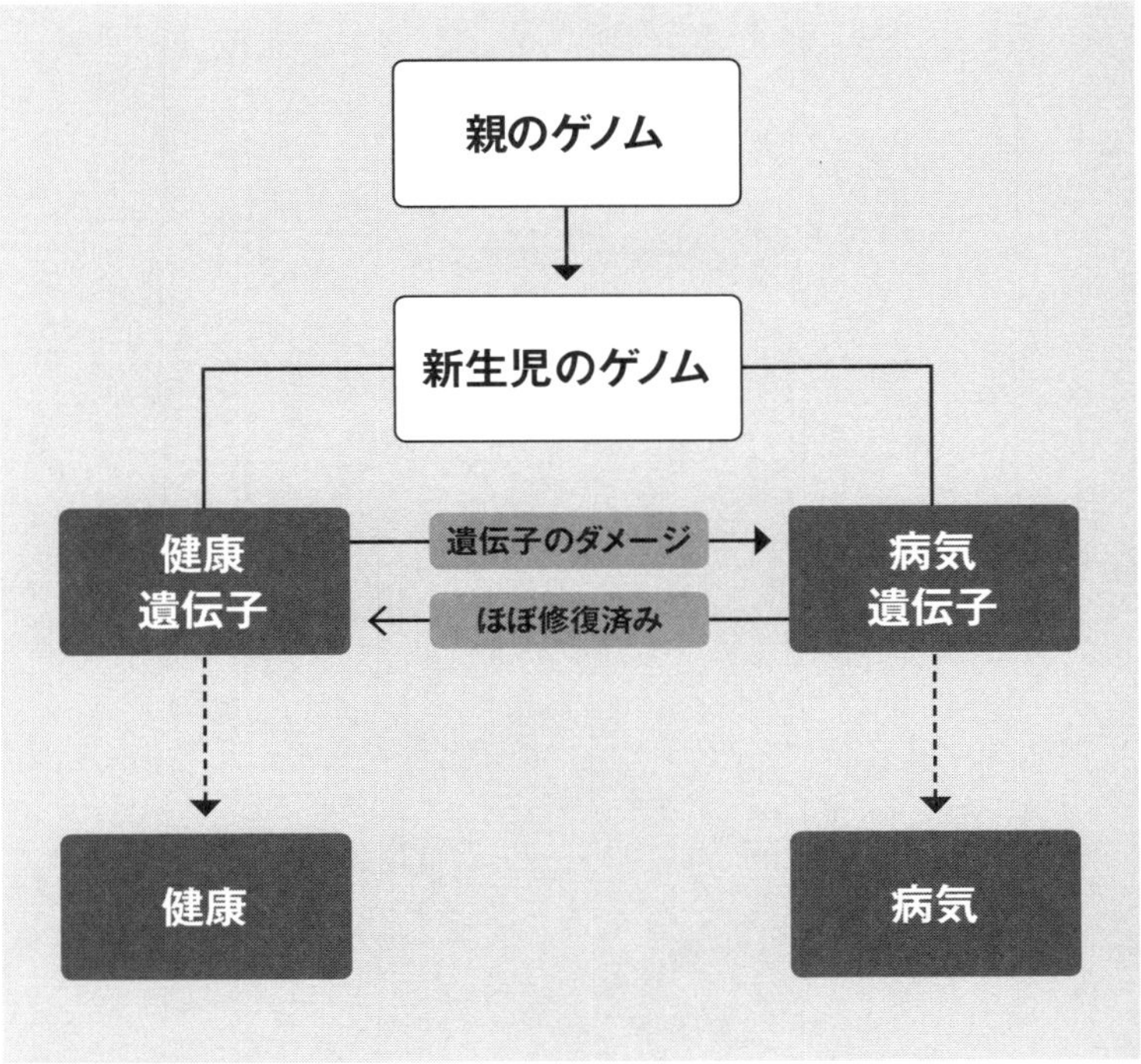

【図8-3】遺伝子決定論

健康になるか病気になるかは「健康遺伝子」と「病気遺伝子」によって予め決められている。これは新生児のゲノムに加えて、人生の中でダメージを受けたものの修復されなかった遺伝子ができるために発生する。

一方で、遺伝子決定論に代わる対照的な考え方として、私が「栄養決定論」と呼んでいる思考体系があります。栄養素が健康や病気の結果の原因となる遺伝子発現をコントロールしているという考え方で、図8－4（P202）のように、健康遺伝子がオンになり、病気遺伝子が抑えつけられるしくみです。これこそ私自身と仲間たちの長年の研究に基づいた思考体系であり、私はこの考えを支持しています。

確かに栄養以外のライフスタイル要因も遺伝子発現をコントロールしているでしょう。もちろん、テイ＝サックス病

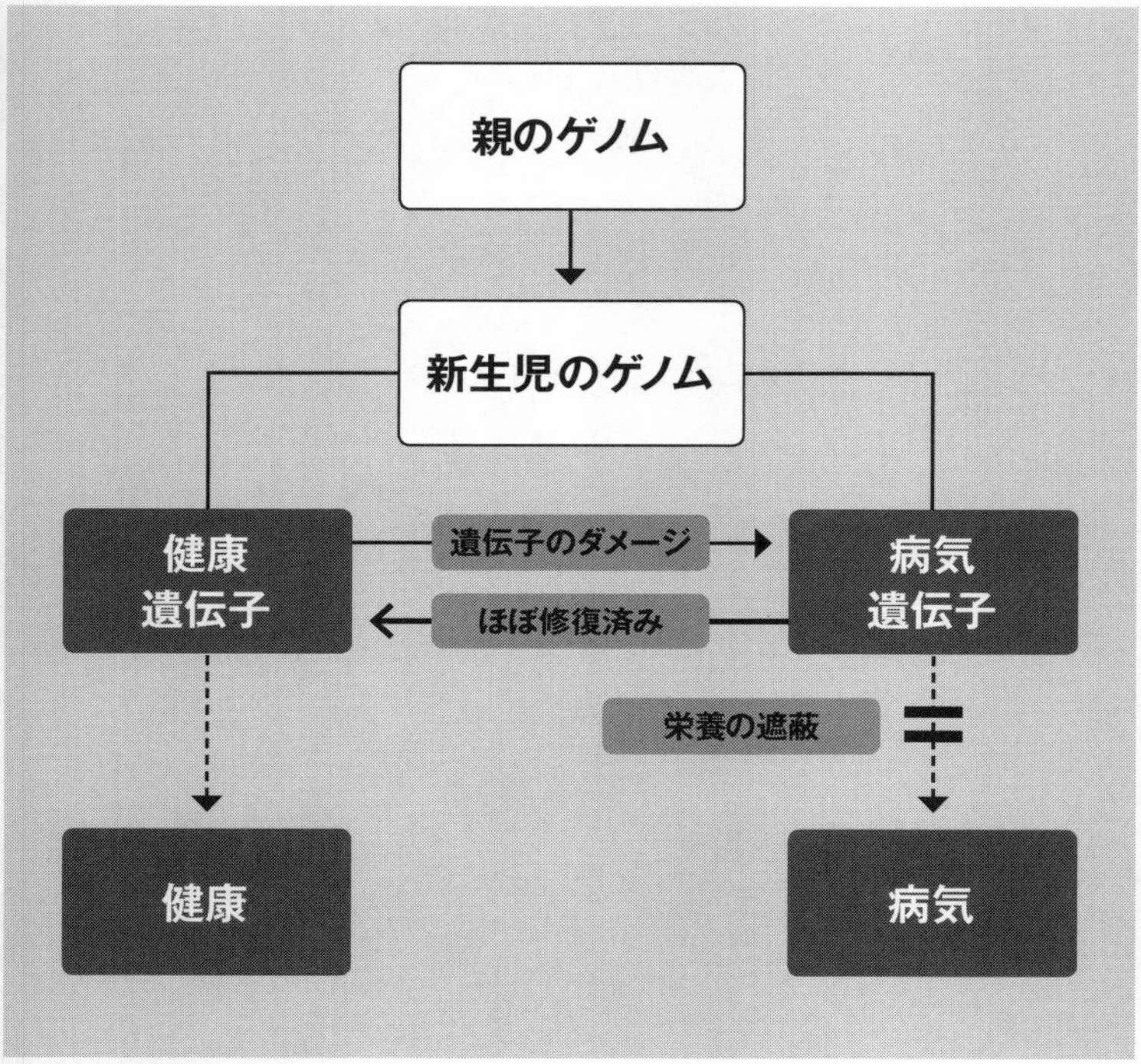

【図8-4】栄養決定論

健康になるか病気になるかの過程の発端は「健康遺伝子」と「病気遺伝子」ですが、栄養がこれらの遺伝子発現をコントロールする実権を握っている。栄養状態が良いと病気遺伝子の発現が阻止され、残った健康遺伝子が健康体を作る。

など、原因が完全に遺伝にある相対的に珍しい病気もあります。この場合、仮に栄養が何かできるとしても、せいぜい症状を少し和らげる程度です。栄養も万能薬ではありません。今のところ、切断された手足を再生できる食事療法はありません。しかし、私が言いたいことは、栄養のインプットこそが遺伝子発現の第一要因であり、ほとんどの場合良い栄養状態が持っている影響力は、最も複雑で高額な遺伝子介入も含め、他の何よりもずっと大きいのです。

遺伝子は健康と病気になる道のりの出発点です。これは等式の「先天的」な要素です。

しかし、栄養とその他のライフスタイルの要因、つまり「後天的」な要素がこれらの遺伝子の発現のオンオフ、発現の仕方をコントロールしています。「後天的な要素」（つまり栄養）は先天的な要素（つまり遺伝子）よりもずっと大きな影響を健康や病気におよぼしています。

遺伝子決定論の考えでは、私たちの将来の健康と病気の発現はすでに生まれた時点で予め決まっており、加齢に伴い、受胎した時点で私たちが受け継いだ遺伝の青写真に従って遺伝のベンチマーク（指標）が次から次へと移り変わっていくだけということになります。これでは、がんのような重い病気を予防する術はまったくないか、ほとんどないという印象がいよいよ強くなります。逆に、がんや関連する病気は栄養の習慣次第だというのであれば希望を持つことができ、より健康になる行動に結びつくと考えることができるでしょう。次に見ていくとおり、この考え方は単なる希望的観測ではありません。ホーリズム（全体主義）の観点から見て、これを裏付ける確かな科学的根拠が数多くあります。次に、ダメージを受けた遺伝子やおかしな動きをしている遺伝子を減らし、修復するという点で栄養学と遺伝学を比べた場合どうなるか、病気に対するリダクショニズムのアプローチががんのような慢性的な病気を予防する力にどのような意味を持つのかを見ていきたいと思います。

第9章
遺伝学と栄養学の対立 ― その2

「科学が知識を集める速度のほうが、社会が知恵を集める速度よりも速いことが、命に関して今の時点で一番残念なことだ」
――アイザック・アシモフ

私たちは誰もが病気にかかります。ほとんどの場合は大きな問題になりません。医師で執筆家のルイス・トーマスがこう言ったのを思い出します。「医師が抱えているすごい秘密は、まだ妻しか知らず、一般の耳には入っていないことですが、だいたいのことは何もしなくとも自然に良くなるということです。実際に、たいていのことは、朝には良くなっているものです」。私たちの体はどのような疾患でもかなりすばやく治すことができ、介入は一切必要ありません（特にPBWF食を食べている人にあてはまります）。治らない場合は医者に行くか、重症の場合は病院に行きます。このようなことは現代の生活ではごく普通のことで、私たちの大部分があたり前のことだと思っています。それなのに私たちの大半が病気について、あるいはどうして病気になるのか本当の意味では理解していません。なぜ具合が悪くなるのか、病気にかかったり病気が発生したりするのに私たちのDNAがどのような役目を果たしているのかよく分かっていません。

病気はどこからやってくるのか

第8章でも簡単に触れましたが、遺伝子は健康と病気の両方の出発点です。遺伝子が私たちの生物学的な反応すべての源であり、その反応の行きつく先が体の形や機能です。これが命というものです。健康へと導く反応をはじめる遺伝子もあります。病気に導く遺伝子もあります。

私たちの遺伝子の大多数は、健康を作る種類のものです。そうでなければ、命はあまり長く持たないでしょう。私たちの細胞や臓器、骨を作ったり、切り傷や擦り傷を負った部分の肌を再生したり、リンゴを甘い味にしたり、セイヨウカンボクの実を苦くしたりする遺伝子です。しかし、少ないながらも、病気を作る遺伝子も存在します。

すべての病気は、環境と遺伝子の組み合わせで起こります。「病気」と呼ばれているものは、私たちが置かれた環境によってもたらされる要素と私たちの遺伝子の間で、体という媒体を通して起こる相互作用の最終段階です。例えば、私たちはインフルエンザにかかります。それは、私たちの遺伝子が特定の微生物に反応して一定の症状を生じさせるからです。紙で指を切ると血が出る（そして血が固まる）のも、私たちの遺伝子にその生理学的反応をするプログラムがあるからです。生まれつき遺伝子の異常による血友病を患っている場合、その人は一度出血してしまうとなかなか止まりません。さらに遺伝子と環境の相互作用は、血友病などという状態やインフルエンザといった短期的な病気だけの問題ではありません。がんや心臓病、糖尿病などの慢性疾患も、私たちの遺伝子が環境的な刺激（食事など、特に長期間におよぶもの）に反応して引き起こすのです。

私たちの健康を作る遺伝子は、それぞれの両親から受け継いでいるものです。では、私たちの病気の遺伝子はもともとどこからやって来たものかというと、主に2つの由来があります。ひとつは自分の両親とその祖先から来ています。最初の胚、つまり受精卵の中に存在しているものです。もう一方の病気を発生させる遺伝子は、そもそも健康を作るための遺伝子だったものが、生きている間の突然変異によるダメージを受けることによって発生したものです。

この突然変異は、多くの場合私たちの環境を汚染する不自然な合成化学物質が原因で起こる、というのが広く一般的な考え方です。細胞内で酸化反応が突然変異を引き起こすしくみはすでに一緒に見てきました。しかし、このような化学物質だけがこの手のダメージを遺伝子に発生させる原因ではありません。わずかなレベルの特定の自然化学物質や日常環境（宇宙放射線、過剰な日光、植物の中の数々の化学物質、微生物など）にある場合もあります。自然の化学物質と自然ではない化学物質がともに私たちの人生の中で継続的に少しずつ遺伝子にダメージを加えていくのです。

幸い、私たちの体は日常的にダメージを修復する方法を知っています。私たちの細胞には修復力が備わっていて、ダメージが発生すると直ちに作業を開始して極めて上手にこれを治してしまいます。私たちの体には、そのような能力を発達させなければならない事情がありました。その能力がなかったならば、何万年も前から現在と同じく自然の化学物質にさらされてきた（そして、ずっと乏しい医療しかなかった）私たちの進化上の祖先は、繁殖できる年齢まで生きながらえることができなかったと考えられます。しかしながら、この修復過程は完全ではありません。生涯のうちに傷ついた遺伝子のわずかな割合のものは修復されずに次の世代に傷ついた細胞が受け継がれることもあり得るでしょう。

少し意外に思われるかもしれませんが、遺伝子のダメージがわずかな割合であればそれほど悪いことではないのです。突然変異で生まれた遺伝子の中には結果的に人類にとってプラスに働くものもあり、突然変異のない人口集団よりも突然変異を起こした人口集団のほうが生き残る数が多ければ人類の進化に貢献することになります。進化のからくりは突然変異です。ただ、わずかな水準のダメージであれば人類全体にとって有益であるとはいうものの、突然変異を起こした遺伝子が病気の元であることも多いということは、個体にとってはそれほど良いことではないと言えます。

このような事情を踏まえて遺伝子の長期的なダメージによって起こる慢性疾患に焦点をあてている医療専門家の目的を考えると、2通り考えることができると思います。1つ目はそのダメージを受けないようにできる限り予防すること、そして2つ目はそのダメージの影響（つまり病気）をできる限り治療することです。しかし少なくとも現段階でそして恐らく今後も、遺伝学はこれら2つの取り組みの出発点としてあまり適しているとは思えません。

ひとつの研究分野としての現代遺伝学は、後天的なダメージを受けた遺伝子に加え、少ない割合ながら先天的に持っている病気を発生させる遺伝子の結果に対処するものです。いずれはダメージのある遺伝子を突き止めて識別し、その情報を使って病気の診断や治療がもっと簡単にできるようになるという信念に基づいて行われます。ところが、そもそも遺伝子の後天的なダメージを予防する方法についてはほとんど考えられていません。そして、遺伝子工学によって病気の原因となる具体的な遺伝子の修繕や置き換えをすることで病気の発生を予防できるなどという現場の憶測は、ＤＮＡが想像もつかないほど複雑なものであるということを思えば、この上ない思い上がりなのです。

がんの発生は本当に遺伝子や発がん物質だけで決まるのか？

がん研究者が長年唱えてきた解説モデルでは、がんは親から遺伝した遺伝子によって開始されるか、または発がん物質などその他要因によるダメージを受けた遺伝子によって開始されるかのどちらかです。がんの種類によって、遺伝学的な出発点も異なるとしています。ダメージのある遺伝子が修復または除去されないと、そのダメージは細胞の遺伝コードの一部として永続的に定着し、その後の世代の細胞それぞれに順に受け継がれていきます。この細胞はやがて細胞集団となり、そして腫瘍塊へと加速的に成長していくとされています。そして、この工程は固定されたものであり、逆転の余地はないとされています。ダメージを受けた遺伝子を持つ細胞が分裂増殖したならば、もう為す術はなく、結果はがんの発生です。ダメージのある遺伝子が多ければがんはできやすく、逆に、ダメージのある遺伝子が少なければがんの可能性も減るというのが定説です（図9－1参照）。

ただ、ダメージを受けたDNAががん化するかどうかの運命を分ける環境的要因は他にもあることが研究で分かっています。私たちのAF（アフラトキシン）の研究の一環で行われたある一連の実験でも、肝臓がんを発生させるため、マウスまたはラットに対し遺伝学的処理としてB型肝炎ウイルスもしくは大量のAFに暴露することで予め意図的に遺伝子にダメージを与えてみましたが、がんが発生したのは高動物性たんぱく質食を与えた場合だけでした。言い換えると、環境が特にひどい場合でも、栄養が環境に打ち勝ったということです。DNAがダメージを受けていたら必ずがんになるというわけではなかったのです（P210図9－2参照）。

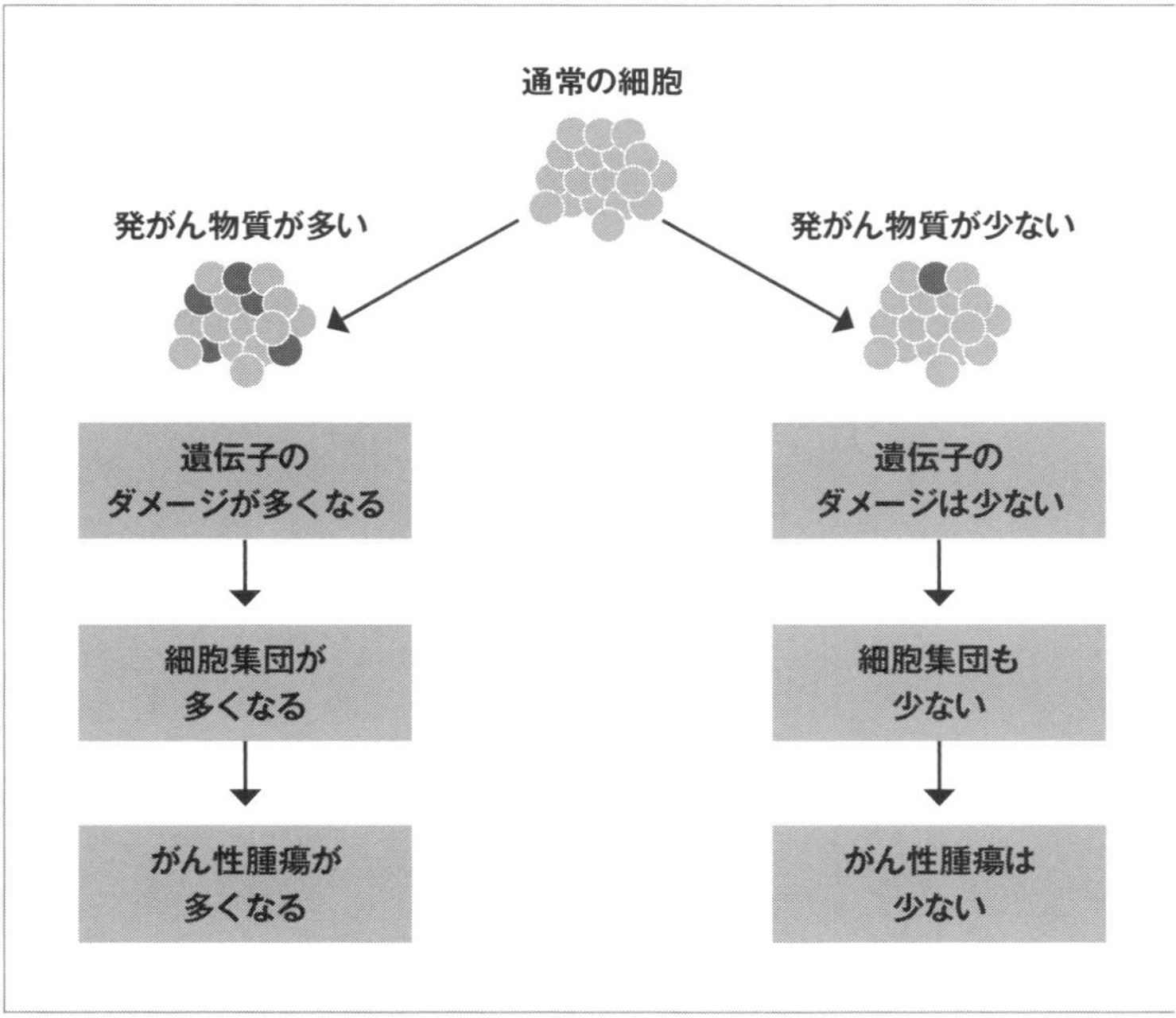

【図9-1】従来型のがん発生解説モデル

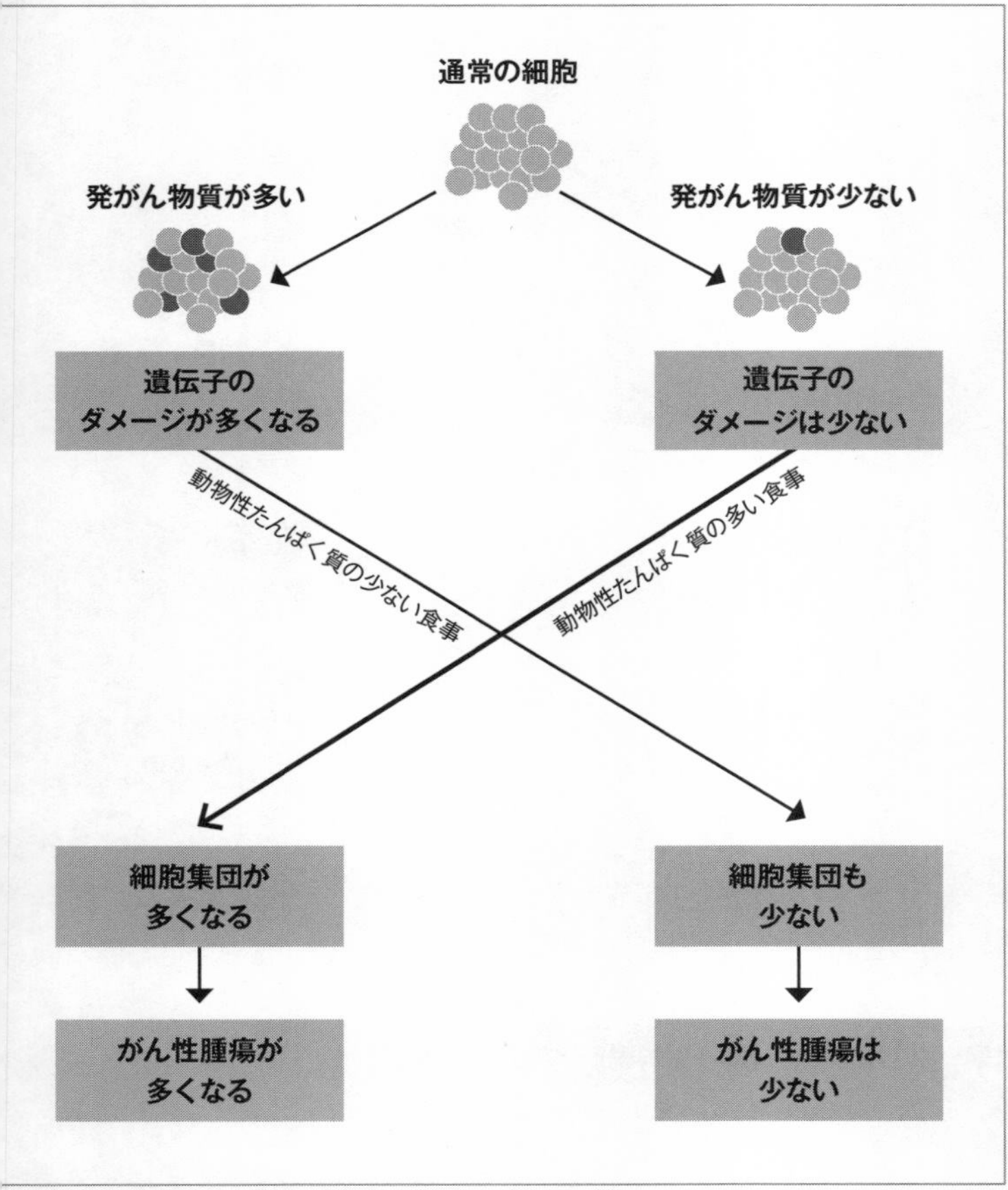

【図9-2】改訂版がん発生解説モデル

人が被験者の場合の科学的根拠もあります。詳しくは『The China Study』をお読みいただければ分かりますが、私たちの食事とそれによってもたらされる栄養のほうが、遺伝的バックグラウンドよりもがんの決定要因としてはるかに重要性が高いという認識を裏づけてくれます。[注1] 40～50年前にはじまった集団研究では、人が別の国に移住すると、遺伝子は変わらないままなのに、発がん率は移住先の国の発がん率に寄っていくことが分かっています。これはすべてのがんの少なくとも8割から9割、恐らくは97～98％近くが食事やライフスタイルに関連しているということを強く示しています。遺伝子ではありません。これは一卵性双生児の発がん率の比較にも表れています。双子はどちらも同じＤＮＡを持っていますが、同じがんにかかるケースはほとんどありません。がんの発生の要因が遺伝子だけであれば、ほぼ１００％の確率で同じがんにかかってもおかしくありません（同じがんにかかる比較的数少ない双子の場合、食事が似ているという要因も少なくとも部分的に関与している可能性はあります）。

研究結果から分かったことは、適切な栄養が遺伝子のダメージを予防するだけではなく、すでに傷ついている遺伝子に対して私たちの体がどう反応するかにも影響を与えます。栄養は、病気の症状が出たときに多くの場合はそれを和らげたり、あるいはその症状を完全に予防したりします。その際、薬の追加やその他の治療がまったく必要ない場合さえあります。私の研究室で行った動物実験による研究では、がんの進行は栄養を変えることで逆転させることさえ可能でした。そして現在、研究者の中からはＰＢＷＦの栄養ががんを発生させる遺伝子群をまとめてオフに切り替えることができるという証拠も出てきています。

以上のように見てくると、実際にがんが発生するしくみは、多くのがん研究者が想定しているしくみとかけ離れているということが分かります。そして、物事のしくみによって、対処方法も大きく変わってくるということは言うまでもありません。

がんにならないために、がんと闘うためにやるべきこと

ＡＦについて研究を進めていくと、肝臓がんに関して言えば、ＡＦは大半の科学者が考えるほどの悪者ではないと確信するようになりました。事実、一般的に「がんの原因」とされていても、動物性たんぱく質が多く含まれる食事を取っていなければ大きな問題となるようなものはひとつもないということが分かりはじめたのです。遺伝学も、ＡＦなどの発がん物質も、ウイルスも問題ではありません。しかし、がんの産業も、研究者も、政策を立案する人たちも、メディアも、社会もほとんどの場合、遺伝子や発がん物質、ウイルスにしか目を向けていません。栄養はそのリストにすら載りませんでした。それでも、私や他の研究者の数々の実験から、栄養ががんのオン・オフのスイッチであることが明らかになりはじめていました。

がんとの闘いにおいて一般的には、主に2つの予防手段が想定されています。がんを発生させる遺伝子の発現を（遺伝子を置き換えたり操作したりすることによって）コントロールする手段と、遺伝子の突然変異の引き金となるような環境物質のすべてを除去する手段です。しかし第8章で私たちは、遺伝子そのものを操作することだけを考えても効果はない理由について見てきました。また、私たちの環境から毒素を一掃してしまうことが正解でもありません。第一に、それは不可能です。仮に人工の毒素を環境からすべて取り除くことができたとしても（その努力には全身全霊で賛同しますが）、私たちは自然からも突然変異の誘発をたくさん受けており、それを規制したり、工学技術を駆使してその存在を消したりすることはできないのです。例えば太陽光やラドンなどです。第二に、ここが肝心なのですが、このような環境的な突然変異原（ＤＮＡに突然変異を起こす物質）の影響を良い栄養は打ち消すことができます。このような発見があるに

もかかわらず政府はＰＢＷＦの栄養学のプロモーションよりもずっと多くの時間とお金をつぎ込んで、遺伝子に突然変異を起こして病気を生じさせる元凶であるとされる環境発がん物質を追いかけています。

どちらを向いても、有毒物質やウイルス、携帯電話、太陽光など、他の潜在的ながんの原因についての話が聞こえてきます。つい最近、ニューヨーク・タイムズ紙で「Is It Safe to Play Yet?」（まだ遊んだらダメ？）というタイトルの記事を目にしました。それは、我が子の人生を健康的にスタートさせたいと願うがあまり、身動きが取れなくなっている若い親たちの恐怖心を取り上げたものでした。多くの親たちが化粧品やシャンプー、洗剤、プラスチックカップ、ペットボトル、安価な集成材の家具を家から一掃しました。玩具のお風呂のアヒルまでもが排除の対象となりました[注2]。

そして、メディアは折に触れて私たちの体内に潜むがんを誘発するものの恐怖に話を持っていこうとします。ダミノジッドというリンゴに使用される一般的な農薬、電子レンジ、住宅に近い位置に張られている電線などを大きく心配する声がすぐに上がります。この心配の火に油を注ぐかのように、意図的なものも意図的でないものも含めて、私たちの個人的環境や社会的環境（食、水、化粧品）にますます多くの化学物質が添加されているという事実をあらためて突きつけられます。そして挙句の果てに、これらの化学物質（約8万種類）のうちのほんのわずかな部分（恐らく2000程度）しか発がん性のテストにかけられていないと知らされるのです。

社会運動家の中には「がんクラスター」に反対の声をあげている人もいます。「がんクラスター」とは、低所得者層について回る有害廃棄物の投棄をはじめとした習慣に起因する特定のがんの発生率が異常に高い地域を指します。これは富裕層の暮らす地域では見られないと言われています。近所同士で有毒物質をできる限り自分たちから遠ざけようとして、ＮＩＭＢＹ（not in my backyard うちの裏庭に捨ててはダメ）というような小競り合いが繰り広げられます。『エリン・ブロコビッチ』や『シビル・アクション』などの映画を見た私たちは、ペットボトルの水を購入するかキッチンの水道にフィルターを設置して、家庭を汚染物質から守るように言いくるめられています。

このような猛攻撃を絶え間なく受けた結果が発がん物質への過剰な恐怖感であり、それが形を変えて「何もなす術がない」とのあきらめる（無抵抗）か、シャボン玉の中で暮らす（異常行動）かの両極端の考えに行きつきます。しかし、どちらをとってもがんのリスクがたいして減るわけではありません。

だからと言って、毒性の高い物質を避けなくても良いと言っているのではありません。それはダイオキシンについての自分自身の経験があるからよくわかるのです。ダイオキシンは人類が知っている最も毒性の強い物質のひとつで、私は１９６０年代にＭＩＴ（マサチューセッツ工科大学）で博士課程の研究員をしていた頃、鶏の餌に使われていた油からダイオキシンを抽出する実験を通してその発見を手伝いました。[注3] そのときに私はダイオキシンに暴露したがためにその後数十年に渡り、言語障害に苦しみました。個人としては、発がん物質を浴びる量は最小限に抑えなければなりません。社会としては、水や空気、土壌に新しい技術や物質を使う際には慎重のうえにも慎重を重ねたうえで承認と普及を進めるべきです。

しかし、発がん性に関する試験は産業としてひとり歩きしており、人々の健康のセーフガードという側面は二の次になってきています。１９５０年代にクランベリーに使用されていたスプレーの中に有害化学物質が発見された直後にはじまった発がん性に関する試験制度は、数百万ドルを動かす一大プログラムになるまでに成長してきました。このプログラムに総額でどれくらいの費用がかかっているのかは、規制やがん対策などの制度に対する二次的な効果もあり一概に推定することは困難です。しかし私の試算だと、無駄になっているお金は確実に数百億ドル規模にのぼっています。そして、環境毒素を削減するという目標が称賛に値することは確かなのですが、これに対する政府のアプローチには効果がなく、方向性も間違っています。「がん発生の可能性があるもの」との闘いにおけるアメリカ政府の主力部隊として、発がん物質バイオアッセイプログラムが進められていますが、これは私たちの現在のアプローチがいかに時間とお金の無駄であるかを暴露しているイメージキャラクターそのものです。このプログラムには数百万ドルがつぎ込まれ、今も数百の化学物質の中からどれが人間にがんを発生させる物質かを割り出す試みがつづけられています。

発がん物質バイオアッセイプログラムとは?

1958年、アメリカ政府は食品・医薬品法の食品および添加物に関する改訂法に、ひとつの条文を追加しました。それは「発がん性が確認された化学物質は私たちに供給される食料品の中に含まれていてはならない」というものです。この追加条項が加えられた結果、政府は実際にどの物質に発がん性があるのかを判定する方法をはっきりさせる必要に迫られました。そこで、この作業を行うためのプログラムが設立されました。CBP（発がん性バイオアッセイプログラム）と一般的によく知られているプログラムです。何が有害かを割り出し、それを私たちの食料品供給から排除してしまおうとするもので、一見するととても良いことのように思われます。

問題は、このプログラムの根底にあるリダクショニズム（細分主義）の前提条件によって、プログラム自体の有用性に疑問が生じてしまう点です。つまりその前提とは、環境毒素によって必ずがんが発生するという考え方から、よく吟味されていないプログラムの調査と試験の方法に至るまでです。CBPによって私たちの目は、重大かつ簡単に対処可能ながんの原因からそらされ、そして私たちのコントロールがほとんど効かない二次的要因に向けさせられています。結果的に、がん予防という目的に関してはほとんど何も達成できず、真に効果のある取り組みにあてることのできる財源や人的資源を、供給すべきところに供給できないという事態を招いています。

CBPの研究方法に潜む問題

CBPでは、問題の化学物質にがんを発生させる力があるかどうかを、実験用の動物（ラットやマウス）が生存している期間（2年程度）でテストします。特定の化学物質を投与されている間にがんを発生させた実験動物の割合が多ければ、その物質は発がん物質に分類されます。仮に人間との関連を統計学的に（ここに議論の余地がありますが）裏付ける証拠が示されれば、それはヒト発がん物質に分類されることになります。CBPで特定されているヒト発がん物質の例として、ダイオキシン、ホルムアルデヒド、アスベスト、DDT（スプレー式殺虫剤などに使われていた）、多環芳香族炭化水素（燻製食品やタバコに含まれる通称PAH）、ニトロソアミン（ベーコンやホットドッグに含まれる）、PCB（ポリ塩化ビフェニル化合物。変圧器の製造に使われた）、ベンゼン（溶剤、ガソリン、タバコの煙などに見られる）などが挙げられますが、もちろん、私の研究対象だったAFもそのひとつです。

CBPでがんのリスクを評価するために化学物質を選出するとき、まずは動物実験を行います。はじめに、研究者によって動物（ラットかマウス）が選ばれます。次に、この動物に発がん性の疑いのある物質をいくつかの水準に分けて投与します。その水準とは、人間が摂取すると想定される量の千倍から一万倍程度です。もしある一定の割合の動物にがんが発生すれば、その物質は発がん物質と分類されます。

ここまでの話を読んで、みなさんの中にこの論理に2つの大きな落とし穴があることに気づいた人がいるかもしれません。1つ目は、仮に大量の化学物質を投与してがんが発生するのであれば、少量でもやはりがんが生じるに違いないとされていることです。もしかしたらそこまで致命的ではなく、すぐには発症しないかもしれませんが、それでも最終的に行きつくところとして、がんが発生すると考えられています。専門的に言うと、この仮説は「高用量から低用量への補間法」として知られているものです。この手順はとても不確実です。例外的に高用量水準で見られる比例関係が、人が浴びるような一般的にごく低用量の水準までまったく同じように続いているかどうかは、本当には分からないからです。高用量は車にひかれるようなもので、低用量がマッチ箱の車にひかれるようなものだとしたらどうでしょうか？　実験用のラットに人工甘味料のサッカリンを大量に投与したところ膀胱がんの発症がごくわずかに増えましたが、これを人間に置き換えると、ダイエットソーダを1日1200缶消費することに相当します。おかしいと思いませんか？　私はおかしいと思います。そしてここで付け加えておかなければいけないことは、すでに述べたとおり、体は低水準の自然の化学物質によって起こるダメージの多くを自ら修復する力を持っているのです。

2つ目は、この手法では、ある種（この場合はラット）への影響が別の種（ここではヒト）においてもあてはまると推定されていることです。これは「種から種への外挿法」と呼ばれています。これは思考の大きな飛躍です。発がん物質の実験を人体でやってはいけないという法律があるため（これはとても良いことだと思います）、実際にベンゼンやＰＡＨ（多環芳香族炭化水素）を被験者に与え、発がん試験をすることはできません。ですから、ラットにとって毒だったものは人間にとっても毒であると推定せざるを得ません。困ったことに、ラットにとって発がん性が認められた物質でも、マウスでは必ずしも発がん性がないものもあるということが分かっています。

1980年『フェデレーション・プロシーディングス』という主要な学術雑誌に、このテストプログラムの前提となっている根拠についての私の懸念を投稿しました。つまり、ラットにとっての毒が人間にとっても毒になるという仮説についての懸念です。「種から種への外挿法」の仮説について調べるために、私はマウスの結果とラットの結果を比べてみました。当時、192種類の化学物質についての発がん性がテストされ、そのうちの合計76種類に発がん性が認められたものの、マウスとラットの両方の種に共通して発がん性が認められた物質はわずか37種類（49％）でした。これを受けて、私は次の答えを導き出しました。「これが密接に関係していると想定される2つの種の間の類似の限界だとすれば、それ以上の強い関係性を、どちらか一方の実験動物の種と人類という縁がより遠い種との間に期待することはできないのではないだろうか」。言い換えると、ラットとマウスの両方に影響をおよぼした発がん性物質が半数以下だったとしたら、人間にも同じ効果のある化学物質はさらに少なくなると考えるほうが妥当だろうということです。

さらに、CBPは人工的に作られた化学物質だけにしか注目しておらず、重大な発がん原因である環境発がん物質は無視しています。つまり、AFなどの天然由来の化学物質です。この種の化学物質は私たちの意思で環境の中に放り込むか否かを決められるものではなく、もうすでにそこにあるものです。企業に使用停止命令を出して食品供給の流れから締め出すことができるような単純な話ではありません。ですから、CBPではそれがあたかも最初から存在していないかのようなふりをせざるを得ないのです。

もうお分かりのとおり、以上を全体的に踏まえると、発がん性の疑いをかけられたすべての化学物質を調べるために政府がこれだけの時間と労力とお金をつぎ込んだにもかかわらず、CBPの結果はどれも信用できないということです。CBPが残したものは行動に移すことのできる知識ではなく、「世の中は危険なものばかりで、それについて私たちにはほとんど何もなす術がない」という、行き場のない不安だけです。私がＣＢＰを無駄だといった意味が分かっていただけたでしょうか。

ＣＢＰの無意味さ

手品師がミスディレクション（観客の注意をそらす）の手法を使うとき、やろうとしているトリックの中心的な行動から視線を外すことで観客の注意をそらさせようとします。例えば、右手の中にカードを隠しながら左手から花を出したり、観客の一人にカードの山を切らせたり、封筒を開けさせたりします。結果的に手品師の手さばきが完璧でなくとも、そっち側の手を見ている人は誰もいないので問題ないのです。

わざとではないにしろ、基本的にＣＢＰとは、がんの発達により多大な影響をおよぼすことが証明されている原因から注意をそらさせるための、大掛かりな手品のようなものです。その原因とは、誤った食事であると私は考えています。ＣＢＰの思想の根底にあるのは、発がん性化学物質は遺伝子変異物質であるから人間のがんの第一の原因である、という一般的な理論です（不適切な理論ではありますが）。このがんモデルでは、栄養はまったく意味を持っていないか、微々たる意味しか持っていません。入手可能なすべての資料は特定の化学物質のラットに対する具体的な効果を調べるためのリダクショニズム的な研究にしか注目しておらず、その調査研究の有用性を判断するのに役立つと思われるホーリズム（全体主義）的な種類の科学的根拠には目も向けられていないのが現状です。そのためがんの他の原因やがんの問題の他の解決策の調査にあてる人材や予算はほとんど残されていません。先ほども話したように、リダクショニズム的な研究を行っても机上の世界が創りあげられていくだけで、その世界に飛び込んだ研究者はどんどん有用性と実用性から遠ざかっていくだけです。

ＣＢＰは反証された仮説に注目して毎年何億ドルもかけるプログラムであり、その仮説はがんにつながる可能性のより高い原因から大きくかけ離れているものです。しかし、プログラムのコストもそうですが、恐怖を抱いた一般の人々に発信されている間違ったメッセージについて、このプログラムに関わっている人たちは誰もたいして気にしていないようです。

ＣＢＰが守りたいものは何か?

１９８０年代から１９９０年代にかけて、私は発がん物質への注目をやめて栄養に目を向けるように大声で叫び続けた数少ない人間のうちの一人でした。私たちの研究室では、独自に進めていたラット類の実験や『The China Study』などの実際の人々への調査から、栄養の効果についての証拠の発見が続いていました。つまり、がんの発生を決定づけるのは遺伝子や発がん物質ではなく、食事だったのです。

１９８０年代、ＣＢＰの前身であるＮＴＰ（アメリカ国家毒性プログラム）のスタッフに向けて私がノースカロライナ州のリサーチ・トライアングル・パークでセミナーを行ったすぐ後に、ＮＴＰはアーカンソー州に持っていた施設内の発がん物質試験所でかなり大々的なプログラムを企画しました。そのプロジェクトの目的のひとつは、試験的ながんの発生における栄養の役割について調査することでした。この研究はロン・ハート博士が責任者となり、カロリー消費ががんに与える影響についての調査に主眼を置いた、非常に大規模な一連のラット類の研究の一環としてスタートしました。数年が経過した後、私はハート博士をコーネル大学に招き、その研究結果の一部を報告してもらうためにセミナーを依頼しました。その日はかなり多くの自著も持ち込んでくださいました。ハート博士の研究結果は完璧で、素晴らしかったと思いますが、何よりも重要だった点は、説明してくださった栄養学的原則が私たちの発見したたんぱく質の栄養学的原則と似ていたということです。博士のカロリーの研究も私たちのたんぱく質やその他栄養素の研究も、がんの発生を主に決定づけるのは発がん物質ではなく食事の栄養的組成だということをはっきりと示していました。

同時期に私の研究室では、動物性たんぱく質や脂肪などの栄養素自体にも潜在的に発がん性があるという驚きの証拠が出てきていました。例えば、１９８０年の『フェデレーション・プロシーディングス』への投稿で指摘したことですが、ＣＢＰ自体のバイオアッセイ（生物学的試験）の公式基準に照らし合わせれば、牛乳のたんぱく質もひとつの発がん物質と考えられなければなりません。つまり、牛乳を摂取すると最終的にはがんになり、牛乳たんぱく質の摂取をやめればがんの進行は止まるか寛解するというのです。この当時の私のコメントは、１９４２年から１９７９年までの食品たんぱく質とがんについての他の人の研究と、私たちの研究室の初期の研究結果の両方に基づいて出されたものです（当時はまだがんに対するたんぱく質の影響を確証する最も説得力のある研究、特に、がんが牛乳たんぱく質によってオンとなり、それが減らされるか別のものと差し替えられたときにオフになった介入の実験が行われていませんでした）。

その投稿の中で私は、化学物質にがんが発生する可能性があるかどうかテストする方法に、もっと信頼性が高くてお金がかからない方法が存在するということも指摘しました。カリフォルニア大学バークレー校のブルース・エームズ教授によって開発された「エームズ試験」です。このエームズ試験プログラムはほとんどお金がかからず（約１％またはそれ以下）、化学物質の変異原性の評価ができるうえに、もっと大きな意味を持つ結果を得られます。

簡単に説明すると、エームズ試験では発がん性の疑いのある化学物質をラットの肝臓抽出物に投与し、これをシャーレ上で培養して突然変異が起こるかどうかを見ます。エームズ試験で陽性と判断されれば、がんや突然変異を原因とするその他の病気になる可能性が出てきます。そのような化学物質については避けるようにし、私たちが摂取する食べ物や水、空気に拡散していく可能性があるものであることが分かった場合は、可能な限りその使用を全面的に中止することが薦められます。

まったく驚くことでもないのですが、CBPをその手法から方向性に至るまで批判していたせいか、当時のがん研究界で私が人気者になることはありませんでした。プログラムを企画し、何億ドルもの投資をしていた各機関は、自らの誤りやがんの予防と治療に関する栄養の可能性を見出した私の考え方は認めませんでした。彼らが栄養学的な実践とがんの発生について同じテーブルに乗せて議論することは、自爆行為のようなものだからです。そう言う理由は主に3つあります。

第1に、研究者たちは発がん性物質が人間のがんの主要因であり、さらにその発がん性物質はげっ歯類のバイオアッセイによる試験で最も識別されやすいという考え方の罠にかかっています。ところが実際には、この試験は人間にとっての発がん性物質がどれであるかを推定するにはかなり弱い方法であることがはっきり証明されています。しかし、すでに見てきたように、科学者が一旦あるパラダイム（枠組み）の中で動きはじめると、そのパラダイムを疑問視するような証拠が仮に出てきたとしても、それと向き合うのはとても難しいことです。ましてや、それを受け入れるなどということは至難の業です。

第2に、がん発生の原因を遺伝子や環境毒素のせいにせず、栄養状態の悪さと結びつけることは、「がん患者自身に責任を押し付けている」のと同じ感じがするのです。仮に人間のがんが遺伝子や発がん物質の仕業だとすれば、がんが発生するということは自己ではコントロールできない部分が原因ということになります。運命です。幸運か不運かの問題です。がんができるか、がんと無関係に生きていけるかどうかについて、自分たちには何の責任もありません。しかし、栄養のバランスが崩れていることのほうが発がん性物質よりもがんの発生要因として大きければ、つまり、食事によってがんのオン・オフが可能であるとしたら、がん発生について個人がある程度の責任を負っているものということになってしまいます。しかし本来責任を負うということは悪いことではありません。責任があるということは、実は権限を持っているということに他なりません。私たちには自分の健康をコントロールする力があるということです。ランダムな環境に身を委ねるのではなく、自分の食べるものを自分で選ぶという単純なことを行動に移すだけでいいのです。しかしながら、すでに家族や友人をがんで亡くしてしまった場合にはそう言われることはかえって辛いことですが。

第3に、彼らが栄養の力を認めてしまった場合、仕事、キャリア、社会構造的に立場が危うくなるケースが続出します。現在、米国には7５000人の実験病理学者がいますが（ノースカロライナ州のセミナーのときにNTPのディレクターから頂いた推定値）、その4分の3がバイオアッセイ（生物学的試験）のような発がん性物質のテストの結果を評価する作業に関与しています。この人たちは自分の努力が間違った方向に向けられていたなどということは聞きたくもありませんし、自分たちに支払われていたお金が人々の健康の改善にまったく生かされていなかったか、ほとんど生かされていなかったなどという話にはまったく興味がありません。

発がん物質のCBPを強く擁護している人たちの傾向として、がんは遺伝子によって起動し（しかも、進行の原因も遺伝子）、発がん物質が遺伝子変化を起こす最も大きな要因だという確信を持っています。対して栄養学的な影響は、せいぜいがんの発達の仕方を変える程度で、その原因にはならないという二次的な概念として捉えられていることが大半です。しくみとしてはそれで正しいのですが、これでは草の種は芝生を発生させるけれども、水やりや除草、日にあてることは芝生の発育の仕方にしか影響しないと言っているようなものです。確かに芝生が育つためには種が必要です。前がん病変が発生しはじめるのに遺伝子の突然変異が必要なのと同じです。しかしそもそも日にあたらなくては発芽はしません。また、畑を耕したことのある人なら分かると思いますが、畑を放置した状態が長く続けば、人がやらなくても鳥や風が種まきをしてくれるのです。同じように、私たちが生活している世界は発がん性の突然変異に溢れていて、太陽やウイルス、カビなど自然界にも発生源はあふれています。防護用のバブルボールの中にでも住まない限り（そのボール自体、恐らく素材のビニールに変異原となる物質が含まれているとは思いますが）、発がん物質やそれらの物質によって発生する突然変異を避けることはできません。それよりも予防効果の高い方法は、突然変異ががんに進行するかどうかの決定要因に焦点をあてることです。それがまさに栄養なのです。

CBPの現状

　CBPの主な支持者は反証がこれだけ出ているにもかかわらず、当初から変わらない調子で同じ主張を延々と続けています。彼らの間では、栄養について本気の対話がまだまったくなされていません。現実に栄養の問題だと認識を持ったときでも、リダクショニズムの罠にはまり、重要な個々の栄養素を探すことに終始してしまいます。がんの主な原因として発がん物質だけに注目し、特にそれが遺伝子におよぼす影響を重視する姿勢は、今でもまだ健在です。

　最近、この考え方を長年支持してきたある人物が二人の活動家と一緒に、既存の動物CBPをこれまでの2~3年から延長したほうが良いと提言しました。具体的には、他にも発がん物質が見つかる可能性を見据えて、子宮内で浴びるケースを追加し、子を観察する期間をさらに1年延長するというものでした。

2008年に発表された論文によると、「動物の発がん物質のバイオアッセイ（生物学的試験）は、人間にとってのがんの危険を予測する有効な指標になると長い間認められ、受け入れられてきた」というのが論拠の一部となる彼らの主張です。そのほとんどは、内輪の刊行物の引用でした。[注4] また一方ではこのプログラムのバイオアッセイの部分をブラッシュアップして短縮できるとして、発がんの可能性のある物質それぞれについていわゆる作用機序を評価すれば良いと書いている人もいました。[注5] どちらの提案でも、テストの修正には新たに巨額の資金が必要でした。しかも焦点は、発がん物質が人間のがんの主な原因であるという点ではぶれていません。

ＣＢＰの手法は信憑性がなく無駄であることは確かですが、それでもその目的にはまだ基本的な良い点もあります（現在かかっているコストの大部分を削減して短期間のアッセイだけを行うという場合に限られますが）。それは、本当の有害物質を特定し、それを禁止するという点です。生涯の中でダイオキシンに出会っていなかったならば、私の人生はもっと健康的で痛みが少なかったことは確かです。しかし、がん予防を目指す私たちの取り組みの中で使う武器は有害物質を特定するだけではありません。ましてやこれが主な武器になることもないのです。仮にそうならば、私たちはがん予防の失敗からずっと抜けられないでしょう。

第10章 リダクショニズムの医学

「問題を起こしたときと同じような思考をしていたら、問題は解決できない」
——アルベルト・アインシュタイン

ここまでのいくつかの章で、リダクショニズム（細分主義）によって私たちの科学のやり方がゆがめられてしまう様子を、特に私たちの体の働きについて解説してきました。こうしてゆがめられた結果、犠牲になるのが生物学の教科書や有機化学の期末試験程度の話であれば、残念なことではありますが、悲劇というほどではありません。もうお分かりだと思いますが、問題なのは科学理論や一般の方々の科学についての理解のありようによって治療の方法や資金の流れ、医療報酬が決まるという点です。本章では、私たちの病気に対する考え方や治療法のあらゆるところに、リダクショニズムの指紋が付けられている現状について見ていきます。

本書の冒頭で、私は現代医療は何かが根本的に間違っているとお話ししました。私はアメリカの医療制度（英語ではヘルスケア）は本当の意味での健康にあまり結びついていないと見ています。むしろ、病気治療制度と呼んだほうが適切かもしれません。ただ病気が起こったら反応し、病気の管理をするだけだからです。

そこから生まれるのはお金がかかるだけで効果の出ない結果であり、私たちは他にもっと良い方法があることも知らずに我慢して受け入れ、期待をかけるのです。多くの医療専門家や政治家が医療を改善しコストを削減するための提案書を出していますが、提案の大多数は表面的なところをいじっているだけで、問題の根本原因に対処しようというものはほとんどありません。これがリダクショニズムのオペレーティングシステムなのです。

根本原因を無視した病気治療制度

第4章で、盲目の人たちとゾウの寓話を紹介しました。ここで、目の見えない人たちがゾウの健康と幸せに責任を持つことを引き受けたとします。そうすると、どのような状況になるでしょうか？

もちろん、目の見えない人たちの中でゾウ全体を観測する任務に就く人はいません。それは不可能という前提です。各自の「専門」とされる領域に集中します。つまり、それぞれ脚、牙、鼻、尻尾、耳、腹を担当します。このゾウがカビの生えたピーナッツを食べて肝臓がんができたとしても、それぞれが観測を担当している箇所のどこかに十分な問題が表れないうちは、誰もこれに気づきません。がんが必要最低限の大きさにならないと、その症状に気づくことができるようになりません。まず「鼻の医者」が食欲の減退に気づき、次にきっと「尻尾の医者」が腸の不具合を嗅ぎ分け、そして最終的に「耳の医者」が発熱を感じ取り、計測することができるようになるといった具合です。

これらの目の見えない人たちは、個々の無関係なパーツの集合としてしかゾウを経験したことがないため、症状の元となる根本原因を識別して、これに対処する能力を持っていません。必然的に彼らの治療はすでに発生している問題への反応としての療法となり、そもそもの問題の予防には至りません。これは私たちの病気治療制度の主な特徴の1つ目、つまり「対症療法」です。

原因は見えないけれども症状を見分けることはできるため、目の見えない人たちはその症状を、それがあたかも問題のすべてであるかのように扱います。鼻の医者であれば、カビの生えたピーナッツを砂糖の衣がけにしてゾウの食欲を刺激してみるかもしれません。尻尾の医者であれば、ゾウの胃腸の働きに関しては介入する術が何もないということで、このかわいそうなゾウにカーボンフィルターを使用した巨大なおむつをあてがい、今の医学ではこの手のものを完全に治すことができないと説明をするしかできないかもしれません。そして耳の医者は、氷嚢を使って耳の発熱に対処し、耳の温度が平常に戻った段階でゾウは「完治した」と宣言するかもしれません。これも私たちの病気治療制度の実態のひとつです。症状をあたかも根本原因であるかのように捉えてその症状の治療に着目し、その結果、本当の根本原因を完全に無視した介入方法を選択してしまいがちです。そのため、その症状が再発してしまうことが非常によくあります。

ゾウを観測したリダクショニズムの医者たちは「ゾウ」という全体のシステムを無視しており、ゾウが進化して身に付けてきた自然の治療手段に頼ることができません。例えば、食べれば嘔吐を誘発することをゾウが知っている特定の木の葉などです。しかし、その医者たちは自分で観察した症状に照準を合わせた独自の治療方法を発明しており、それによって体の他のあちこちに新たな問題を起こします。これもリダクショニズムの病気治療制度で象徴的に見られることです。自然界に存在しない化学物質に頼り、私たちの生化学の小さな部分に狭い介入を行う一方で、負の「副作用」を必ず起こします。

では、たとえ話から医学の話に切り替えて、以上のようなリダクショニズム固有の特徴がそれぞれ病気治療制度の中でどのような役割を演じているのかを見ていきましょう。

●対症療法～悪くなるまで様子を見ましょう

救急室に運ばれてしまうような思いもよらない外傷の話であれば、対症療法が合理的だと思います。しかし万が一オートバイ事故を起こした場合に備えて、わざわざ他人の脚に予防用のギプスをはめたり首の周りにネックカラーを装着したりはしません。よく考えてみると、医療制度全体が救急医療の対応のように、後から対処する対症的なものです。「医療」とは人が不快感を持ったとき、何らかの病や疾患と診断されたときにだけ実行するものです。患者としての私たちは、問題が表に出ている場合でなければ、医者に行かないように訓練され、そうすることが良しとされています。

先ほども言ったように、これが思いがけず突然起こる外傷の場合であれば分かります。まだ起きていないことに対処することはできません。しかし、アメリカの医療はほぼすべてが対症療法です。医療機関では、ありとあらゆる病気とその進行が予告もなく突然出てくるもののように扱われます。昨日までは健康だったのに、ある日突然がんにかかったかのように扱われたり、昨日まで動脈にまったく問題がなかったのに、次の日には手術室へかつぎ込まれて冠動脈3本共のバイパス手術を受けたりします。

これはとんでもないことです。生物学的な過程が進行して臨床的な症状として表面化するころには、その過程もすでに数週間から数カ月、あるいは数年経過しています。それなのに医療機関はリダクショニズム的なガイドラインに沿って定額自己負担の10分間の医師の診察を行うことで、本格的な病気になる前に予防しようという患者のやる気を阻止します。「本当に悪くなるまで様子を見てみましょう」というのが今のシステムの中の医者や病院のモットーのようです。「症状が潜伏状態を抜け、痛みや機能障害、あるいは特に心配な検査結果に表れるまでは何も打つ手はありません。それまで安静にして、いつも通りの食事を続けていいですよ」というわけです。

●症状は治療するけれども、根本原因は放置

救急医療では、自動車事故の犠牲になった人の胸からハンドルを外し、折れているあばら骨があればそれを正しくはめることが先決となるのは分かります。ここで、事故の根本原因となったメールを打ちながらの運転や飲酒運転、高速道路出口のランプの設計の悪さなどを取り上げている場合ではありません。それは犠牲者の容態が安定してからでも間に合います。同じように、心臓発作や脳卒中、糖尿病性昏睡などの緊急事態で病院に担ぎ込まれた人については、最優先事項は最も深刻な症状を改善し、患者が峠を越えられるようにすることです。

しかし、医療は症状への治療だけです。稀な場合は除き、病気の原因の治療は行われません。私たちが治療しているのは、原因が生み出した結果です。そして、私たちはその個々の結果自体が原因だと思い込んでいます。「血圧が高いですか？　では、降圧剤で血圧を下げましょう。血圧が高いと心臓病を起こしますから」、血圧がそもそもなぜ高いのか、その理由には興味がありません。「がんにかかったのですね？　放射線をあて、化学物質でがんを毒殺しましょう」、腫瘍が動物性食品の多すぎる食事によって発生した可能性はどうでもいいことです。第8章と第9章で見たとおり、リダクショニズムの遺伝学では、発病前には何もなす術がなかったのだと信じさせようとします。つまり、がんは私たちの遺伝子の中にあるものだから避けることができないという考えに至ります。「心臓発作が起きたのですね？　では、これからは血流がもっとスムーズにいくように動脈にステントを入れましょう」、動脈が詰まる根本原因は、どうでもいいのです。現在、実践されている医療はほぼ必ず、症状だけが問題のすべてであるかのように、その治療だけに集中的に取り組みます。

これがいかにおかしなことで、非生産的であるかお分かりになりますか？　私たちは症状に集中すること

で実際の根本原因から頑なに目をそらしており、結果的にその症状が再発するのは火を見るよりも明らかです。水やりを忘れたせいで茶色くなってしまった芝生を見て、緑のペンキを塗って問題が解決したと思う人はいないでしょう？　それなのに、医療の世界ではそのような考え方で動いていることがあまりにも多くあります。

●正確性と特異性を目指した科学の危険な副作用

庭の芝生に緑のペンキを塗っても、草の根っこに水が十分に行き届いていないという問題の解決にならないのは当然のことです。しかし、塗料によってはその「解決策」によって事態がさらに悪化する可能性すらあります。一般的な塗料にはホルムアルデヒドや揮発性有機化合物（いわゆるVOC）、水銀、カドミウム、鉛、ベンゼンなどが含まれています。どれも健康な土壌が形成されるのに貢献するミミズや細菌を殺す可能性があります。VOCは虫を食べる鳥の健康を害する気体を発生させます。お分かりのとおり、茶色くなった芝生を元に戻そうとする場合、その症状（茶色くなっていること）だけに対処して全体的な環境を考慮しないと、問題の解決にならないばかりか、さらに事態が悪化してしまうのです。

何度も見てきているように、西洋医学は特定の症状に特化して治療しようとする医学です。薬のプラスの効果がより絞り込まれていて、かつ汎用性が低いほど評価が高くなります。多くの薬は病気の発生する経路の途中で起こる、恐らく主な酵素やホルモン、遺伝子、あるいは遺伝子生成物が関与する特定の出来事に作用するよう化学的に設計されています。化学療法薬はこのような作用箇所を非常に狭く絞り込んだ例です。他に関与している要因はどれもまったく関係ないかのように、病気の形成経路上のごく特定の要因のみを特異的に遮断するよう設計されています。[注1]　このように正確性と特異性を目指す方法は、通常、優れた科学の証と評価されます。ところが、雑誌の後ろのほうのページに掲載されている新薬の広告を見たことがあればご存じかと思いますが、この正確性と特異性には副産物が非常にたくさんあります。あまりうれしくない、命を危険にさらすことも多い副作用の数々です。有毒な緑の塗料となんら変わることなく、病気の過程の特異的な節々をターゲットとする薬は、人の体の他の部位に大混乱を巻き起こしがちです。

●人体には不自然な薬頼み

薬の大部分は、本来は植物由来です。人間は（そして動物も）、病気の治療に役立つ可能性のある生物学的特性を一定の植物が持っていることを何千年も前から知っています。世界各地の伝統的な治療師は植物をホーリズム（全体主義）的な方法で使い、患者の体のバランスを元に戻してきました。彼らはこれらの植物には「魂」が宿っており、それが治癒効果の体現であり、治癒に導かれると考えていました。

現代医療の立場からすると、このアプローチにはいくつか根本的な問題があります。1つ目は、植物全体に魂があり、それを全体として尊重する必要があるという考え（植物全体に何か特別な意味があるとする考え方）は、西洋科学の思考に照らし合わせると迷信臭く、不合理な感じがするのです。植物が治癒の特性を持っているのであれば、その植物の中のどこかに独立した治癒作用を持つ化学物質が存在するということになります。現代医療的にはそれを発見するだけではなく、それを再現する方法を見つけ出し、無菌状態で大量生産ができるようにすればいいだけです。

医薬品研究者は、特定の植物が持っている治癒の特性を司っている「有効成分」を分離して、その化学構造を割り出そうとします。[注2] 次に分離されて不自然な化学構造を合成する過程で、製薬会社はできる限り効能が大きくなり、毒性（つまり副作用）が小さくなるようにしようとします。あるいは、製薬業界の周囲にいる利権の代弁者たちが私たちにそう信じ込ませます。[注3]　実際には逆です。天然の化学物質の構造が変われば、体にとっては問題が多くなります。それが、すべての医薬品に共通して予定外の望まれない副作用が出てくる理由です。そして医薬品に対するこの負の反応は、並外れて複雑な自然を統制している秩序を無視するような不自然な用法と用量によってしばしばさらに悪化します。

具体的に説明してみます。体は毒の侵入（未知の化学物質による侵略）を感知すると、警戒レベルを上げ、進化の過程で発達させてきた数々の反応の中から、異物を毒性の低い代謝物に変換する酵素部隊を動員して、これを体外に排出できるようにします。その酵素のひとつがＭＦＯ（混合機能オキシダーゼ）です。第7章でもお話ししたように、ＭＦＯは生物学的に様々な活動をする酵素ですが、その働きのひとつに薬の代謝と処理もあります。

皮肉なことに、体内で特定の反応をするように調合された薬はどれも、ＭＦＯの酵素体系の反応を促すようです。しかし先ほどお話ししたように、生化学の世界では、的を絞ったストライクなどといったものはあり得ません。ですから、病気を治療するために化学物質を使うという戦略は、「村を救うために村を焼く」というベトナム戦争の悪名高い戦略に通ずるものがあります。実際の戦争同様、最終的に副作用の巻き添えになり殺されてしまう現場が残るだけということになります。

副作用の話は、実はもっとひどいです。ある化学療法によって受けた害を打ち消すために2つ目の医薬品が投与されます。恐らく3つ目、4つ目と増えていくかもしれません。それぞれ前の医薬が散らかした後の尻ぬぐいをするためです。また、時間の経過に伴い投与量を増やさなければならなくなることもよくあります。体がその化学物質の解毒を徐々に効率よくできるようになっていき、その化学物質が予定されている仕事をする前に役に立たなくなってしまうからです。私たちはこうして薬が増えていくことをあたり前に思っていますが、それは誤りなのです。

医療機関が恣意的に決めた「病気」というパラダイム（枠組み）

研究のリダクショニズム的な性質上、知識の非常に狭い範囲を厳密に見ることが良いとされ、それに沿った研究をすると評価されるわけですが、これは「目の見えない人たちとゾウの問題」と根強く関わっています。しかし、私たちの医療制度で使われる言葉とその使われ方のせいで、体はすべての要素がお互いの影響を受け、作用し合っているひとつの統合されたシステムだということが認識できなくなっています。ゆえにリダクショニズムの傾向がとても強くなっているのです。

恐らく一番納得しやすい例は、「病気」という言葉自体だと思います。あなたはこの言葉をどういう意味で使っていますか？　医学的に認識されている様々な病気は、実際に個別に存在しているものなのでしょうか？　そうではなく、一連の症状をまとめて新しい病気に分類する方法は、むしろもっと主観的（恣意的）なものなのでしょうか？　原因が関連している病気をひとまとめにしたらなにか不都合なのでしょうか？

病気の分類の歴史は、少なくとも1662年まで遡ります。その年、イギリスで初めて死因の記録がまとめられ、出版されました。[注4]このときに認められた病気は合計81種類でした。それ以降、この分類事典は初版から何度も改訂されてきました。最新版は第10版で、一般的には『疾病及び関連保健問題の国際統計分類』（International Statistical Classification of Diseases and Related Health Problems）と呼ばれ、「ＩＣＤ－10」としても知られています。この事典のたゆまぬ更新は、国際連合の世界保健機関（ＷＨＯ）によって維持されています。「新しい」病気がたくさん追加されてきましたが、これに伴い病気や病状の下にくる細分類も増えました。その項目は現在８０００程度掲載されており、当初の81項目よりそうとう複雑さが増しています。

過去の病気分類を少し見てみると、私たちの理解の限界と病気の分類学がいかに恣意的であったかが分かります。例として、19世紀の西欧で女性に最も多かった診断のひとつを挙げてみます。ヒステリーです。この言葉自体、子宮（ギリシャ語hystera）の機能不全という意味で、当時ヒステリーは子宮の異常が原因だと考えられていました。ヒステリーの症状にはめまい、不安、性的欲求または性欲の減退、水分のうっ滞、神経過敏、食欲減退、「問題を起こしやすい」など、他にも多くありました。ここで、男性はこのような特殊な症状群で病むことはなかったのだろうかと考えなければなりません。

ありがたいことに、女性ヒステリーの診断は過去のものとなっています。それにしても、なぜなくなってしまったのでしょうか？　もちろん、診断の特徴となる症状が消滅してしまったわけではありません。ヒステリーを根治したためにノーベル賞を受賞した人がいたという話も聞いたことがありません。答えは簡単です。西洋の医師がこれらの症状を子宮の異常のせいにするのをやめただけです。症状は実在するのですが、「病気」の定義とは文化や性別のバイアスによって変わるものです。つまり病気とは、ある理論モデルを症状群に適用しただけのことなのです。

逆のケースもあります。症状があると多くの人が訴えているのに、医療機関がその病気の存在（つまり症状群の相互関係）を否定することがときどきあります。このように存在が否定されている病気の現代版の症例が、慢性疲労症候群、慢性筋骨格疼痛、線維筋痛症です。これらの病名を聞くと多くの医師は「またか」といった感じで、同じひとつの診断に言い換えます。心気症です。これらの症状がなぜ病気とされないかというと、その様々な症状群がどれも、感染症や免疫学的な反応などの特定のリダクショニズム的「基礎病理」に結びつかないからです。つまり、医師が客観的な検査を行って確かな診断を出すことができなければ、病気とは判断されないのです。これは循環論法になっていることにお気づきですか？　医療機関がむしろ恣意的に病気と呼べばそれが病気の定義となってしまっているのです。

そもそも病気に名前をつけたり病気の発生を監視する目的は、人々の健康に見られる変化のパターンを検知することで、伝染病の流行を予測することができるかもしれないと考えられたからです。名前をつける制度は医療記録を標準化する目的でも活用されました。そうすることで患者が医師を変えたり遺伝する条件について検討したりするときに、医療の現場にいる人たちがお互いにコミュニケーションをとりやすくなります。医療の実務や研究の現場ではどこでも、特に疫学研究などの研究を進めるためにも、適切な病気分類が極めて重要です。

しかし、それぞれの病気を切り離し、別個の存在として捉える風潮にはマイナスの一面もあります。トンネル・ビジョン（視野狭窄の罠）になりやすく、どうしても病気にはそれぞれ特定の原因があり、特有の説明のつく発症メカニズムがあり、独自の照準を絞った治療法（通常は具体的な薬）があるのだという考え方になってしまいます。

病気の分類と治療法は、必ずしも厳密にこの1因子モデルのとおりにいく訳ではありません。医療専門家はある特定の病気に対して2つ以上の原因がある可能性や、その病気を治療する薬が複数ある可能性に気づいています。例えば多くのがんは、遺伝子、環境毒素、ウイルスなど複数の潜在的要因が紐づけられます。これらは別々に作用しているか、組み合わせられて作用しているかのどちらかです。そして医師であれば大半の診断結果において、細菌感染に有効な抗生物質、痛みに効く鎮痛薬、血圧をコントロールする高血圧治療薬を数種類かずつ思い浮かべることができます。この考え方は、大部分の医学の基本となっているひとつの原因に対して病気がひとつだけ対応する世界観を確実に逸脱しています。しかし、ほとんどの医療従事者はそのような事例が法則ではなく例外だと捉えています。そのような考え方のために、ますます病を治すもっと効果的な自然な方法がある可能性に目が向かないのです。これは残念なことです。原因やメカニズム、結果にどれくらいの重なりがあるのかにもっと本気で注目すれば、この視野の狭い病気のパラダイム（枠組み）から抜け出すことのできる医療専門家が増えていくと思うからです。

ホーリズムな栄養療法とリダクショニズムの疾病管理のあり方

医療従事者や研究者コミュニティのほとんどの人は、健康や病気の全体的なメカニズムを見ることを正しい科学だとは思っていません。彼らは、栄養医学という複雑なシステムがそれぞれの病気にどのように働くのかを正確に詳細に知るまで、「正当な学問分野」として認めません。むしろ、食べ物そのものを私たちの体に良いものとして単純に受け入れるのではなく、食べ物の「有効成分」を割り出そうとして譲りません。当然ですが、彼らの要求は実現不可能です。少なくとも栄養学の観点からは、それがどう作用しているか正確には分かりません。なぜなら、私たちはすべてのパーツを特定することすらできず、それぞれが何をどのようにしているのかを知ることができないからです。

医学界では、「万能薬は存在しない」という言葉が呪文のように使われています。複雑性の概念とその意味を完全に受け入れる能力がなく、それを徹底的に拒もうとする意思が表れています。自然は、私たちが理解しているよりもはるかに適切に体の機能を整えます。私たちが一旦、体のシステムには健康を達成して維持する力が備わっていることを受け入れさえすれば、万能薬の考え方にも納得がいくようになります。その

疾病管理（リダクショニズム）	栄養学（ホーリズム）
対症療法	予防的療法
症状に着目	根本原因に着目
個別の処置を好む	体系的な処置を好む
人工の化学物質を使用	自然の食べ物を使用

【図10-1】疾病管理と栄養学

うえで私が「万能」だと考えているのはPBWF食（プラントベース・ホールフード食）です。その中ではほぼ無限の数と種類のパーツがひとつになって、まるで交響曲のように調和を保ちながら体に作用し、多種多様な疾病に対応する力を発揮します。「万能薬」はターゲットを絞った投薬治療のパラダイムの枠内では使うことができませんが、ホーリズム栄養学のパラダイムの中では計り知れない効果と力を発揮します。

以上のことを別の角度からみると、栄養状態の悪化が病気治療制度で想定されているよりもはるかに多くの病気にかかる原因となっているということです。これに対して、栄養状態が改善されると多くの病気の症状は改善し、治癒すらも期待できます。お分かりでしょうか？　栄養状態の悪化こそが、あの目の見えないゾウの医師たちの誰にも分からなかった病気の根本原因なのです。

ここまでお話しして、病気を栄養で解決することは、あまりにもあたり前すぎる話だと感じている人も多いと思います。それでもここで、栄養を中心とした医療体系は現在の一般的に信じられているリダクショニズムの体系とどのように違うのか、比較してみる価値はあると思います（図10－1参照）。

疾病管理の体系はリアクティブ（反応型）の対症療法です。これに対して、栄養療法はプロアクティブ（先読み型）で、病気が発生する前に予防します。疾病管理では症状に注目するのに対し、栄養療法はそれらの症状の根底にある原因に対処します。疾病管理は体内の特定の場所に照準を合わせ、分離されたリダクショニズム的な治療の道を選びます。栄養療法は体に必要なものを使って、健康の維持や回復を全体的に行うために選択する材料を単に与えるだけです。さらに、疾病管理では私たちの体が毒素と認識してしまう合成薬が好んで使われますが、栄養療法は何十万年にもわたる私たちの進化の中で食べられるようになった食べ物を使って展開されます。よって副作用はありません。

医療といえばいつのまにか、私たちの健康状態が悪化して、病気と認識できるようになった時点で化学的な異物を摂取するという意味になってしまっています。医療行為といえば化学的な行為……私たちの体にそんな負担をかけるのです。もちろん救急医療のように分離された化学物質を使うのにふさわしい機会もあります。それはこれからも必要だと思います。しかし、それは他になす術がない場合です。リダクショニズムの疾病管理は土壇場で使う健康管理の補助手段であるべきです。こちらが主な選択肢になってはいけません。

第11章
自然から切り離されたリダクショニズムの栄養補給

「科学は葬式があるごとに進化していく」
——出所不詳

「代替的なヘルスケア」にこだわる人たちの存在については、大半がご存じかと思います。この人たちは医療・製薬業界のことを胡散臭いと考えていて、自身の命を栄養補給剤（サプリメント）に賭けています。それは具体的に特定されているビタミンやミネラルだけにとどまらず、栄養補助食品、プレバイオティクス、プロバイオティクス、オメガ3脂肪酸、様々な濃縮ホールフードなどのその他の「自然の」材料まで含みます。サプリメント産業はここ30年ほどの間に劇的な成長を遂げています。２００８年の健康補助食品（ダイエタリー・サプリメント）の全世界での売上は、推定１８７０億ドルでした。[注1] 成人アメリカ人の68％が健康補助食品を取り、さらに52％が「常習的に利用している」と答えています。[注2] アメリカ人と言えばアップルパイという時代はとうの昔に終わっています。今やアメリカ人と言えばマルチビタミンです。

言い方は「自然」やその他の言葉で置き換えられてはいるものの、そろそろみなさんもこれがリダクショズム（細分主義）的パラダイム（枠組み）の見本となっている例のひとつだとお分かりいただけたのではないでしょうか。第10章でお話ししたとおり、病気との闘いにおける第一のツールとして、分離された不自然な化学的医薬品に頼りきっていることが現代医学の大きな問題のひとつです。しかし、医療制度の中で医療専門家だけがリダクショニズムの要素を取り入れてきたわけではありません。自然健康派もやはり、自然の背景から切り離された化学物質は、まるごとの食べ物とまったく同じかそれよりも良いとするイデオロギーのえじきとなっています。処方薬のように薬草の「有効成分」とされている物質を合成する代わりに、健康と治癒を増進することが知られている食べ物、あるいはそう信じられている食べ物から有効成分を抽出して、それを瓶に入れてしまおうとするのがサプリメントメーカーです。しかし、処方薬とまったく同じように、有効成分の働きは、抽出元または合成元のホールプラント（まるごとの植物）から引き離されてしまうと不完全、不十分、予想不可能になるのです。

リダクショニズムの話術は巧妙です。オレンジは体に良い。オレンジにはビタミンCが豊富に含まれている。だから、ビタミンCは体に良い。オレンジから抽出され、あるいは研究室で合成されて錠剤に押し込まれたり、栄養補給のためにおやつのクッキーに練り込まれたりするものでも、変わらずに良いというのです。しかし、これを実証する証拠はありません。次に見ていくように、たいがいのサプリメントは健康の改善につながらないどころか、ものによっては、実際に害となる場合があることも、最も力を入れて行われた研究で分かっています。

丸ごとリンゴが持つ驚くべき抗酸化作用

ここに普通のリンゴがあります。ご存じの方もいらっしゃるかと思いますが、「リンゴを1日1個食べれば医者いらず」という西洋の格言があります。この格言の背景には、リンゴが健康に貢献する食べ物であることを示す、科学によって集められたありとあらゆる証拠があります。しかし、健康が増進されるという働きは、リンゴのどの部分の話なのでしょうか？　食品成分表を見れば、平均的なリンゴには次の栄養素が多く含まれていることが分かります。それはビタミンC、ビタミンK、ビタミンB6、カリウム、食物繊維、リボフラビンです。他にも少量ながらビタミンA、ビタミンE、ナイアシン、マグネシウム、リン、銅、マンガン、その他たくさんの栄養素が含まれています。[注3] このように延々と続くリストを見て、リンゴのどこが本当に大事な部分なのかを割り出すことができますか？

同僚でもある友人のルイ・ハイ・リウ博士が興味深い研究をしています。この疑問に好奇心がくすぐられた彼は、その答えを見つけるために研究チームを立ち上げました。

リウ博士は、アメリカと中国が国交を回復しはじめた1980年代前半に、中国からアメリカへ派遣された交換留学生の初期の波に乗った一人でした。私は以前中国で調査を行ったことがありましたし、私たちの共同プロジェクト（アメリカと中国、そしてイギリスの共同出資による最初の研究プロジェクト）の評価が急速に高まっていたこともあり、リウ氏はコーネル大学へ留学するための援助を私に頼んできました。彼が言うには、私の家族が彼の知り合った初めてのアメリカ人家族であり、我が家が初めて訪れたアメリカ人家イザリー委員として彼を担当しました。卒業と同時に彼は同じ学部の助教授の職に応募する機会に恵まれ（彼は明らかに素晴らしい可能性を持っていました）、応募にあたっての推薦状を書いてほしいと、再び私に依頼してきました。それからほどなくして、非常に競争倍率の高いＮＩＨ（アメリカ国立衛生研究所）が提供する研究資金に応募し、見事に助教授の職を勝ち取ります。そのお陰で彼は充実した研究プログラムを立ち上げることができました。それ以降、リウ氏は目覚ましい研究成果を連発するようになります。現在は終身教授となっていますが、研究者としてもそのキャリアの中で多くの実績を残しており、その分野の研究者・教授として国際的にも突出した存在となっています。

リウ氏のキャリアの初期に、先ほどお話ししたリンゴの健康効果についての発見がなされました。彼がこの分野を研究するに至った経緯は彼の生い立ちからの自然な流れでした。リウ博士のお父さんは、中国では有名な薬草調合師でした。子どもの頃、リウ少年はお父さんの薬草の調合を手伝うこともありました。彼は人の健康を常に気にかける家庭環境で育ち、健康管理をホーリズム（全体主義）的に捉える文化の中にいました。昔から、中国の医師が患者の診察をするときは人全体を診ます。身体、心、社会、環境などの観点から診ます。その「医療」現場では、薬草で治療薬を調合する過程で（通常は複数の）植物全体の総合的な効果も考慮します（伝統的な中国医学では、治療薬の構成の約95％が植物）。そのため、リウ博士は西洋の生体医学の教育も受けてきたことによりリダクショニズム方式で物事を捉えることができた反面、造詣が深かった中国医学の哲学に基づいてホーリズム寄りの捉え方をする習慣も身についていたのです。

リンゴの研究で、リウ博士と研究チームが実験対象としてまず選んだものは、ビタミンＣとそれが持つ抗酸化作用でした。まず、１００グラムの生のリンゴ（約１／２カップ）が持っているビタミンＣと同じ効果の抗酸化活性を調べてみると、１５００ミリグラム分のビタミンＣに相当することが分かったのです（これは一般的なビタミンCのサプリメントに含まれる量の約3倍です)。ところが、100グラムのリンゴまるごとを化学分析にかけてみても、ビタミンCはわずか5・7ミリグラムしか見つかりませんでした。1500ミリグラムにはとても届きません。まるごとのリンゴ100グラムから見つかったビタミンC類似の活性(抗酸化活性)は、分離された化学物質の相当量が持つ力の、なんと263倍に相当したのです!

言い方を変えてみます。リンゴの中で起こっているビタミンCと同じような活性作用全体のうち、ビタミンCと私たちが呼んでいる特定の化学物質が占める割合は、1%をはるかに下回るのです。微々たる量です。この作用の残りの99%以上がリンゴの中の他の化学物質によるもので、ビタミンC単体の潜在的な能力は、リンゴ全体という背景があるときでなければそれほど大きな効果は発揮しないということになります。

以上のことは、第6章でお話しした内容を踏まえると腑に落ちます。栄養のプロセスは大変ホーリズムなしくみになっていて、特定の栄養素が体内でどのように使われるかは、一緒に摂取された他の栄養素次第なのです。ビタミンCだけを取り出した錠剤だけを飲んでしまっては、ビタミンC特有の効能を発揮させるための「脇役」のキャスティングが抜け落ちています。そこで、一部のメーカーがバイオフラボノイドでやったように、私たちもその「脇役」の多くを加えてみるわけですが、それでもまだ私たちは、錠剤には含まれずリンゴにだけ含まれているものはどれも、あまり重要だと思っていないのです。

リウ博士の研究結果は権威ある科学雑誌『ネイチャー』[注4]に掲載され、メディアの注目もかなり集めました。その投稿の中でリウ博士のグループは「生の果物に由来する抗酸化物質は、健康補助食品(ビタミンC)よりも大きな効果を発揮する」という結論を出しています。とても奥の深い発見です。完全にリダクショニズム流の研究デザイン(リンゴの中に含まれているビタミンCの量を計測したこと)で導き出された結果が、かえってリダクショニズムの産物であるサプリメントがまったくの欠陥品であったことを暴いてしまったのです。

リウ博士はその後の研究でも、リンゴのような単純な食べ物ですらそこに含まれる栄養のシステムは圧倒的に複雑であることをよりはっきりとイメージさせてくれました。リンゴがビタミンCを届けるシステムとして、想定されていたよりもはるかに強力だという事実を発見した彼は、その数字の大きな食い違いを説明するメカニズムについて頭を悩ませました。そこで研究室では、ビタミンC以外でリンゴの中のビタミンC様の活性の原因となっている化学物質が、どのような種類の物質なのかを探る研究に焦点があてられました。この研究は最終的にリウ博士と彼の大学院での教え子だった（今は博士の）ジャネール・ボイヤーがまとめました。そして様々な発見があった中でも特に、リンゴはビタミンCのような化合物の宝庫であることを証明しました。[注5] 他に発見されたものとしてケルセチンやカテキン、フロリジン、植物だけにしか見つかっていないクロロゲン酸などが挙がりましたが、それぞれ多様な形でリンゴの中に存在している可能性があります。リンゴやその他の果物に含まれている化学物質の名前を挙げれば多大な量になります。それも恐らく、氷山の一角にすぎません。リンゴの内側は、外から見るよりもずっと複雑なのでしょう。

他にも念頭に置くべきことがあります。どんどん発見されていくビタミンCのような働きをする化合物には、人体にとって重要な生物学的効果が複数あり、その作用は抗酸化作用によるものだけでなく抗酸化作用とは関係ないものまであります。リンゴが持つ様々な効果を判定するために、リウ博士の研究チームは少なくとも4つの検査をしました。それらの検査はそれぞれ、これらの化合物が細胞の増殖を阻止する能力（可能性としてはがんの増殖を阻止し、あるいは改善さえもする）、血中コレステロールを減らす能力（心臓病や脳卒中と関係する）、不要な酸化を全般的にブロックする能力（がん、老化、心臓病、その他多くの変性過程に関係する）などを調べるものです。当然ですが、健康上の働きについて研究の対象にしようと思えばできたものは他にも多数あります。

実験においてはっきりしたことは、リンゴの中には数千まではいかないまでも数百種類の化学物質が含まれており、それぞれが数千通りの化学反応や代謝系に影響している可能性があることです。[注6] ビタミンC様の化学物質がこれだけものすごい量と濃度でリンゴの中に入っているということは、それがビタミンCであれ何であれ、単一の化学物質がリンゴの健康に良いという特性をもたらしているという考え方にとって大きな反証となります。仮に2個のリンゴに含まれているビタミンCの量を測定し、一方のリンゴに含まれているビタミンCの量が2倍だからといって、そのリンゴの健康的価値が2倍あるかというと、そうとも言えないのです。リンゴのビタミンCの量を見たところで、そのリンゴの抗酸化力についてはわからないのです。ビタミンC単体が抗酸化作用をもたらしているわけではないという事実と、栄養の複雑さについて第6章でお話しした内容（栄養素を組み合わせてもそのパーツを足し合わせた合計よりも多くなったり少なくなったりすることがあり、摂取した食べ物からいくつの栄養素を実際に取り出して使うかを判断するのは体の役目であるということ）を総合してみると、どれくらいの量のビタミンC（あるいはビタミンC様の栄養素）がリンゴの中に入っているかを知ったところで、価値のあることは何も分からないという結論に至らざるを得ません。

このジレンマは、ビタミンC様の抗酸化物質や、同じような他の果物・野菜に限った話ではありません。まるごとの食べ物から切り離されたすべての栄養素について同じことが言えます。食べ物の中に存在し、健康に良い影響を与える物質を化学的に組成の似ているもの同士でグループ分けした場合、同じような活動をするけれども効果に大きな違いのある類似した物質が、数百や数千まではないにしても、何十種類もあります。

ここで問題となるのは、所定の食べ物にどれだけの量の栄養素が含まれているかについて正確な答えを出すことができないことではありません。ましてや、私たちが最適に機能するために必要となる量を算出できないことでもありません（これはいまだに私たちの理解力ではまったく歯が立たないことですが）。真の問題は、私たちの疑問がそもそも間違っていることです。私たちの疑問は、ホーリズム的な栄養の性質についての根本的な勘違いが出発点となっています。私たちは「どれだけの量のビタミンCが私たちの体内に入っているか」ということを疑問としていますが、本来ならば「私たちの体が健康を維持するための機能を支えるためにはどの食べ物を食べるべきか」と尋ねるべきなのです。

リダクショニズム的な思考では、リンゴそのものによって健康が作られていると捉えることができず、よってリンゴをありのまま放っておくことができません。「リンゴが体に良いとすれば、それはリンゴ全体であるはずがない。リンゴの中の小さなパーツ、リンゴの中の一部の化学物質がリンゴの有益な効果を担っているに違いない。だから、それをリンゴから取り出して、人々に必要な毎日の量を正確に割り出すのが我々の仕事だ」ということになっています。

リダクショニズム的な考え方によると、健康的に食べるということは栄養素の緻密な管理に反する博打になってしまいます。リダクショニズムでは、摂取すべき個々の栄養素と、厳しく管理された決まった量が一覧で緻密に管理されています。しかし自然の中では、ベータカロテンが単体で見つかることはありません。ベータカロテンをスライスしてニンジンから取り出すこともできません。

それでも、残念ながらサプリメント業界はそれをやり続けようとしているのです。

サプリメント業界の実態

栄養についてのリダクショニズム的な考え方の本質には2つの仮説がありました。それは健康的な食べ物の中には有効成分がひとつあるということと、もうひとつはそれを背景から抜き出してもその効果が持続するということです。これがサプリメント業界の礎です。必要な栄養素はすべて粉末や錠剤、キューブで賄うことができるというテクノロジーの幻想の上に立っているこの業界は、健康に良いとされる食べ物に含まれる有効成分を抽出して合成することを目指し、その分析に絶えず取り組んできました。すでにお話ししたように、医学界では病気の治療には、個別の合成された、あるいはその自然の原料から切り離した化学物質を使っています。もうお分かりかと思いますが、「自然医学」業界でも同じことをします。そういった意味では、「自然医学」も主流の医学と効果は変わりません。さらにサプリメントは、正式にテストされた医薬品と同様に、実際には害が発生することもあるのです。

サプリメントに効果がないとか、害になる可能性があるといったことが真実だとは、すんなり飲み込むことがなかなかできないかもしれません。宣伝を効果的に広めるという点では、これまでのところ製薬業界よりもサプリメント業界のほうが上を行っています。何と言ってもサプリメントは「自然」です。食べ物と同じ材料でできています。自然が原料のサプリメントの広告はヨガ雑誌や自然な生活を提案する展示会、近所の健康用品店でも目にします。通っている整体院で何かの錠剤を薦められたり、販売していたりするかもしれません。あるいはみなさん自身が、サプリメント業界に対して社会的、政治的、さらには精神的にも共感を抱いているかもしれません。しかし残念ながら、これらの栄養素を分離して摂取することはまったく自然なことではありません。そして、本題は天然由来の錠剤というマーケティングのやり方に対する好き嫌いではなく、長期的に見たときに自分の健康に対して、そのビタミンや関連サプリメントがどのような効果を持つかです。

個別の栄養サプリメントを摂取しても期待通りの効果が出なかったという事例は数多くあります。実際に、まったく逆効果だったというサプリメントもありました。ビタミンのサプリメントを服用して、短期的には統計的に意味のある健康的なメリット（そして長期にあてはめて推論）があったという個別の研究もときどき出ています。しかし、数多くの研究結果を総合して評価すると、日常的にビタミンによる栄養補助をして、健康が改善したという科学的根拠はほぼゼロです。研究者たちは、心疾患[注7]やがん[注8]、総死亡率[注9]などから栄養補助の効果を検証できる細分化（リダクショニズム）的研究に、巨額のお金を使って以前から取り組んできましたが、残念ながらまだ検証に至っていません。一部の世界的権威のある研究においては、リダクショニズム的な栄養補助にはメリットがないだけでなく、実は有害でさえあるという結果も示されています。そこで、研究の対象となることが最も多い栄養補助食品のうち、ビタミンE、ベータカロテン、オメガ3脂肪酸の3つを次に見ていきたいと思います。それを見れば私の言い分にもご納得いただけると思います。

●ビタミンE ～期待された効果とは逆の効果もあったサプリメント

ビタミンEは1922年に初めて、緑の葉もの野菜に発見されました。[注10] それ以来、様々な研究によってビタミンEは数多くの生化学的機能に不可欠であることが示されており、よって幅広い健康上のメリットがあると考えられてきました。実際に、血中のビタミンEが高水準であるほうが多くの病気のリスクが下がります。ビタミンEは水に溶けにくいけれども脂肪に溶けやすく、細胞膜などの脂肪環境で働くことができます。

そこで細胞膜や膜の酵素を酸化のダメージから守ります[注11]。

近年、ビタミンEは心疾患などの病気を予防するサプリメント（栄養補給剤）として人気が高まり、日常習慣として摂取されるようになってきました[注12]。その土台となっている考え方が、食べ物の中のビタミンEが健康な体に重要なのであれば、切り離されたビタミンEによる栄養補給でも体に良いはずだという理論です。ビタミンEの錠剤は、自然健康派の間では広く「魔法の栄養素」と考えられています。

この足し算は、理論上でも成り立ちません。そもそも、ビタミンEは本書で見てきた他の栄養素と同様に、単独で作用するということがまずありません。大きく影響を受ける可能性のある栄養素が他にもたくさんあります。例えば、セレン、含硫アミノ酸、多価不飽和脂肪酸などです。つまり、植物性の食べ物の中の環境からビタミンEを抜き出してしまうことは、部隊を切り離して軍の大将だけを戦場へ送り出すようなものです。さらに言えば、私たちがビタミンEと通常呼んでいるものは、実はひとつのビタミンではなく、似ているけれどもわずかに違う8種類の変形体（これを化学では「アナログ」と呼びます）のファミリーなのです[注13]。同じ機能もたくさん共通して持っていますが、効力には大きな開きがありますし[注14]、ターゲットとする組織にもかなりの違いがあります[注15]。

ビタミンEサプリメント市場がブレイクしたのは、1993年のある研究によって血中のビタミンE水準が高くなると重い虚血性心疾患の発生率が下がるという相関性が発見されて以降のことでした[注16]。ただ、この研究で測定されたのは食べ物由来のビタミンEであり、サプリメントではありません。にもかかわらず、関わった研究者たちは、少しだけ思い切った解釈をして血中ビタミンE濃度が低いことが心臓病を起こす原因であると結論づけ、さらに大胆に思い切った解釈をして「ビタミンEの**サプリメント**が虚血性心疾患のリスクを下げる可能性がある」（強調の太字は本書著者によるもの）と進言しています。この研究者たちの名誉のために申し上げておくと、ビタミンE栄養補給剤の一般使用について推奨を出す前に、さらに多くの試験を行う必要があるとの助言も付記されています。しかし、この助言は大半の人の目には留まらず、ビタミンEの補給により心臓病の予防ができる、という意味にだけ解釈されているのが現実です。

メディアがこの研究を誇大に取り上げたことは、過去20年ほどのビタミンEサプリメント市場巨大化の後押しとなりました。しかし、これだけ関心が集まったからこそ効果を検証する研究がその後何度も行われたわけで、そのお陰で期待された効果とは別の話が浮上しています。ランダム化比較試験が何度か行われた結果、ビタミンEのサプリメントを使っても虚血性心疾患[注17]やがん[注18]、糖尿病[注19]、白内障[注20]、慢性閉塞性肺疾患[注21]などのリスクが下がるわけではありませんでした。これらの研究結果は治験対象も幅広く、説得力があります。規模、幅（多数の病気について検証されている）、研究の件数、研究者が逆の結果を期待していたことを考えても、効果がないことを確信せざるを得ません。ビタミンEのサプリメントはリダクショニズムで期待されるような作用の仕方をしないことが、先の研究で証明されました。そしてそれは、ビタミンEを含む食品を摂ることの重要性を教えてくれます。サプリメントでビタミンEを補給するメリットが辛うじてあった特別なグループに属する人もわずかにいたかもしれませんが、大半の人には何の効果もありません。

しかし、実はそれすらもかなり甘い評価であることが、最近の研究で分かっています。30万人近くが被験者となったランダム化比較試験70件以上を最近見直したところ、ビタミンEサプリメントの摂取と総死亡率との間には別の関連のあることが判明しました（ビタミンAとベータカロテンについても言えることで、これについては後で議論します）[注22]。もうお分かりのとおり、サプリメントでビタミンEを補給しても今以上に健康になることはなく、かえって死期を早める手助けをしてしまい兼ねないのです。

ビタミンE補給の擁護派がこの発見に対して反論してきましたが、その反論の仕方も概ね想定の範囲内でした。研究デザインが良くないと言う人もいましたし、彼らの研究結果の解釈が間違っていると文句を言う人もいました。[注23] これは科学者としては公正で、むしろ望んでいた反応です。不完全なデータから有効な結論を導き出すことこそが、まさに科学者たる者の仕事です。ただ、責任ある科学者であれば、この栄養素の補助的使用に疑問を投げかけている研究の多くで、効果がないという結論になりつつあるという事実を見逃すことはできないでしょう。

先の実験で使われた物質がビタミンE（トコフェロール）の4種類のアナログだった点を指摘している研究者もいます。彼は、システムによってはビタミンEのトコフェロールの仲間であるトコトリエノールのほうがより活性が高く、恐らく体に良いのではないかと思われるので、トコトリエノールに注目したほうが良いのではないかと提案しました。[注24] ただ、これらのアナログが持っている潜在力として、身体への悪影響のほうが大きいかもしれないという点については言及していません。

最後にもうひとつ、ビタミンEサプリメントの擁護者からのさらに別の反論をご紹介しておきます。彼らは多様な遺伝的感受性を持つ人々を含む特殊なグループの人たちを調査して、メリットのほうがリスクよりも大きい可能性を見つけています。[注25] しかしそこには、ＰＢＷＦ食も同じことができるという現実的な視点が見落とされています。しかも、わざわざサプリメントにするよりもＰＢＷＦ食のほうがコストも安く、心疾患[注26]や死亡[注27]に至るような副作用も少ないのです。

次々と出てきている科学的根拠に、議論の余地はもはやないと思われます。ビタミンEの有益な効果は、本来の植物中の環境から取り出され、瓶詰めにして私たちに売られた時点で失われていることは明らかです。しかし、合法的な研究という形で偽装している誇大広告からは、それは判断できないことだと思います。

●オメガ3～病のリスクを上昇させる可能性があった⁉

ビタミンEと同様に、オメガ3脂肪酸も私たちの体が機能するのに必要不可欠です。すべての「必須」栄養素についても言えることですが、この脂肪酸も合成することができないので、食事から摂取しなければなりません。必要不可欠なオメガ3脂肪酸には、ALA、DHA、EPAの3種類があります（オメガ3がオメガ6および総脂肪との関係で正しくバランスが取れていれば、DHAは通常必須栄養素とはされません）。これらの脂肪酸は特定の植物の他、一部の種類の魚や食用の海藻類にも見られます。

オメガ3は私たちの体を炎症から守ってくれるように見えます。つまり抗炎症物質であり、関節リウマチや心血管疾患（CVD）を減らすのに役立ちます。耐糖能[注28]、血中トリグリセリド[注29]、高密度リポタンパク質（HDLまたは「善玉コレステロール」[注30]）などの糖尿病の臨床バイオマーカーがオメガ3脂肪酸によって改善したとする研究結果も、小規模ながらいくつかあります。つまり、オメガ3脂肪酸が糖尿病から守ってくれるかもしれないということです。

オメガ3脂肪酸は、主流の栄養健康学の世界では一番人気とも言える栄養素です。メディアは、これが不足しないように魚をたくさん食べるよう私たちに促しています。特にイワシ、カタクチイワシ、ニシン、サケ、マグロなどの脂の乗った魚が推奨されています（オメガ3脂肪酸の一形態であるALAは体内で残り2つの形態に変換されるので、必ずしも魚を消費しなければならないという訳ではない点についてはあまり触れられません。ALAはある種のナッツや種に含まれています）。もちろん、オメガ3のサプリメントを摂ることも薦められています。

サプリメントメーカーがオメガ3を売るとき、魚油のカプセルの形で売るのが大半です。私たちが実際に口にする脂の乗った魚には水銀やPCB（ポリ塩化ビフェニル化合物）をはじめとする汚染物質が危険な高い水準で含まれていることと比較した、自社製品の「純度」という売り文句に力を入れます。現時点で（訳注：原書が執筆された時点）で、ＷｅｂＭＤのウェブサイトでは、天然魚の多くや、養殖ものはすべての種類について、妊娠中の女性や子どもたちは食べないように警告までされています。ということは、この必須栄養素の必要量をより賢く得る方法は、オメガ３の栄養補助商品ではないかということになるのです。しかし、現実にはそううまくはいかないことが分かっています。

89件にのぼる大規模な研究の成果をひとつにまとめたところ（これはかなりな量の研究です）、「心血管系の問題やがんも含め、総死亡率に対するオメガ３脂肪酸による明確な影響は**ない**[注31]」というのがその結論でした（強調の太字は本書著者によるもの）。一方で、20万人近くを対象として足掛け15年にわたり実施されたある大規模な研究[注32]では、オメガ３脂肪酸の摂取量の増加（大部分を魚から、一部をサプリメントからという組み合わせで摂取した場合）と２型糖尿病のリスクの上昇との間に、関係性が実際に見つかりました。つまり、オメガ３脂肪酸の摂取量が増えるほど、被験者が糖尿病にかかる可能性が高まったのです。この研究には合計で１万件近くの２型糖尿病の事例が含まれており、オメガ３の摂取量が増えるにつれて糖尿病の件数も右肩上がりの傾向を示したことから、この関係性がランダムな運まかせであるという可能性は極めて低いと思われます。

オメガ３脂肪酸の摂取量が増えると、２型糖尿病は本当に増えるのでしょうか？　それ以前のもっと小規模な研究では、オメガ３が糖尿病の予防になるかもしれないと言われていました。その件はどうなるのでしょうか？　この矛盾をどう説明したらよいのでしょうか？　これらの研究を注意深く見てみると、実は矛盾はないのです。小規模なほうの研究は短期間の研究で、糖尿病に関連したバイオマーカーしか見ていませんでした。最終的に糖尿病に至った事例についての研究結果と同じではありません。短期的な結果は、実際の出来事の非常に複雑な大海原の中に散らばっている小さな点でしかありません。それなのに、サプリメントメーカーは自社製品の効き目について私たちを納得させるために、長期的な研究から導き出された信頼できる結果を待たずに、このようなリダクショニズムの性急な結論を根拠とするのです。

●ベータカロテン〜食物とサプリメントの違い

短期的な効果を見て近視眼的に性急な判断が下されるケースの、最近の典型的事例とも言えるのは、ベータカロテンです。これは植物の中に含まれているビタミンAの前駆体（プリカーサー）で、私たちの体内で「本物の」ビタミンAに変換されます。ベータカロテンは緑の葉もの野菜や、唐辛子、ニンジン、カボチャなど赤やオレンジ、黄色の色鮮やかな野菜の中で自然に発生します。ベータカロテンは1970年代に発見され、がんの成長を促進すると考えられているフリーラジカルの活動を、阻止することのできる強力な抗酸化物質[注33]とされました。また、ベータカロテンの豊富な食べ物（野菜や果物）は、肺がんの減少と関連付けられました[注34]。以上の観察結果が、ベータカロテンが肺がんや、恐らく他のがんからも身を守ってくれる可能性を示唆する証拠となりました。

ところがそれから約10年が経過して、フィンランドで行われた喫煙者の研究において、ベータカロテンのサプリメントを6年半与えたところ肺がんによる死亡が46％増加した[注35]という結果がでました。これは無視できない数字で、統計的にも大きな意味を持つ結果でした。これに加えて、心血管系の死亡もサプリメントを摂取した場合26％増加しました[注36]。有害な影響があまりに突出したものだったので、研究は前倒しで中止に追い込まれました。なんと、ベータカロテンのサプリメント投与を行ったせいで死亡率が劇的に上昇してしまったのです。さらなる死者を増やさないようにするために試験は早期終了となりました。

興味深いことに、同じ研究で開始時点における食べ物からのベータカロテン摂取量は肺がんリスクの低下と関連していたのです。これははっきりとした違いでした。食物ベータカロテンは肺がん発症率低下とつながりがありましたが、サプリメントのベータカロテンは肺がんの増加とつながりがありました。この発見は、別の複数の大規模な研究でも確認されました。[注37]

このときから、ベータカロテンのサプリメントはがんも心血管系の病気も減らさないという見方が浮上してきたのです。[注38]

サプリメントは病気を予防しない

現在、ベータカロテンやビタミンE、その他の抗酸化ビタミンが、心臓病やがんなどの病気を予防するはずのメカニズムを説明している研究はごまんとあります。しかし、単独（錠剤など）で試験を行うと、サプリメントは病気を予防しないのです。この予想外の発見はようやく研究者の間でも受け入れられはじめており、栄養補助的なベータカロテンやビタミンE、オメガ3などを薦めるようなことはさすがにもう行われていません。しかし、研究結果に失望しつつも、彼らはいまだにしつこく同じ古い考え方にしがみつき、「切り離された化学物質によって病気が予防できるとあきらめずに信じ続けるべきだ」と言うのです。まったく頑固なものです。

切り離された栄養補助食品が体のためにならないことを示す発見が確固たるものとなってくると、サプリメント業界と雇われている研究者たちはますますリダクショニズムの欠点をさらけ出す形で反応してきます。すでに発見された抗酸化物質よりも、より良い効果のものがあるのではないかと期待して、新しい抗酸化物質を植物から発見すべくエスカレートする人たちもいます。[注3] 一方、臨床バイオマーカーの選び方をもっと工夫すれば、既存の抗酸化物質から新しい健康上のメリットを発見できるのではないかと提言する人もいます。つまり、いま私たちが着目している抗酸化物質の健康効果がはっきり見えないならば、病気になる人がより少ないとか、寿命が延びるなど我々が好む健康への影響の予測が立てられるような、別の中間効果を探すべきだと言うのです。しかし、私たちが実際の健康測定の代用としてバイオマーカーを使っている理由は被験者を何年も追跡して何が起こるかを実際に見るよりも安く短期間で生化学的な計測を行うことができるからです。サプリメントの本当の効果を知りたいなら、バイオマーカーの選び方云々ではなく、長期的な観察実験をするべきです。

ビタミンEやベータカロテン、その他の分離された抗酸化物質が健康作りの役に立たないという報告に対する研究者たちの反応を見て、私はがっかりしました。今では多くの研究者がこれら期待外れの研究を知っています。[注40] 抗酸化作用が複雑な性質のものであることや、ビタミンサプリメントが環境によっては毒になってしまうことを示すいくつかの報告が正しいことも認識しています。しかし、リダクショニズム的な発想が間違っているのではないかと考えるのではなく、むしろさらに専門的に細かい分析をして、サプリメントに関する研究についての説明をしようとする研究者もいます。結局、これだけの年月をこれだけの研究に費やしてきたにもかかわらず、彼らはいまだに気づきません。特別な能力を持つ新しい抗酸化物質を探すという、お金だけかかって意味のない道を変わらず歩み続けるのが無駄だということに。彼らはいつか、干し草の山の中から1本の針を見つけ出すかもしれません。つまり、自然の効果を上回るようなリダクショニズムのサプリメントを見つけるかもしれません。しかし私はそれは難しいことだと思っています。

1980年代半ば、サプリメント産業がまだ生まれたばかりの頃、私はNAS（アメリカ科学アカデミー）の要請を受け、3年を費やしてビタミンサプリメントの栄養補助について研究しました。その効果を支持する業界の主張が、本当に正しいのかを研究し、FTC（連邦取引委員会）に対して有力な助言を提出しました。私の証言は、業界が提起している健康に関する主張に反対するものでした。否定する理由は2つありました。ひとつは当時、サプリメントの効果について確かな科学的根拠がなかったことと、もうひとつは、私なりの当時の生物学的観点から見て、それは筋が通らなかったからです。当時の私の観点は、四半世紀経った今になって本書でお見せしているものと同じです。すなわち、栄養素が単独で作用することはまずないか、少なくとも適切には作用しないという考えです。今までサプリメントの研究に何百億ドルもの（主に）税金がつぎ込まれましたが、私たちはようやく、この研究の無意味さを証明するのに役立つ有力な証拠をつかみつつあります。

誤解していただきたくないのですが、サプリメントの調合を行うことにメリットがまったくないと言っているのではありません。一部の乾燥ハーブ化合物のように、サプリメントの化学的組成が植物まるごとの組成に近づいてきている場合には特にそうです。これらの製品は、ある状態の人たちには有用でしょう。しかしながら、証明責任はその主張を提起した側にあるというのが私の考えです。ここで「証明責任」という言葉は「査読に合格するような客観的な研究結果」という意味で使っています。いわゆる「天然のサプリメント」が健康になるための選択肢として一番良いということを発言したり滲ませたりしたとします。その際には、そのサプリメントの由来となったまるごとの植物ベースの食べ物を日常的に摂取することで、サプリメントを取るよりもずっと安くてずっと健康になるという、業界にとって不利になる事実もはっきりと主張していないようでは、証明としてふさわしいとは言えません。

サプリメント消費増加の危険は、私たちの健康に具体的な悪影響が出るというだけの問題ではありません。

サプリメントという特効薬を妄信してしまうことで、正しく食べるという縛りから解放されたと誤解してしまうことも問題です。「ホットドッグやアイスクリームを好きなだけ食べて、具合が悪くなったときには薬を飲めば良くなるのに、わざわざ嫌いな野菜を食べなくてもいいでしょう？」というわけです。

サプリメントによる栄養補給に効果がないということは、リダクショニズムのアプローチは健康に対して効果がないことへの注意喚起となっています。医薬的なアプローチが引き続き衰えを見せていない一方で、サプリメントの取り組みは、少なくとも外目には研究の袋小路に入ってしまっているように見えます。もはやリダクショニズムの研究手法（バイオマーカーと個別の化学物質を過剰に重要視し、長期的な健康に表れる結果を見ることを拒む）に頼る以外に、サプリメント業界がこの工業製品を健康の手段として活用するプロジェクトを守る道はないのです。

第12章 リダクショニズムの社会政策

「我々が地球にしたことは、我々に帰ってくる」
——シアトル酋長

第2部ではここまで、栄養と食品に関する考え方という観点からリダクショニズム（細分主義）を見てきたほか、リダクショニズムの効果が個人の健康の結果や生活の質に、食事を通じてどう影響しているかについて検証してきました。しかし、栄養に対するリダクショニズム的なアプローチが影響している人生の領域は他にもあります。社会政策は私の専門分野ではありませんが、注目を集めた食品や健康政策に関する複数の専門家委員会の一員として、どのような食事が推奨されているのかが社会や文化的慣習に対して与える潜在的な影響について、専門的に考察してきました。ですから、私たちの社会問題の見方にリダクショニズムがどう影響しているか、そしてリダクショニズムではどうしても目が向かないようにされてしまう栄養に関する情報（植物ベースの食事には動物性食品の多い食事を上回るメリットがあること）が私たちの暮らしている世界にどう影響しているかについて、少なくとも触れるくらいのことをしておかなければいけないでしょう。

私たちが抱える社会や経済、環境の最も大きな問題の点と点をつないでみると、栄養が因果要因であるケースが多く、かつ潜在的な解決策として、大きく関わっていることがはっきりと分かります。結局、食べること（文字通り、体の中に自然を吸収したり人工的な代用品を吸収したりすること）は、私たちが周囲の自然や人間の仲間たちとどのように付き合っていくかに大きく関わっているのです。

我々が地球にしたことは、我々に返ってくる

毎年7月4日独立記念日の週末、私の第二の故郷でもあるノースカロライナ州のダーラム市では、地元の川の保全資金調達を目的とした工芸品と音楽の素晴らしいお祭りが開催されます。美しい州立公園では、全米から集結したバンドがそれぞれ自慢の楽曲を披露し合います。露店では手作りの宝石や陶器、衣服が販売されます。太陽エネルギーや河川クリーンナップ作戦、原子力施設の反対、その他様々な主張を掲げた活動家や環境保護団体の講演会も開かれます。屋台で配布されたナプキン、スプーン、皿、コップなどはすべて100％生分解性のものです。ここまで環境を意識したイベントは他にないだろうと思います。

しかし、ひとつだけらしくない点があります。それはお祭りで来場者たちが体にかきこむ食べ物の大半です。油で揚げたファンネルケーキは合成シロップひたひた、粉砂糖がたっぷりまぶしてあります。ボリュームのある骨付きターキードラムスティック、ハンバーガー、鶏むね肉のグリル、アメリカンドッグはすべて、製品にホルモン注射や抗生物質を注入する工場式農場から取り寄せた肉です。フライドポテトが沈められるフライヤーには、遺伝子組み換えの食用油が使われています。私たちはポイ捨てや河川を汚すことが悪いことだというのは分かっているのですが、どういうわけか、自分たちの体を汚すのは問題ないと受け入れてい

るのです。ですが、彼らは自分たちの食べているものが、周りの環境に影響しないとでも思っているのでしょうか。

私は、公約だけは明快で立派だけれども、口先だけの環境運動家を大勢知っています。分からなくはありません。私たちが大好きな「食べ物」(正しい言葉を使えば「食べ物のようなモノ」)の多くには高い中毒性があります。しかも私たちの食べ物との関係には、例えば白熱電球やビニール製のレジ袋との関係の場合よりも、はるかに強く感情が関与しています。お祭りで見かけた活動家たちも先のことまで考えているのだと思いますが、そんな彼らさえもリダクショニズムの影響下にあります。自分たち個々の食事の選択がリサイクル活動やエネルギー効率の良い電球を使うこと以上に大事なことだということが見えていません。私に言わせれば、食事のほうがはるかに大事です。

本章の冒頭で、シアトル酋長の「我々が地球にしたことは、我々に帰ってくる」という言葉を引用しました。この言葉を聞いたことのある人もいるかもしれませんし、あるいはその変化形を見かけたことがある人もいるかもしれません。環境運動家がよく引き合いに出す言葉で、森林を伐採したり、水を汚したり、空気に毒を排出したりすれば、必ず最終的には自分たち自身が傷つくことになるという注意喚起のために使われます。しかし、あまり意識されていないことですが、逆も同じく正しいと言えます。つまり、私たちの食事が環境に大きな影響を与えるということです。具体的に言うと、動物ベースの食べ物の大量消費が、土壌劣化、地下水汚染、森林破壊、化石燃料の消耗、深部帯水層の枯渇など、私たちが抱えている環境問題をさらに大きくするのです。

コーネル大学の同僚であるデイビッド・ピメンテル博士は、私たちの畜産生産体制が貴重な資源の無駄遣いと環境破壊の原因になっている様々な状況について記録を取っています。彼の推定によれば、植物ベースの食べ物と同じカロリー数の食べ物を動物で作ろうとすると、約5～50倍の土地と水源が必要となります（これは、動物の種類や牧草で飼育されているか否かなど、考慮する条件によって変動します）。飢えに苦しむ人間が世界にいる中で、資源がこのように非効率な使い方をされたら、それこそ悲劇です。

ここに、ピメンテル博士の研究結果の一部をご紹介します。[注1]

・動物性たんぱく質の生成には植物性たんぱく質の8倍相当の化石燃料が必要

・アメリカ国内の家畜全体で、アメリカ国内の人口全体の5倍相当の穀物（これらは彼らの本来の食べ物でさえない）を消費

・1キログラムの牛肉を生産するのに必要な水は10万リットル。これに対して、1キログラムの小麦に必要な水はわずか900リットル、1キログラムのジャガイモは500リットルにすぎない

・約200名の専門家を集めて国連が実施したワークショップ[注2]での結論だが、熱帯地方の森林伐採の80％が新規農地開拓によるものであるが、その大半は家畜の放牧や飼料のために使われる

このように食事と相互につながりのある問題が数多くあり、しかもそのすべてが動物性たんぱく質をベースとする食事への、私たちの依存が原因です。簡単に言うと、畜産の産業体系にはサステイナビリティ（持続可能性）が備わっていないということです。私たちは真水や健康な土壌などの天然資源を急速に使い果たしており、補充が追いついていません。また、動物性たんぱく質中心の食糧経済の副作用として、環境毒素や私たちの誰もが生きるために必要な空気そのものの、毒による汚染もあります。

これらの問題はとても深刻です。ひとつひとつの問題について、1冊の本が書けるほどです。しかもそれ

は氷山の一角にすぎません。もっと詳しく知りたい方は、J・モーリス・ヒックスの著書『Healthy Eating, Healthy World』（健康的な食事と健康的な世界）が素晴らしいので、とてもお薦めです。話は戻って、ここでは4つの問題に絞ってお話ししたいと思います。政策立案に関わる人たちもメディアも、基本的にこれらの問題に食事との接点があるとは思っていません。まずは現代の最も大きな環境危機と呼ばれる2つの問題、つまり地球温暖化とアメリカの深層地下水源の枯渇を取り上げたいと思います。続いて、地球上で最も弱い立場にある2つのグループ、つまり動物と貧困層の人々に対する虐待と暴行について取り上げます。そして、最後にリダクショニズムの考え方によって私たちがいかに行き詰まっているか、ホーリズム（全体主義）的なアプローチを取ることで、複数の問題がいかにして同時に解決されるのかを見ていきます。

地球温暖化に影響するCO_2と畜産

まず、最も危機的な現代の環境問題について取り上げます。地球温暖化です。数値を真剣に検討してみると、動物ベースの食事から植物ベースの食事に切り替えたときに、他の取り組みのどれよりももっとも数値が改善され、地球温暖化が後退すると読み取ることができます。

私はアル・ゴア元アメリカ合衆国副大統領の力強く重要なドキュメンタリー『不都合な真実』（原題：An Inconvenient Truth）に対して、客観的な批判がひとつあります。それは、問題の規模を考えると、とてもじゃないですが解決にふさわしいと言えるような内容ではないということです。白熱電球をコンパクトな蛍光灯に取り換えるとか、暖房の設定温度を何度か下げるとか、自家用車のタイヤに空気をきちんと入れておくなどといったアドバイスを守れば、自分はがんばったと感じることができるかもしれません。しかし、現実問題としてまったくと言っていいほど効果はありません。ClimateCrisis.netで閲覧可能な「アドバイスシート」では、自宅から出るゴミの量を10％削減すれば1年当たり1200ポンド（約545キログラム）の二酸化炭素（CO_2）の排出が抑えられると発表されています。ここでちょっとした計算をしてみると、残りの90％のゴミがまだ、年間10800ポンド（約4899キログラム）の二酸化炭素を排出していることに気づきます。同じことを続けているうちは、その勢いを少しだけ落としたところで、地球温暖化は止まりません。特に、私たちがすでに生み出した二酸化炭素は、今後何百年にもわたり大気中の熱を閉じ込め続けるのですからなおさらです。言うなれば、全員が崖っぷちへ向かって加速しながら下っているバスに乗っているにもかかわらず、せいぜいみんなして窓の外へ腕を突き出して空気抵抗を高めることくらいしか、良い考えが思いつかないといった状況です。根本的には、誰かが席を立って運転席まで走っていき、ブレーキを踏まなければならないのに。

2006年に国連のFAO（食糧農業機関）が、動物の餌と地球温暖化との関連を強調した報告書を出しました。[注3] FAOは世界各地の畜産活動の発展を主な活動目的とする機関であるため、その内容は衝撃的でした。影響への評価にかなり甘い部分があるものの、結論としては、動物ベースの食事を続けることで地球温暖化が18％進むということでした。この数字は工業や交通の影響よりも大きいのです。[注4] この情報はそうとう以前に出されたものですが、いまだに広く知られていません。

機会は少ないですが、食べ物が地球温暖化の議論のテーブルに上ることもあり、その折にこの推定18％という数字が持ち上がります。しかしながら、最近出された報告書の結論によると、食べ物の地球温暖化に対する寄与度の推定値は、実際にはもっと高いようなのです。世界銀行代表の上級環境アドバイザーを長いこと務めているロバート・グッドランド氏と、彼の同僚で世界銀行グループに務めているジェフ・アンハン氏両氏の判断によれば、畜産業の地球温暖化への寄与度は全体の51％だそうです。

温室効果の原因として最もよく知られているのは、メディアや活動家、政策立案者がよく言うあの二酸化炭素です。しかし、二酸化炭素だけが温室効果の原因ではありません。しかも、削減努力をして最も効果的なのは二酸化炭素ではありません。地球温暖化を押し戻すためのレバーとしてより有力なのは、二酸化炭素よりもメタン（CH_4）です。分子の間に熱を蓄える力としては、メタンのほうが二酸化炭素よりも約25倍大きな力を持っています。しかし、より重要なことは、メタンの半減期は7年であり、半減期が１００年以上ある二酸化炭素よりもよっぽど早く大気の中から消滅するということです。ですから、メタンの発生源を除去するや否や、すぐに温室効果対策としての効果が表れはじめるということになります。これとは対照的なのが二酸化炭素です。二酸化炭素の排出をやめた後でも、すでに排出されてしまっているガスが何十年にもわたり地球温暖化に寄与していきます。

大気中のメタンの量を25年の期間で計算してみると、地球温暖化に影響する力は二酸化炭素の72倍になるとされています。[注5]そして、メタン発生は畜産業と大きく関係しています。つまり、畜産業界の主な生産物である肉の消費を減らすことが、地球温暖化に影響をおよぼす最も早い方法ということになります。結局、私たちがこれまで実施してきた二酸化炭素を減らすプログラムはほとんど意味がなかったということです。

メタンの地球温暖化への寄与度に関する新しい評価が正しいとすれば、その存在は大きな問題です。環境に関わるコミュニティにいながら、なぜもっと多くの人がここに着目しないのかが理解できません。畜産業界に歯向かいたくないからでしょうか？　バイオエンジニアリングの専門家に頼んで、乳牛のおならをうまく閉じ込めて、安全に処理する方法を探してもらえばいいのかもしれません。それができないのなら、恐らく私たちはおならをするあの機械たち（牛たち）を生産したり、食べたりするのをやめるべきでしょう。[注6]

アメリカ中西部で枯渇する地下水と危惧される汚染

本書（訳注：原書のこと）は2012年8月に執筆しているものですが、アメリカの大半が百年に一度の大干ばつに襲われています。科学者の間でこの大災害と地球温暖化との因果関係についての議論をするのも悪くありません。しかし、確かなのは雨水が不足し、作物は発芽する前に枯れている状況で、この国が国民を食べさせていけるだけの十分な作物を生産しようとするならば、大量の地下水が必要になるということです。問題は、利用可能な地下水はほとんどが牛肉生産による膨大な需要（牛肉1キログラムを生産するのに10万リットルの水が必要）によって使い切られているか、牛肉生産からの流出水によって汚染されているか（大量に発生する肥やしを除去するために大量の水を使って肥育場を流します）のどちらかの状態にあるということです。

オガララ帯水層と呼ばれる広大な浅層地下水層が、アメリカ中西部の農業が盛んな8つの州（サウスダコタ州、ネブラスカ州、ワイオミング州、コロラド州、カンザス州、オクラホマ州、ニューメキシコ州、テキサス州）にまたがっています。この帯水層は、特に畜産業に脅かされてきました。この地下水は1000万～2000万年前に形成されたもので、[注7]現在は五大湖の中で2番目に大きいヒューロン湖に蓄えられている水に匹敵する水量があると推定されています。この地下水層が、世界最大級の農業生産地域を形成しているこの超広大な穀倉地帯の生活用水、産業用水、農業用水のほぼすべてを供給しています。非営利組織のKerr Center for Sustainable Agriculture（カー持続可能農業センター）の重要な報告書にも、「オガララから汲み上げられる水の90％以上が、アメリカのすべての耕作地の5分の1以上を潤している」と記述されて

います。[注8]

重要なことは、地下水の消費が雨による補充を超えないことです。しかし、オガララ帯水層はそのような状況にありません。水集約型の畜産農業で吸い上げる速度が補充の速度を大幅に上回っており、1950年代以降、全体水量の推定9％ほどがこの水源から消えているところまで来てしまっています。要するに、雨が補充してくれるよりも早く私たちが使ってしまっているわけで、これこそ環境災害の見本です。[注9]

それだけではありません。オガララの水は、畜産用の飼料栽培で使用される化学物質による汚染も進んでいます。[注10] その中でもより危惧すべきなのが硝酸です。これは家畜用の飼料の生産で使われる業務用肥料に使用されていて、妊娠中の女性や子どもにはかなり毒性が強いと考えられます。[注11] アメリカ中西部から来ている、工場式の畜産で生産された肉を拒否することは、巡り巡って植物ベースの食べ物を、何百万人ものアメリカ人に提供する何千人もの農家の生活を保全することとなります。さらにその何百万人ものその食べ物の消費者の健康を改善することにもつながるのです。

動物虐待と動物実験と現代の工場式畜産農場

動物ベースの食べ物を消費していると起こるもうひとつの問題は、動物虐待です。生産効率を上げるための工場式畜産手法では、動物の苦しみも増えます。

動物の権利への関心から、多くの人々が植物ベースの食事に引き寄せられてきています。ただ、第1部でお話ししたことを思い出していただきたいのですが、私が動物ベースの食事に反対する理由はそれだけではありません。もちろん、動物に対する不必要な暴力的行為はするべきではない、という主張には賛同します。

しかし、この道に入ったきっかけは動物実験による研究から発見された成果ですし、その結果として最終的に今の立場に就き、この問題について啓発されるに至ったというわけです。ですから、動物の権利を主張しているコミュニティの多くのみなさんは私に嫌悪感を抱くかもしれません。しかし私自身、どのような種類のものであれ、不必要な暴力には反対です。人に対する暴力、環境に対する暴力、何らかの感受性を持つ他の生き物に対する暴力。あらゆる種類の命を尊重することが、私が目指す最高の哲学です。

ところが、最近の動物に対する暴力については、ますますエスカレート化が進んでいると懸念しています。その理由は、工場に動物を閉じ込めて飼育する畜産方式であるCAFOです。これは、工場式の畜産のことをしゃれた感じに言い換えただけのことです。工場式の畜産と私の子ども時代の昔ながらの畜産との大きな違いは哲学的なものです。私も私の家族も、動物には感受性があると考えていました。安心したり苦しんだりするものだと思っていました。ところが、工場式の畜産をする人たちはビジネスモデルに従い、実質的には命の宿っていない生産ユニットとして、動物を見ています。言ってみれば、普通の工場の原材料と同じです。あれは私がこの業界で仕事をするようになったばかりの1960年代後半のことでした。バージニア工科大学農学部の学部長が、彼がコンサルティング業務で携わった畜産の事業からCAFOが生まれたのだと、興奮気味で教えてくれたときのことを今でもはっきりと思い出します。自らの事業を存続させたい畜産農家にとっては、CAFOによって可能になる経営規模を考えれば、収益のためにそれを導入するのは避けがたいことだったと思います。学部長は、最新技術を駆使して栄養的に最適化された正確な分量の飼料を動物に配る、自動化されたベルトコンベアの絵を描き、説明してくれました。他にも、乳牛の搾乳を自動化して合理化した機械装置や、鶏の卵をより効率的に回収するための奇妙なしくみなどについて教えてくれ、すべて畜産農家の収益アップにつながると豪語していました。

乳牛は、基本的に従順な動物です。感覚を持ち、間違いなく感情を表現できます。昔は、ほとんどの牛は生まれてからの15~20年の大半を牧草地（春から秋にかけて）で過ごすか、藁を敷きつめた牛舎で過ごして（冬の間）いました。CAFOでは、乳牛は3年か4年しか生きられません。これは牛乳生産のピークを迎える年数と一致しています。この牛たちは窮屈な区画に閉じ込められて生活（ほぼ死んでいる）し、牛乳の生産が一旦はじまると緑の草の上に放牧されることは二度とありません。ニューヨーク州の田舎では、いつも決まったコースをジョギングするたびにこのことを考えさせられました。巨大なCAFOで飼われていた乳牛が屋根のない建物から頭を少し突き出していました。それは外の世界にある青々とした草を切望しているかのように見えるのです。

幼い乳牛の尻尾はだいたい、30センチほどを残して切り落とされます（ドッキングと呼ばれる習慣）。これは、汚れていて糞にまみれていることも多い尻尾で、搾乳している人が「ムチ打ち」を食らわないようにするためです。あれはよく覚えています。断尾された短い尾では、背中にたかるハエを追い払うのにはあまり役立ちません。尻尾は本来そのために使われるものです。もしハエにたかられるイライラが募り、牛乳の生産に支障が出るようであれば、殺虫スプレーを強制的に吹きかけられ、これが街のスーパーで見かける牛乳にも混入し兼ねません。

工場式畜産による乳牛にはだいたい、乳の出が良くなるように成長ホルモン剤が注射されます。これは乳房をも大きくし、場合によっては痛いほどの大きさになります。これは乳房炎という炎症を起こしやすい状況です。そうすると、その結果起こる感染症を抑えるために抗生物質が必要となります。そのような過程を経て、私たちが購入して消費する牛乳の中に含まれる抗生物質や殺虫剤、血液細菌の量は増えていきます。人間が飲むにしてはちょっと独特のカクテルができあがってしまいましたね。

畜産の世界は、以前とだいぶ変化してしまいました。そしてさらに悪くなっていきます。鶏はケージの中で身動きがとれません。脚はケージの金網にがっちりとくくり付けて固定され、強制的にずっと立ちっぱなしの状態にされているからです。雌鶏の産む卵が増えるように、不自然で異常なサイクルの照明を使用して、生産者の利益を増やしています。豚は「妊娠ストール」と呼ばれる檻の中で出産をします。そこでは、子豚は檻の格子の向こう側から乳を飲まなければならず、母豚と添い寝することはありません。

まだ終わりません。これらの動物たちは、生きている間ずっと悪臭の中で生きていかなければなりません。何千羽も飼われている鶏舎に入ると目がしみて、涙が出てきます。悪臭から逃げられないのは動物たちだけではありません。工場式畜産場の近隣に住人がいれば、人間もその対象ということになります。乳牛のこやしの臭いは私もよく分かります。さんざんシャベルで片付けましたから。しかし、今の牛のこやしは薬臭い鼻にツンとくる臭いで、私の若かりし頃のものとは違います。

アメリカの農業がこのように変貌したことで、苦しめられているのは生き物だけではありません。私の実家のような家族経営の畜産場も、つぶれるところが急に増えています。近年、田舎のほうを訪れると、昔は美しい納屋だったはずが、今では板張りの建物の骨組みだけになり、草ボーボーになっている光景をたくさん目にします。「Get big or get out」（大農場になるか辞めるか）という政策のお陰で、工場式以外の畜産場はほとんど倒産しました。そして、政府からＣＡＦＯに助成金が出されていることで、経済的にも環境的にもＣＡＦＯは持続的農業ではないという事実はうやむやにされてしまっています。

人類が動物を食べることは自然なことだと思う人は、21世紀のアメリカ国内の食糧供給を支えている動物がどれだけ不自然に生きて不自然な死を遂げているのか、単に考えてみてください。

人類の貧困問題

動物ベースの食事の犠牲になっているのは、動物や畜産農家の方々だけではありません。小規模な畜産農業から産業規模の家畜生産へ切り替えられるとき、発展途上国の小さな土地所有者は自給自足用の土地まで取り上げられ、それまで自分の土地で賄ってきた食べ物に手が届かなくなります。

私は世界の極貧地域のいくつかで調査を実施したことがありますが、肉の生産と地域の最貧困層、つまり最も弱い立場にいる人たちの経済的奴隷化との間に、つながりがあったことにびっくりしました。マニラやポルトープランスのスラム街を訪れ、絶望的にお腹を空かせた子どもたちが物乞いをしている現状を直に見たこともあります。そのような社会では、エリートが貧しい人たちから奪った土地で生産されたステーキを食べています。ドミニカ共和国では、一番良い土地を広範囲にわたり現地の農家から取り上げ、アメリカやドイツの企業に引き渡して、それらの企業が本国でハンバーガーを安く売るために使われる家畜を育てているのも見ました。その「一番の土地」が家畜飼育のために「収用」された裏側で、小さな土地を所有していた人たちが山岳地方へ追いやられたという話を聞きました。その地方は食べ物の生産は不可能か、あるいはかなり厳しいそうです。

工業的な動物性たんぱく質の生産については、簡単な算数をするだけでそれがどれだけの規模になっているかがよく分かります。毎年、世界では何百万人もの人が餓死したり、飢餓に関連する病気で亡くなったりしていますが、私たちはいまだに根拠もなく、動物が「食べ物」となるまでに使われる植物の生産サイクルの効率がまだまだ足りないと叫んでいます。人に食べ物を与えるのではなく、肉となる動物に餌を与えるということは、本来ならば自分たちの消費に回すことのできるカロリーの90％以上をとり損ねていると言えます。そして、「ローカーボ（低炭水化物食）」の擁護派は、動物ベースの食べ物には炭水化物が一切含まれていないと主張していますが、実は本当に健康的な食事は、約80％が炭水化物で構成されなければならないのです。地球上の工場式の畜産で育てられている動物のほうが、全人類よりもカロリーを絶対的に多く消費しているのです。このレンズを通して見ると、世界的な飢餓の問題は生産や分配の問題ではなく、どちらかというと私たちの個人的な好き嫌いの問題のように思われてきます。

工場式農業や大規模生産の畜産は私たちが使っている土地も衰退させ、最終的に貧困国は貧困から抜け出すことが不可能に近い状態にしてしまいます。この状況はラテンアメリカ諸国で最も酷く見られます。熱帯雨林が毎日のように伐採され、家畜用の穀物を育てるための畑に転換されています。2～3年もすれば土壌の栄養は使い切られ、ほとんど残っていない表土も風雨にさらされて流れてしまうと思われます。工場式の農業は、窒素系の肥料と除草剤を大量に使って穀物の収獲を、あと何年か引き延ばすことはできるでしょう。しかし、20年も経てば死んでいる土しか残りません。生物学的な砂漠となり、回復するまでに何千年もかかります。しかし、荒地を作る多国籍企業はもちろんまったく困りません。業務を次の栄養豊富な場所にちょっと移せば良いだけです（どこかに見つかるまでの話ですが）。しかし、そのつけは残された現地の農家に回ってきます。

世界的な人類の貧困問題を解決することに関心を持っている人には、選択肢がたくさんあります。Facebookで貧困対策の投稿を見つけたら「いいね！」をしても良いですし、信頼できる国際的な救援組織にお金を寄付するのも良いでしょう。インターネットの署名運動に協力することもできますし、自発的にファンドレイジングをすることもできますし、支援団体や救済団体に加入して現場の活動に参加することもできます。しかし、読者のみなさんにもできる最も大事な行動のひとつは、自給自足の耕作地を取り上げ、それを私たち向けの食肉を生産するための持続性のない飼育場に転換し、富裕層に現金を供給し、一般大衆には不幸と苦しい労働と空腹しか与えないこのシステムに「Ｎｏ！」と言って、きっぱり拒否することです。

リダクショニズムに支配された人間社会と食べ物のつながり

ここで問題があります。ひとつではありません。数多くあります。私たちは問題が起こるたびに、ひとつひとつについて無駄に落ち込みますが、その問題と私たちが選んで体に入れる食べ物との間につながりがあることには、誰もほとんど気づいていません。各問題を解決してもらうために、それぞれの専門家を擁立します。まるで、それぞれが独立した問題かのように扱います。この流れだと相互のつながりが見えてきません。そして全体のことを見落としてしまいます。これまで何度かいくつかの環境団体の講演に呼ばれ、環境と健康問題の間にあるはっきりとしたつながりについて私の見解を解説したことがあります。

動物ベースの食べ物をやめて植物ベースの食べ物を選択すると、実に様々な形で苦痛が減ります。病気による肉体的苦痛を和らげてくれます。[注12] ＣＡＦＯ方式の畜産を減らせば、動物の苦痛が小さくなります。世界の貧困と空腹に関連する人類の苦しみも減ります。以上を踏まえれば、プラントベース・ホールフードを貧困国で促進、普及、栽培することを奨励する制度に投資するほうが、すべての問題を別々に、問題同士に何のつながりも想定しないで解決しようとするリダクショニズム的な手法よりは、はるかに経済的で効果的だろうと、簡単に想像がつくかと思います。

私たちが出会う個々の問題というものは、多くがつながっていて、切り離しては考えられません。銀河を想像してみてください。銀河は無数の星の集まりであり、その星同士は重力によってまとめられています。先ほど述べた社会問題も、同じようにまとめられている集まりです。違っているのは、お互いを引っ張り合っている重力が、私たちが選んでいる食べ物となる点です。

個々の問題がプラントベース・ホールフードの食事によってどれくらい解決できるかは、問題によって差があることは言うまでもありません。ただ、ここではその差は問題ではありません。「食べ方を良くする」という共通のことを実践すれば、これらの問題すべてにプラスの影響を与えることができる、という事実だけで十分です。これらの問題を軽減したりなくしたりするうえで、これ以上包括的で効果的な食事やライフスタイルの戦略は、プラントベース・ホールフードの食事を日常的に取ること以外にないと考えます。

私たちがこれらの問題を解決できないのはなぜか、つまり私たちが健康の危機を脱することができずにいる理由は、リダクショニズムのパラダイム（枠組み）にとらわれてしまっているため、より広い背景事情に目を向けることができず、また目を向けること自体意味がないと感じているということに尽きます。パラダイムの意味と私たちがパラダイムを認識できずにいる状況を深く考えれば考えるほど、無意識のうちに私たちの考え方がリダクショニズムのパラダイムに強力に支配されているという事実に愕然とします。さらにそのパラダイムの中でのリダクショニズムの役割について深く考えれば考えるほど、リダクショニズムのせいで、パラダイムとその外の境界線がますます見えづらくなっている認識も、私の中で強くなっています。リダクショニズム思考の監獄に入れられていることが、私たちが自分自身、お互い、そして地球上の感受性を持つその他の生き物にとって、とても大切なことを実行するうえでの一番の障壁になっています。一見するとつながりのなさそうな多くの出来事や動きにも、お互いをつなぐ自然なネットワークがあります。その見つけ方を学ぶ必要があります。地球温暖化問題に対する答え、世界各地の飢餓の解決策、私たちの社会が最も恐れている健康の問題を効果的かつ優しく治してくれる方法など、私たちがまだ見つけられていない答えを見つける方法はそれしかありません。

WHOLE

がんとあらゆる生活習慣病を予防する最先端栄養学

PART 3

第3部

侮れない力とそれを振りかざす者たち

第2部でお話ししたように、リダクショニズム（細分主義）のパラダイム（枠組み）は言わば思考の監獄であり、それにとらわれているがために、私たちが抱える最大の問題のいくつかを、科学界、産業界、政府で最も優秀で聡明な人たちが解決する機会を遠ざけています。そのうえ、リダクショニズム自体が、そもそも問題の多くの発生と悪化の原因です。そのため、リダクショニズムの科学では健康問題を解決できないのです。

リダクショニズムのパラダイムの監獄をよく見てみると気づくことですが、居房の扉には鍵がついていません。思考の監獄から自由に抜け出して、望めばいつだってホーリズム（全体主義）の世界へ飛び込むことができるようになっています。歴史を振り返れば、パラダイムは出現、影響の拡散、衰退を繰り返しています。古いパラダイムは、現実をより効率的に捉え、もっと公共の福祉のためになる別のパラダイムに置き換えられてきました。すでに現在のリダクショニズムのパラダイムは古いという証拠があります（これがほぼリダクショニズム科学から出てきた証拠であるという点は皮肉です）。なのに、その扉を開けて外へ出て行かないのはなぜでしょうか？　それは健康に関する情報がコントロールされているからです。公益にそぐわない利権によって、これまでの長い間コントロールされてきました。その利権とは、私たちの健康よりも自分たちの利益をはるかに大事にする産業です。これらの産業は植物ベースの食事が大規模に受け入れられる可能性に脅威を強く感じています。

ここから数章にわたって、情報コントロールの力を握っている団体や勢力とは何かについて見ていきます。製薬業界や医学界、食品業界などの分かりやすいものについても、もちろん言及します。これら業界を動かしているのが利益の追求であることは、みなさんにもすぐにお分かりいただけると思います。しかしこれに加えて、これら利権産業に左右される業界にも目を向けてみたいと思います。その業界は権力の言いなりになっています。私自身が所属している学術研究の分野も、栄養の社会的な活用や健康との関連は度外視し、妥協してインセンティブをもらい、リダクショニズムの研究を行っているということを見ていきます。栄養が健康におよぼす影響はまったくなく、あったとしても限られているという公式見解を、犬のように忠実に報じている科学的な理解力に乏しいメディアについても観察します。政府が、産業に買収された血統書付きのロビイストの、奴隷になっている状況も検証します。そして最後に、ＡＣＳ（アメリカがん協会）などの病気に特化した資金集め団体や、ＡＮＤ（アメリカ栄養士学会）などの職業団体の汚点まみれの現状を検討していきます。

第13章 社会システムを理解する

「私たちの考え方で最もリスクが高いのは、ひたすら現状維持することである」
――ボブ・アイガー

この研究を始めて何十年も経ちましたが、その間PBWF食のメリットに関する事実を伝えさえすれば、同僚や政策決定者、ジャーナリスト、実業家たちの心を動かすことができるだろうと、高をくくっていた私は未熟でした。進化の原則を根拠もなく信頼していました。人が真実を一旦知ってしまえば（さらに重要なのは実際にそれを体験すること）、あとは変化が自然についてくるものだと勝手に考えていたのです。

振り返ってみれば、私はとても未熟でした。ということは、私も真実を見抜く力においてはリダクショニズム（細分主義）派の人たちと何ら変わらなかったということになります。人間の欲深さと権力を失うことへの恐れの実例は数々見ているのに、それでも事実を示すだけで十分だと思っていたのです。いずれ証拠の重みが説得力を持つようになり、それが圧倒的になれば、ＡＮＤ（アメリカ栄養士学会）もＡＳＣ（アメリカがん協会）も（私には、どちらの団体の名前も意味的にはまったく同じように感じられます）降参して真実を受け入れ、プラントベースの栄養学が健康な生活、健康な社会、健康な地球の基本であることを認めざるを得なくなるだろう。そうすれば科学者は口をそろえて健全な食事と社会作りの政策を提唱し、誰もがそれに乗ることができるようになる。ジャーナリストはこの素晴らしい知らせを拡散し、変化についての感動話を報じることに力を注ぐ。政治家たちは健康を損なう食べ物が対象となっている、誤った発想の助成金を慌てて停止し、医療費を数年で7〜9割カットできる栄養ガイドラインや制度を整備する。産業界のリーダーたちは先見の明のある起業家として、健康で幸せな労働者が喜んで勤め続けられる環境作りのため、彼らの労働から利益を上げるため、自社のカフェテリアや健康保険制度の基盤としてプラントベースの栄養を受け入れる、こんなシナリオが展開されるはずでした。

ところが、プラントベースの食事の効果を証明する圧倒的な科学的根拠があるにもかかわらず、そのようなことはまったく起こっていません。プラントベースの栄養学はいまだに肩身が狭く、病気になる確率や肥満率、急速に増えている医療費を下げるためにやってみてもいいけれども……といった程度の扱いです。ジャーナリストは今でも遺伝子治療を大々的に取り上げ、これこそが救いの道であり、植物を食べる量を増やして肉や加工食品を減らすことの利点については無視しています。乳製品、肉、砂糖、その他各食品の業界を代表しているロビイストたちは政府の規制を実質的に作っている人たちで、栄養関連のメッセージ発信の大部分はこの人たちにコントロールされています。学校給食制度からは、健全な食生活を国民の間に浸透させる政府主導の取り組みが足りないという強い指摘も聞こえてきます。そして医療費の危機に対して対応をはじめた企業も出てきているのですが、せいぜい健康保険の保障範囲の縮小や業務の外注といった対応であり、根本原因に向き合うところはありません。

これは、プラントベース食に関する真実を社会から隠蔽するという壮大な陰謀があるという話ではありません。私が批判の対象にしている当事者たちの多くは、自分たちがＰＲしている内容を本当に信じています。

畜産農家や酪農家、果糖ブドウ糖液糖の製造業者は飢えに苦しむ世界に質の高いカロリーを供給していると考えています。科学者の多くは一般の人々と同じように、栄養と人間の健康の全体像についてよくわかっていません。リダクショニズムの研究結果を報じている多くのジャーナリストも、自分たちが説明していることは包括的な現実であると純粋に誤解しているのであり、背景から切り離された薄っぺらな、誤解を招くような情報のスライスを報道しているなどとは思っていません。多くの政治家も、個人的な生活の中ではプラントベースの食事の計り知れないメリットを認めている一方で、そのような考え方を推進すれば儲かっている産業界に歯向かうこととなり、自分たちの政治家生命が危うくなると考えるのです。

問題は、人の善悪ではありません。制度が壊れているのです。私は学術界でしかキャリアを積んできませんでしたが、大半の同僚と同様に、私も自分が所属している大学の品の良さと客観的なところ、民主的な伝統が自慢でした。そして、その良さを体感してきました。しかし、それも自分が井の中の蛙だったことに気づくまでの話です。経済的な利害が、科学的プロセスのあらゆる部分と、さらにはそれ以外のすべての部分にまで浸透している、その微妙な雰囲気を知らなかったのです。

社会制度というものは、なかなかしぶといものです。私はこのことを遠回りして学びました。私はPBWF食について最高の科学的な情報を、何年もかけて政策決定者や実業家、消費者と共有してきましたが、まだ制度全体には影響がほとんど行きわたっていません。細かい部分はどれをいじってもいいのです。科学的な部分で間違いがあればいくらでも訂正してください。しかし、大きなパラダイム（枠組み）が変わらない限り、制度から得られる結果はこれまでとずっと変わらないままです。ヘルスケアシステム（医療制度）の論理上の目的は健康をもたらすことです。もちろんそれは我々の考える目的（ゴール）でもあります。しかし、実際には現制度の目的は健康をもたらすようには機能していません。目指すべきゴールを見つけるためには、どの制度でも同じですが、何ができるかと言うのではなく、実際に何が起こるのかを観察することが必要です。

私たちの医療制度の目指すゴールが健康であれば、その制度は健康が増進されるように機能します。なかなか思うようにいかず、時間がかかるかもしれませんが、その制度は、私たち全員を生涯にわたり健康へと導いてくれる手法・技術や介入を与えてくれるはずです。しかし、それが現実でないことは言うまでもありません。現状の医療制度のゴールは健康ではないのです。公共の利益を犠牲にして、数少ない産業に利益をもたらすことが目的となってしまっています。

これでお分かりかと思いますが、私たちが信じている社会の医療制度の中心にあるゴールは利益であり、それがすべてのゆがみの原因なのです。

理想的な理論上の医療制度

本書で私の言う「医療制度」が意味することとは、医師、看護師、病院、薬、手術用の器具だけではありません。社会における私たちの健康に影響するすべてのもの、農業政策、学校給食制度、各種汚染に関する法律、栄養に関する公共教育、科学研究予算の優先順位、シートベルト着用の義務化など、あらゆることを意味しています。これはとても想像も及ばないほど複雑で、管理や再構築は困難と思われるかもしれません。実際に、ひとつひとつを見ていたのでは困難です。しかし、ここで人々を健康にすることを主なゴールとする理論上の制度を考えてみましょう。このような制度では、関与するすべての要素や政策は自然に健康を改善する方向に働きます。

私は栄養生化学の分野で訓練されているので、世界のことを考えるときはどうしても栄養を絡めてしまいます。そして、現代において健全な社会を作るための栄養は情報です。ここでは健康についての情報のことです。個人や政府、非営利団体、企業、メディアが消費する科学の主要生産物です。図13－1は、医療制度の中で栄養である情報がどのように流れるのかをシンプルに表した図です。

理想的な社会では、この「インフォーメーションサイクル」は、社会の中のあらゆるレベルの人たちが健康的な生活を送れるようにするために機能します。その目的が、国民の健康にとって大事な疑問や研究する価値のある疑問など、インフォーメーションサイクルに入力される主たる疑問を決定します。科学者であればこれらの疑問に対して、大変な好奇心と情熱を注ぎます。研究デザインを他よりもクリエイティブで力強く効果的にするために、提携したり競争したりするでしょう。極端にリダクショニズム的な研究から、逆に極端なホーリズム（全体主義）的な研究まで、実に様々な研究が多く実施され、他の疑問も出てくれば、論争も繰り広げられることが想定されます。最終的に「証拠の重み」として集積されます。それは健康に関する将来の結果を予測する能力によって試されるモデルから形成されます。それは「真実」というわけにはいきませんが（科学は、真実ではあり得ない）、現時点で人類が集団として知り得る最も真実に近いところということになります。

この証拠の重みは、社会の中にくまなく浸透していきます。メディアは、専門的な業界紙も新聞などのマスコミも含めて、読者や視聴者にその事実を伝え、その人たちがこれを個々のライフスタイルの選択の判断材料とします。政府はこの証拠の重みを根拠として公共政策を打ち出し、これを社会福祉の促進に活かします。この2つが、国民の健康に関する主な情報源となるでしょう。産業の役割としては、この証拠に基づいて健康関連のグッズやサービスを開発します。効き目の一番あるものは、当然売れ行きが一番良くなるから

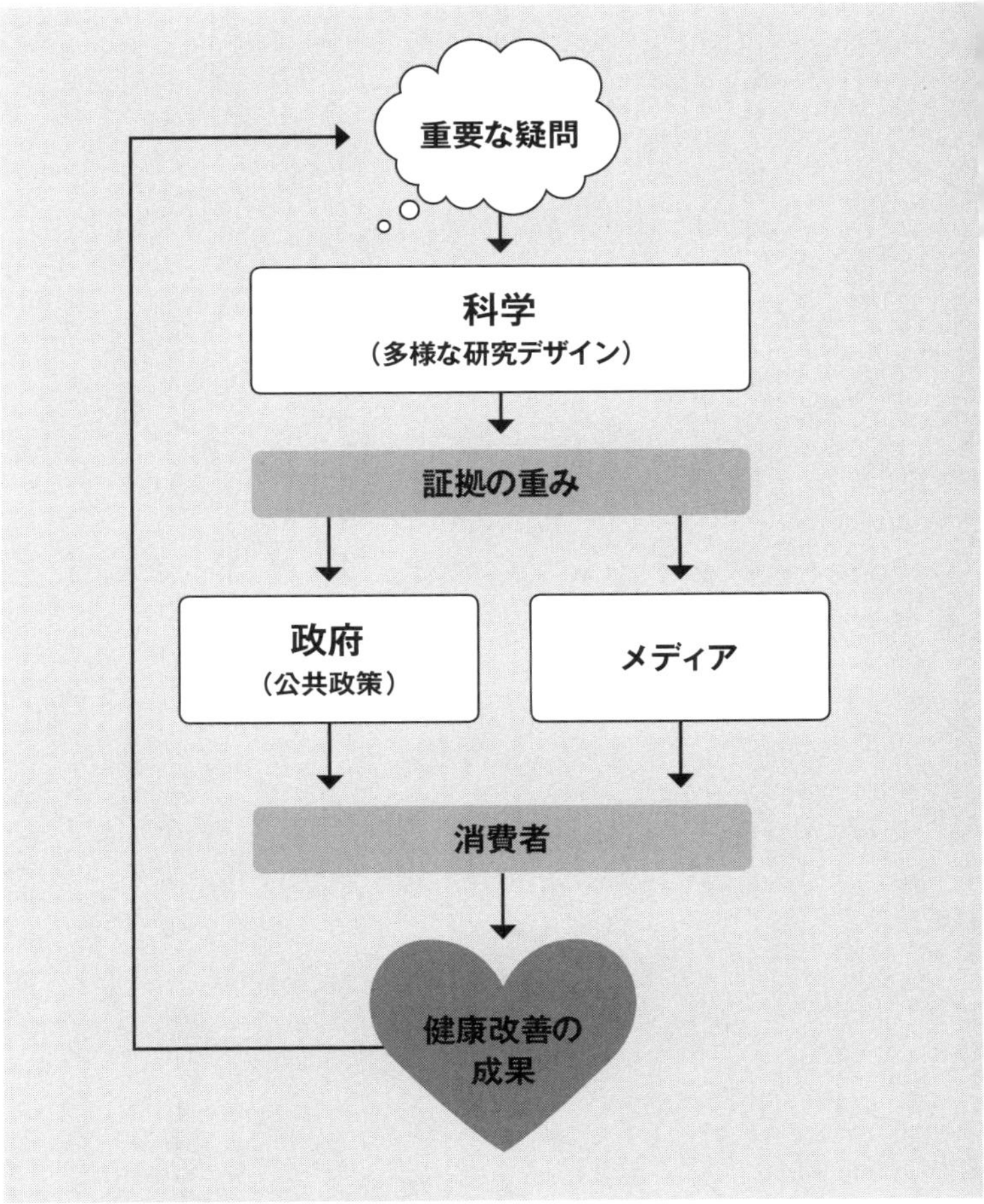

【図13-1】理想的な理論上の医療制度

です。企業も、この証拠に基づいて、人々の健康にもっと貢献できる新商品や新サービスを開発するために、イノベーションやマーケティングでしのぎを削ります。専門家やファンドレイジングの組織であれば、その証拠の重みを生かしてそれぞれの慈善事業やマーケティングを展開していくでしょう。その結果は、改善された健康という成果となり、まだ改善がなされていないところを示すことで次の段階の重要な疑問が生まれ、次のサイクルにインプットされ、こうして可能な限り最高の健康への飽くなき探求は続きます。

私たちの世界が実際にこの図に近いものであれば良かったのですが、残念ながらこれは市民の健康増進を目的とする理想化された社会の図であり、私たちの制度の実際の機能の仕方とはずいぶんとかけ離れています。

現実の医療制度

ここで、現実に栄養に関する「情報」が医療制度の中をどのように移動しているかを見てみましょう。図13-2をご覧ください。健康の増進に役立っているのではなく、利益の増進に役に立っていることがわかります。

インフォーメーションサイクルの目的が健康ではなく収益になってしまうと、関係するすべての結果が捻じ曲がってしまいます。科学者は、好奇心と資金を原材料とする情報の生産者として、利益をあげるのに役立つリダクショニズム的な研究のモノカルチャーを作ります。健康には役立ちません。この研究から出てくるものは、ホーリズム的な単純で実効性のある解決方法を排除する幅の狭い証拠です。間に合わせの偏った、細分化された解決方法に変換されて、ただ事態を悪化させるだけです。加工された、栄養的に中身の乏しい食べ物は、健康的に機能するように代謝されません。同じように、加工された、知性的に中身の乏しい情報

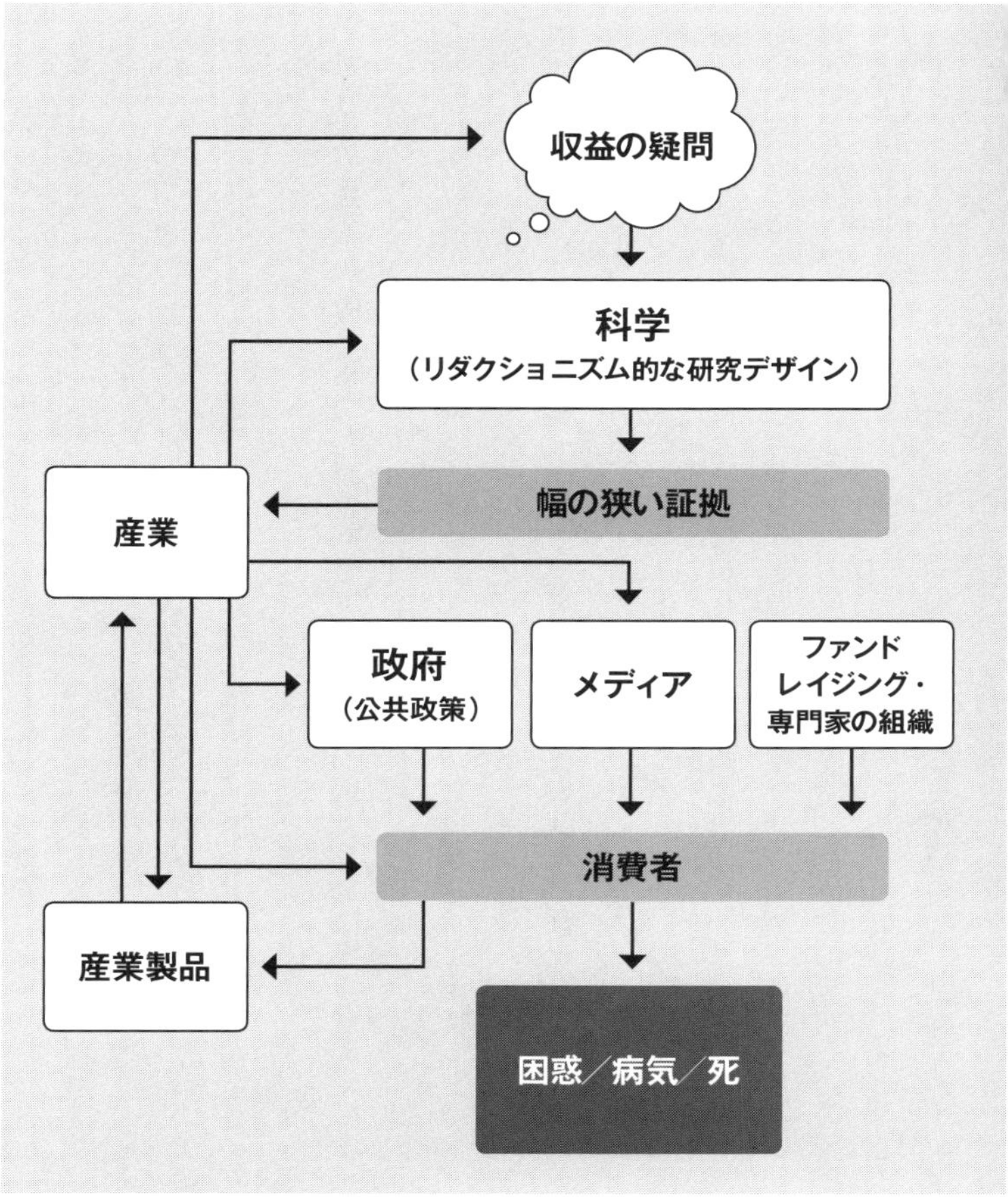

【図13-2】現実の医療制度

は代謝されても、思いやりのある、効果的で賢い社会政策にはなりません。

収益にゆがめられたインフォーメーションサイクルは、次のようなしくみになっています。一番上にくる疑問は「人間の健康の飛躍的増進」ではなく、「収益の可能性がより強いもの」です。研究を続ける資金を調達できる見込みもないことを、なぜわざわざ考えないといけないのか？ 調査を進めるために誰もお金を払ってくれない疑問に取り組むキャリアを、なぜわざわざ積み上げるのか、ということです。ですから、この制度では「より多くの人に健康な食べ物を取らせるのにはどうすればよいのか」という疑問はそもそも外されており、特許を取得でき、収益率の高い錠剤やドリンク剤の作り方に関する疑問が好まれるのです。

以上のような疑問でできているのが、現在の「科学」と呼ばれるものです。実験室や装置、試験管、白衣などはすべて目的に向かう手段です。科学に託された疑問に対する答えを導き出すことです。しかし、健全なインフォーメーションサイクルとは対照的に、現在の科学はありとあらゆる研究方法を駆使して疑問について調べるわけではありません。むしろ、極めてリダクショニズム的な試験を行う研究デザインに縛られており、この研究デザインしか証拠を挙げる手段として適切なものはないと考えられています。しかし、これが薬物検査には最も適した手法であることは間違いないのですが、複雑な生物学や行動の変化には最も向きません。このように組織的に制限をかけたやり方から導き出されるのは、非常に幅の狭い証拠です。これが、現実とは裏腹に「真実」として報告され、商品化されて売られます。この幅の狭い断片的な結果は、大人の事情を抱えた人たちに投げかけられた、さらに幅の狭い疑問を反映しているのです。この証拠のオーディエンス（観客）は主に2つです。メディア（そのオーナーは産業であり、産業広告がスポンサーとなっている場合もある）、そして証拠が人々の健康についてどのような意味を持つのかを判断し、それを活用するための改策を進言する政府や民間シンクタンクに所属している人たちです。しかし、これら2つのオーディエンスがこの証拠をどのように受け止めて、どう使うかは、利権産業のさじ加減によるところが大きいのです。

利権産業は、狭い範囲の証拠、少なくとも一般に受けがいいと思われる部分を使って新商品（物品とサービス）を作り、その製品が「標準治療」であると公的機関に宣言させるためにロビー活動をします。標準治療のラベルが貼られている商品（例えば薬）や術式は、その治療法が失敗した際に訴訟を起こされるのを恐れる医師や病院によって、ほぼ必ず採用されます。利権産業はプレスリリースを、自社商品の使用においてためになる証拠だけを目立つように伝えてくれる、批判のゆるいメディアに流します。そして、証拠を広告という形で一般大衆に見せて、さらにゆがめます。ほんの少しの利点は誇張され、無視することのできない副作用については細かい文字で記載したり、早口で済ませたりします。

証拠はフィルターにかけられ、捻じ曲げられ、実力以上に大きな意味があり、より重要であるかのように紹介されます。求めているストーリーに反するような情報は、軽視されるか遮断してしまいます。これは意図的であるかそうでないかは分かりませんが、それが薬、手技、機能性食品、サプリメント、高級ランニングシューズ用中敷、ダイエット飲料など、何であれ、産業にとっては私たちにより多くのものを売りやすくします。私たちが耳にする健康アドバイスはみな、「カルシウムを十分に摂取するために乳製品を取らないと、骨粗しょう症になりますよ」とか「コレステロール値が高ければ、スタチン系の薬を飲んだほうがいいですよ」などといったものばかりです。

支持団体（職能別の利益団体やファンドレイジング組織など）は、この情報を利用して社会の支持を取りつけてお金を集め、科学の活動に寄付します。拠りどころにしている科学自体に限界があるため、人々の寄付金は各団体が関心を持っている病気を治す特効薬の研究所に回されるだけです。支持団体はＰＲやロビー活動を通じて公共政策にも影響を持ちます。ＡＣＳ（アメリカがん協会）の希望を無視して、「がん撲滅に無関心だ」というレッテルを貼られることを政治家は恐れています。

ここまでの話をまとめると、つまり、現在の制度の中では私たちに自由な選択の余地はないということです。私たちは強制的に選択させられています。どれを選んでも効き目のない、無駄な特効薬の中から選んでいるだけなのです。私たちは売られているものを買い、難病との終わりのない戦いに参加し、健康に関するリダクショニズム的な主流のアドバイスに従い（言うことを聞かないことは愚かでリスクが高いように思えるので）、特定の病気と闘う会に時間とお金とエネルギーを投じます。これらの名目はすべて、自分と周りの人たちがより健康になるためですが、実際にはより一層の混乱、病気、不慮の死という終わりのない悪循環をもたらす一方、制度を維持管理している人たちの懐を満たすだけです。そしてよく見てみれば、私たち消費者が収益のことしか考えていない産業によって作られた商品を迷うことなく買うことで、この酷い状況すべてに対して資金を供給してしまっているという最悪の構図が見えてきます。ですから、この状況を変えるために私たちの誰もができる最も重要なことのひとつが、自分たちの食事によって健康を改善することとなるわけです。私たちは買わないことによって、「お金の使い道による投票」として、この制度に反対票を投じることができます。購入の金額が減れば減るほど、利権産業が科学的な研究や政策を捻じ曲げるのに使われるお金が減っていきます。

しかし強調すべき点は、前記のネガティブな結果だけが現在の医療制度が目指しているゴールではないということです。本来の目的の副作用として起きているだけです。本当の目的とは、制度を構成・維持している複数の産業の活動のために利益を永遠に増やしていくことです。繰り返しになりますが、これは、極悪非道な個人的考えでそうなっているという話ではありません。むしろ、この酷い状況を作るのに関与している人たちの大半は、自分たちが良いことをしていると本当に信じています。そして、がんに立ち向かっている戦士たちです。彼らが私たちの遺伝子の秘密のベールをはがし、恐らく多量に必要なのだろうと思われている栄養素を錠剤や食べ物に詰め込み、画期的な外科技術を開発し、貧困層のためにカロリーあたりのコストを下げる努力をし、より効率的に動物性たんぱく質を生産し、痩せて健康になる方法についてのアドバイスを渇望している人々に新しい発見の報告をしてくれています。しかし、このような素晴らしい善意も、結局は利益と病気を増やすことにしか役立っていないのです。

もうひとつ、ここではっきりさせておきたいことは、私が資本主義や自由市場、利益の追求に反対している訳ではないということです。ひとつのシステムの中の要素のすべてが、生存と繁栄のためにできる限りのことをするのは自然なことです。実は、その集団的な動機がシステム全体の安定性と強さの基本なのです。森林が半永久的に（人間によって伐採されるまで）存在できるのは、森の中の生物がすべて利他的で、お互いに「配慮」しているからではありません。各自がきちんと自分の面倒は自分で見ているからであり、ある意味でそれが他の要素の繁栄にも貢献しているというわけです。しかし、「森林」と呼ばれるシステムが目指しているのは、生物量と生物多様性を最大化することであり、その目標の達成に貢献しているプレーヤーにはご褒美が与えられます。葉を落とす樹木には、落ち葉を栄養素に変換する分解者のお腹を満たしたために、その結果栄養が樹木に戻ってくるというご褒美があります。排泄をして窒素を土壌に返す鳥たちには、落ち葉の絨毯の下で暮らしている虫たちが鳥の落とした窒素でたくさん育ち、自らのえさが豊作になるというご褒美があります。他にもたくさんあります。現在の医療制度が抱えている問題も、個別の要素が利己的に行動することではありません。目指すところを健康ではなく、利益としているシステムのなかで利己的な行動に対してご褒美が与えられたり、罰が与えられたりすることが問題なのです。これは別に、自由市場に固有のものではなく、最も力を持っている参加者によって市場が操作されている結果です。これは、しばしば、本来奉仕するべき対象の市民から遠く離れてしまっている政府と共謀して行われています。

システムは、自然に自己強化します。そうしなければ続いていきません。このとき、現在の医療制度が運営されていく中で、健康という動機よりも利益という動機に勢いをつける強い力が発生します。また、現在のシステムをそのまま維持する力も同じくらい強く発生しますので、物事をもっと賢く、安く、上手くできる科学的証拠が出てきたとしても、システム維持という強い力の前では無力化してしまいます。しかし、目標を継続的に維持できる力量がなくなると、そのシステムは崩壊します。経済と健康関連の両方の意味で嵩んだコストが、私たちの社会全体を滅ぼす脅威となったとき、私たちの医療制度にも同じことが起こります。

少数の利益よりも公共の福祉を追求する社会であっても、企業や個人がお金をたくさん稼ぐことは可能です。スギやケヤキが森の中で巨木になることができているように。システムの中の他の要素も、繁栄できるように無期限に持続していけるやり方はあるはずなのです。

利益を生む魔法の問題解決法（リダクショニズム）の落とし穴

これから現在の医療制度に、利益の追求がどう影響しているかを説明していきますが、先にその理由を説明しておくことが大事です。科学も、医療も、食べ物も、リダクショニズムのほうがホーリズムよりもはるかに儲かるのはなぜでしょうか？　そもそも、健康のほうが不健康よりも、経済にとっては良いのではないでしょうか？　健康なほうが人は生産性の高い労働者になりますし、生活の中で貪欲になり、良いものをたくさん消費します。そして経済とは、全員の幸福にどれだけ貢献できたかで測られるべきではないのでしょうか？

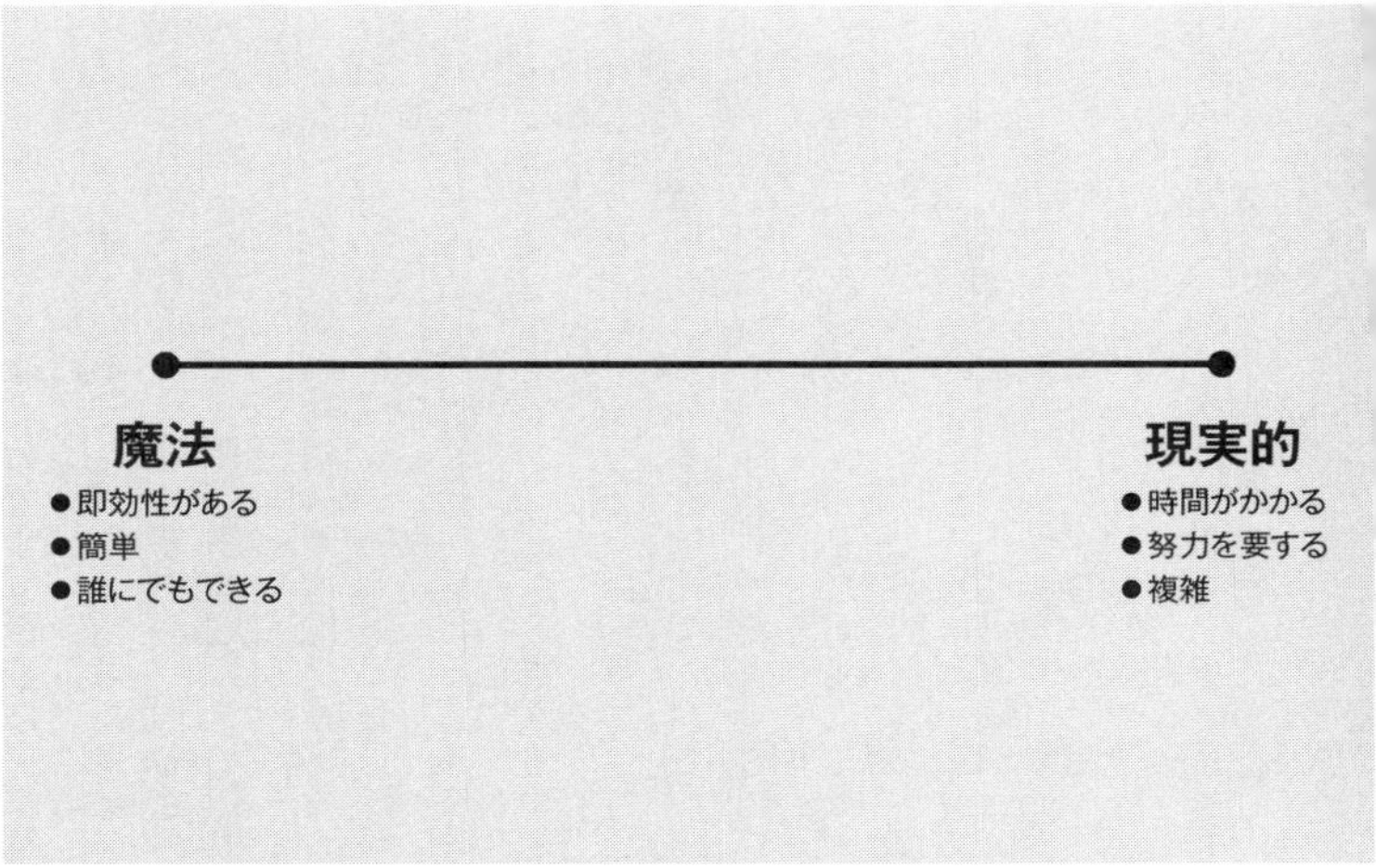

【図13-3】健康問題に対する魔法の問題解決法と現実的な問題解決法

リダクショニズムと企業利益の最大化は、車の両輪のようです。リダクショニズムの考え方では、既存の問題を解決すればするほどまた新しい問題を起こすからです。この新しい問題のひとつひとつは社会全体にとっての大きなコストとなりますが、一方で、特定産業のチャンスが開けることを意味しています。

リダクショニズムの問題解決法は、ホーリズムのものよりも売りやすいということもあります。何かの問題に対して、可能性のある様々な問題解決法の連続を一直線上に描いてみましょう。一方側は「魔法」の問題解決法で、反対側に行くほど「現実的」な問題解決法になります（図13－3参照）。

即効性がある、簡単、誰にでもできる魔法の問題解決法には、正しく実行するのに時間がかかり、努力が必要で、複雑な現実的問題解決法よりも随分と魅力がありま す。消費者向けの広告・宣伝も、大半が現実よりは魔法寄りになっているのに気がつくと思います。ダイエット法や金融サービスから、お掃除用品や美容商品まで、商品が魔法に近づけば近づくほど売れやすく、ついつい買ってしまいたくなるものです。魔法の問題解決法に基づく知的財産権を持っている人にとっては、これが思わぬ大金に化ける場合もあり、事実、これらの単純なリダクショニズムの問題解決法は特許を取得でき、権利を所有できるようになりますが、他のものではそのようにはできません。

リダクショニズムの問題解決法は、ひとつの問題の限られた範囲にだけ対処するよう処方されているので、ホーリズムの問題解決法よりも魔法であるかのように、随分と説明しやすいのです。いつか心臓発作を起こさないか、不安ですか？　それならば、オメガ3のカプセルを1日2錠飲んでさえおけば大丈夫です。何秒もかかりませんし、手間という手間は、指で錠剤を押し出すことくらいしかありません。糖尿病ですか？　そんな人には、キャップにデジタルタイマーの付いたペン型インスリン注入器があります。これで投与量やタイミングについて考えなくて良くなります。食事改善の心配もいりません。体重オーバー気味ですか？　では、食欲抑制シェイクを飲んでください。それか、食べすぎたり、重い料理を食べたりすることができないように、文字通り、胃をホチキスで閉じてしまってもいいですね。

魔法の問題解決法は、原因ではなく、症状に対処することで効きます。症状は素早く抑制し、処理することができます。一方、原因の解決はより手間がかかります。つまり、対処に要する時間も長くなることを意味します。症状をひとつずつ切り離して行う一時的な対処であれば、かなり簡単です。原因はこれよりも複雑で、問題を抱える本人に要求される関与と責任も大きくなります。

ではホーリズムだったら、心疾患や糖尿病、体重オーバーの問題にどう対処するでしょうか？　ＰＢＷＦ食を取ること。以上です。ＰＢＷＦが働くしくみは、根底にある原因が取り除かれること、つまり、私たちの体が、加工食品や動物たんぱく質の多い食事の処理をして、おかしくなってしまった身体の回復をしてくれることなのです。しかし、ＰＢＷＦ食には錠剤や注射、手術と同じか、それ以上の即効性がある一方、継続的な維持も必要です。リダクショニズムの介入は、実行するための労力がずっと少なくて済みます。ホーリズム的なライフスタイルに変えることは、大変なことかもしれません。変えようとしている本人の覚悟と責任、そして新しい体験をし、新しい習慣やスキルを身に着けることに対して、心を開く積極的な気持ちが必要です。

キャッチーな言葉であふれた社会、私たちのせわしないライフスタイル、この広告主導型の経済によって、気の長い総合的なホーリズムの問題解決法よりも、リダクショニズムのその場しのぎの処置のほうがとにかく売れやすくなります。そのリダクショニズムの問題解決法はというと、追加の商品やサービス（最初の問題解決法の副作用を管理し、標準的なアメリカ人の食事で起こる、他の症状を抑えるための薬や他の処置、さらに最初の問題解決法が失敗した場合の手術）のニーズを生み出し、これが産業という受益者の上乗せ利益となります。これだけ多くの利益があるということは、その利益を作り出している産業自身の手元に、将来的なさらなる利益のためにあちらこちらへ投じる資金が、たくさん余っているということを意味しています。簡単に言うと、彼らには力があるということです。

利益を増やし続ける侮れない力

力を振りかざす人といえば、大衆を脅かしたり、怯ませたりするような極悪非道なハリウッドの悪役などをつい想像してしまいます。『素晴らしき哉、人生！』のヘンリー・ポッター、『スター・ウォーズ』のダース・ベイダー、『カッコーの巣の上で』の看護婦長ラチェッドなど、その他いろいろです。これらの登場人物も、その他の典型的な悪役も、権力の恩恵を受けることのできる環境を作るために暴力や暴力をちらつかせた脅し、悪行を利用します。誰かがこのような行動に表れるような戦略を使えば、その人は悪人だと気づきます。お金を使って力を振りかざすこともできます。公務員に賄賂を渡して、法律を破るのを見逃してもらったり、悪い人たちにお金を払って、黙って服従させるように相手に脅しをかけさせたりします。しかし、もっと人に気づかれない、違った種類の力があります。これを私は「侮れない力」と呼んでいるわけですが、この力はとても静かで効果的に作用するため、その強さや誰がやっているかは、実際には見えません。

ここで、例を見ながら、なぜアメリカの子どもたちが学校給食で、水ではなく牛乳を飲むのかを考えてみたいと思います。これは乳製品業界に2つの巨大な実利をもたらす、すごいしくみです。それは大きな経済的利益と、乳製品業界が主張する牛乳を飲むことの健康価値について、若い世代に早期から教育できる未来の利益です。当然、乳製品業界は各学校に武装兵を送り込んで、校長先生に牛乳を無理やり買わせ、給食調理員がこれを生徒に配り、生徒がきちんと飲むまでを見届けるなどということはしません。その必要はないのです。彼らが使う微妙な影響力のほうが、力を強引に使うよりももっとずっと素直に従ってもらえるのです。

まず、乳製品業界は過去60年にわたり多額の資金を投じ、栄養改善の基礎のひとつとして、乳製品の消費を促進するよう訴え、ロビー活動を行ってきました。今の学校管理職の人たちが子どもだった頃は、乳製品が「4つの基本的な食品群」のひとつであると学校で吹き込まれました。乳製品業界が政治的影響力を買うために使ったお金は、政府の農業政策を支える財政支援につながり、牛乳生産に莫大な助成金が投入されることとなります。助成金の入った食べ物を学校給食で出すために、学校は牛乳を選ばざるを得ません。連邦当局が実際に牛乳を飲めと子どもに言うわけではありませんが、その必要もありません。それは、現地の教育当局の仕事になります。彼らは、骨と歯を丈夫にするためには牛乳が必要だと信じるよう、しっかりと指導を受けてきています。乳製品業界のロビー活動はさらに、連邦政府に無理やり、他の連邦事業で使う牛乳を何十億リットルも買わせることに成功しています。刑務所や退役軍人病院、軍などです。同じような羽目に陥っている人は、たくさんいるのではないでしょうか。

さて、政治機構に対して絶妙な力を使ったうえに、乳製品業界はさらに巨額のお金を毎年費やして、牛乳の、いわゆる「健康効果」を消費者に宣伝しています。長い間、ひっきりなしに聞かされていると、それが商業広告であって、公共広告ではないことを、ほとんど意識することがありません。私たちの大半が、牛乳は体に良いと何も考えずに受け入れています。かなり成功したと言える「Got Milk?」という広告キャンペーンがありましたが、人気タレントを多数起用して、牛乳を飲むことで痩せたり、がっちりしたり、健康的になったり、セクシーになったりすることができると、若者に信じ込ませました。

乳製品の利益は巨額の寄付にも回され、そのお金は数々の健康関連の非営利団体に届けられます。これで、乳製品の良いところを非常に効果的に伝える公的発言にも影響を与えられます。これらの非営利団体は運営資金を調達するために熾烈な争いをしなければなりませんので、大口の寄付をしてくれるリピーターの機嫌を損ねないように、プレッシャーがかかります。「学術調査」という、社会に通用する学術研究活動にもお金を出します。そもそも牛乳の利点ありきで仮説を立て、それらの利点を「証明」するような独創的で詐欺的な方法をどんどん見つけていきます。主流のメディアも、「Got Milk?」や乳製品業界の他の広告にご飯を食べさせてもらっている限りは、牛乳やその他の乳製品について言われている「体に良い」効果がないという研究が無数に出ていても、これを無視したり、軽めに報告したり、あるいは疑問を呈したりと、乳製品業界との関係を壊さない行動に出ます。新聞やテレビのニュースも、デジタルメディア時代を生き残るための厳しい現状の中、乳製品業界の侮れない圧力には弱く、そちらの肩を持たなければならない立場にあります。

というわけで、学校管理職の人たちが牛乳をたくさん購入しない理由はないのです。（政府補助金のお陰で）高くありませんし、最小限の書類で手軽に調達できます（連邦政府が牛乳を標準飲料と指定しているため）。健康教育と広告のお陰で、生徒は納得し、親は要求し、結果、よく売れます。牛乳が運んでくる利益からは給料が支払われますが、公園などの水飲み場から出る水はタダです。それでも万が一にも、生徒がまだ完全に洗脳されていなくて、数々の有名人が牛乳ヒゲをつけているイメージを何千回と見ても、まだ牛乳が健康的な食品だと認識できていない場合に備えて、乳製品業界は、甘味料や美味しそうなチョコレート味やイチゴ味を加えて給食の牛乳を「強化」し、子どもたちに何としてでも飲んでもらうようにがんばります。

似たような侮れない力は、どこにでも作用しています。低脂肪乳を買うとき（脂肪は少ないので良いに決まっているから）、朝食でベーグルを食べる代わりに、卵2個とベーコン4枚に変えるとき（炭水化物は良くないから）、11種類のビタミンとミネラルで栄養が強化されていることを基準にシリアルを選ぶとき（必要な栄養素を摂る一番良い方法だから）。これらの選択はどれも自発的なもののような気がしますが、実は、乳製品や卵、豚、牛、加工品などの産業それぞれが支払った巨額のお金の影響を強く受けているのです。

さて、以上のように世論が作られていることは、ベジタリアンが「たんぱく質はどこから摂っているの?」という質問にしょっちゅう答えなければならない原因でもあります。まるでたんぱく質が動物製品にしか存在しないかのように。また、私たちが侵襲的な医療処置を受けることに同意してしまうのも、このせいです。私たちの食事を改善するよりも、医療業界にお金をもっとたくさん儲けさせることが優先です。もし大勢の人々が、自分のためになることとは逆のことを、自らの「自由意志」のように見える選択に基づいて行っている場面に遭遇したら、その背景では必ずあの侮れない力が働いていると考えて間違いないです。

もうお分かりのとおり、まさにお金そのものが侮れない力のてこ棒です。私たちのためにあるように見える医療制度は、実は、利益が最終的なゴールであり、お金こそが人が使うことのできる最強の力です。これを持っている人が、ほとんど目に見えない形で、政府やメディア、大衆文化、そして自宅などのプライベートな空間や自分の頭の中で交わされる会話などを動かすことができるのです。

科学者は、次世代の薬やサプリメント、スーパーフード、病院での治療法を編み出す可能性のある研究であれば、研究費を出資してもらったり、利益を追求する企業の契約をもらったりしやすいのです。メディアは、広告主の製品について不都合な発言をすれば、広告の取り下げという形で罰を受けますので、そのようなことをする人はあまりいないと思われます。ジャーナリストは、自分たちの給料がその収入頼みだということを自覚しています。政治家は、一定の業種の商売に有利となる法律を議会で通過させたり、政令を制定したりすれば、その法律や政令の恩恵を受ける業界団体から、政治献金というご褒美が入ってきます。どこを見ても暴力はありませんし、指紋検出を行うような状況さえ見あたりません。その科学者やジャーナリスト、政治家に脅迫の電話をかけた人もいません。意思に反することをやらせるために、ゆすりを働いたり、賄賂を渡したりした人もいません。しかし、現状のパラダイムを支持するための行動はお金を生み、逆にそうではない行動は抑えつけられます。ここでの「アメとムチ」は、だいたいは無言です。指摘されることはまずなく、議論の対象には絶対になりません。

私たちの社会でシステムが継続できているしくみは、以上のとおりです。そこでは「私たちの健康を犠牲にして少数の人の利益を増やし続ける」というゴールが目指されています。ただし、そのゴールは、関係している大多数の人々の利益と共通するものではありません。しかし、侮れない力が使っているアメとムチのお陰で、人々は本来ならば取るはずのない行動を取っています。現状のシステムの維持に貢献するような行動です。業界の利益が増えれば、行動を望みどおりに操るための報酬として使えるお金がさらに増えます。

つまり、侮れない力に使われたお金から投資収益が生まれ、侮れない力が次の一周を走るために使うことのできるお金がまたさらに増える、という流れです。ここにあるのは、力がさらに集中していき、すでにその力をふるっている人による独占がさらに強まるという悪循環です。

権力は腐敗し、絶対的権力は絶対に腐敗するという定義に従えば、私たちの医療制度の中に「合法的な」腐敗がたくさん見えても、おかしいことではありません。次の章では、その腐敗が隠されているベールを何枚かはがして、私たちが長く続く本当の健康に向かって歩いていくのを、汚職が邪魔しているしくみを見ていきたいと思います。

第14章 産業による搾取とコントロール

「まったく大胆にも我が政府に力比べを挑み、我が国の法律に公然と反抗する金持ち企業の貴族社会が、生まれることすらない日がいずれ来ればいいと思っている。果敢に」

――トーマス・ジェファーソン

私たちの医療制度を構成しているお金と権力を持っている様々な業界は、そもそものゴールである「人間の健康」を、際限なく増え続ける利益の追求にすり替えてしまっています。彼らの持っているお金が研究テーマや健康問題に関するメディアの報道、政府が打ち出す政策をゆがめています。そして、巧みに振りかざしている侮れない力のお陰で、はっきりとした証拠を残さずに、そういうことができているのです。この章での私のゴールは、彼らの指紋を可能な限り目に見えるようにすることです。その中でも特に、情報の作られ方、拡散のされ方、使われ方という点で、業界によるコントロールの一番の被害者のひとつと言える、ホーリズム（全体主義）栄養学を中心にお話ししていきます。

医療、医薬、サプリメントの業界はもうずいぶん前から、国民が健康的な食事を取ると自分たちの儲けがなくなってしまうことに気づいていました。ＰＢＷＦ食の証拠を受け入れるよりも、見て見ぬふりをしたり、悪く言ったりするほうが断然お金になるのです。ここで、この3つの業界に注目し、彼らが人間の健康を犠牲にしながら、どのようにして利益を最大化しているのかを見ていきましょう。

合法的に市場を独占している医療機関

医療機関が設立されている目的は、病気を治療することです。医者たちは何年もかかる研修を受け、科学で現在分かっている最善の病気の治療法を学びます。私たちが患者として診察を受けるときは、健康になるための一番良い道を教えてもらえるものと思っています。私たちの知らないことを知っていて、一番私たちのためになることしか考えていないものと、信頼しきっています。だからこそ、命に関わるような診断が下されて、それに向き合わなければならないとき、仮に別の手もあるのではないかという疑問が浮かぶようなことがあったとしても、私たちは主治医の言うことを聞き、積極的な手術、放射線治療、化学（抗がん剤）療法などを受けるのです。

医療機関は、合法的に市場を独占しているだけです。そして、私の経験と知識の限りでの話ですが、医者たちの大多数は優秀な専門家であり、親身になって患者にとっての最善の方法を考え、人生の中で受けてきた医療に関する研修や継続的に受けている教育に基づいて、最善を尽くしてそのゴールを目指している人たちです。しかし、先ほどお話ししたとおり、その研修は、リダクショニズム（細分主義）科学のやり方による制約を受けています。そして、「一番良く知っている」と思っているほかのどの集団とも同じく、医師たちも自分たちが持っている技術や方法よりも、もっと実効性の高いオプションは他にもあるという事実が、見えていない可能性もあります。中には、治したいという願望と責められたくないという願望の双子の衝動に駆られて、力関係で有利な立場にあることに乗じて、医師の方針に疑念を持ち、ホーリズム的な治療方法を試してみたいと思っているかもしれない人たちを、脅して黙らせたりする人もいます。そのため、患者が最も勇敢で、最もオープンな心を持っている人であったとしても、薬と手術に頼っておくのが自分にとって最善の方法だと感じてしまうのが普通です。

がんと心臓病は、医療機関との関係で、私たちを小さく非力な存在にしてしまうものです。そして、あまりにも多くの医師がその力の差を利用して患者を怖がらせ、有無を言わさず従わせているのに、その一方で、自分は最善を尽くしているのだと心底思っているのです。医者は言わば世俗主義の時代の聖職者と言われることが少なからずあります。生死の鍵を握っているのは彼らであり、彼らは異端を一切認めません。昔ながらの聖職者と同じように、医者はシンボリズムや儀式を使って自分たちが持っている力を示し、強化します。クリニックの待合室を想像してください。受付の人はガラス越しにいて、アンチエイジングの雑誌をちらりと眺めながら、いつ終わるとも知れない膨大な書類の記入を要求します。患者と言えばまったく無防備で、怒り狂うどころか、この手の儀式があることでかえって安心し、担当の医者の意見を信用したいと強く思うようになるのです。この瞬間、医者と患者の関係のバランスが崩れます。いくら意図的ではないとは言え、一方は自分の命を守るのに必死な側、他方はそれができる人と認められている側です。診断ががんであれば、この感情的に弱い立場を無意識のうちに利用する医者のせいで、胸を刺すような、場合によっては悲劇的な結末になりかねません。そして、これは偶然ではなく、彼らが強く推す治療の道筋は、医療業界とそのパートナーである製薬業界に最大利益をもたらすような道筋です。

がん患者に対する医者のアプローチとセオリー

私が、がんの予防方法やがんの完治の可能性についての研究でキャリアを積んできた人間であることが判ると、家族や友達、あるいは自分自身に下された特定の診断についてどう思うか、私の個人的な意見を求めてくる人がいます。これは自然な流れだと思います。当然ですが、自分は医師免許を持っていないので、具体的なアドバイスを挙げることができない旨を強く伝えます。その人たちの担当医は、専門教育と研修を何年も受けている人たちです。私は受けていません。それでも、がんという診断をいざ受けてしまうと、多くの人が構わず訊ねてきます。「先生自身やご家族が、まさかがんだと診断されたらどうしますか?」。せいぜい私ができることは、科学的証拠についての私なりの解釈を伝え、セカンドオピニオンを聞いてみるようアドバイスをして、それと同時に担当医のアドバイスも尊重するよう、手助けをしてみることくらいです。２００５年に、私の大親友が太ももにあったホクロをひっかいて、小さなカサブタが残ってしまったとき、検査を受けて、必要ならば切除してもらうことにしました。家系的に、がんが珍しいわけではなかったからです。

数日後に検査結果が出ると、医師からの電話で、来院するようにとのことでした。彼女はいくらか不安に思い、私に付き添うよう頼んできました。医師が診察室に入ってきたとき、彼の様子は深刻そうでした。診断は、というと、ステージⅢの悪性黒色腫でした。皮膚がんのうちではもっとも悪性度の高い種類のがんです。医師に早急に処置するよう勧められ、彼女は外科医とがん専門医のチームに紹介されました。呆然としていました。彼女は、がん患者であれば誰もが味わう感情を、普通に経験していました。ありとあらゆる恐怖い。めまいがして方向感覚を失うような感じです。

彼女はその組織標本について2件のセカンドオピニオンをもらい、この診断を確認すると、手術の予約を入れました。がん化した組織が太ももから除去され、これと一緒に近くのセンチネルリンパ節の生検サンプルも採取し、転移があるかどうかの確認が行われました。センチネルリンパ節はがんがいち早く転移しやすいリンパ腺です。センチネルリンパ節にがんの存在が証明されれば、がんがもっと広いリンパ腺流域に拡散していると推定するのが一般的です。センチネルリンパ節を部屋に入る戸口と考えてみましょう。この場合で言うと、部屋は広いリンパ系全体です。黒色腫の細胞がセンチネルリンパ節に転移しているということは、リンパ系全体にも転移していると推定されるため、切除が必要です。村を壊して守るのと似た戦術です。

これとほぼ同時に、彼女は新しい担当がん専門医と治療の選択肢について話す機会がありました。新たに行った検査でリンパ腺の転移が見つかるかどうかによって、選択肢は変わります。今回は大人になった息子さんたちが一緒だったので、私は付き添わなかったのですが、後日彼女から聞いた話では、医師の口から出てきた治療の選択肢は、化学療法や放射線治療など、患者でさえ普通に思いつくようなものだったそうです。彼女は、生検でどのような結果が出たとしても、提示された治療法はどれもやりたくないということを医師に伝え、医師のほうもそれを了解したそうです。数日後に、センチネルリンパ節の生検の結果が分かってから、改めて面談する予定でした。ちょうどこの頃、結果が陽性だということを知らされました。センチネルリンパ節の結果は、がんがリンパ系に広がっていたことを示していました。この診断は、3名の病理学者によって確定となりました。

がん専門医のところへ戻る前に、私は黒色腫とその治療法について、もう少し詳しく調べてみることにしました。いろいろなことを調べましたが、私は理解を示してくれて、感じの良いある病理学者を訪ね、自分の目でも組織判断の下された組織を確かめてみることもしました（私自身、組織学の研修を受けており、実験室での研究をしていたときに、顕微鏡を使った作業は数多くやっていました）。

黒色腫については、すでにある程度の知識を持っていました。それはこのような経緯からです。私は12年ほど前、コーネル大学でのプラント（植物）ベースの栄養学の授業の推薦図書として、1995年に出版された黒色腫の事例についての概要報告書[注1]を使っていました。理由は、その報告書集に、生存率に対する食事の注目すべき効果が掲載されていたからです。この論文が重要だったのは、比較的珍しくも、深刻ながんに対する食事のプラス効果が査読済みの論文に報告されていたからだけではなく、その筆頭著者が一目置かれていた科学パネルのメンバーを務めていたことがあり、そのパネルで代替医療の臨床データベースから得られた研究結果の解釈と公表の仕方について意見をしていた人物だったからでもあります。その報告書には、プラントベースの食事に黒色腫の進行を抑えるかなりの可能性があるという具体的なエビデンスが詳細に紹介されていましたが、他のがんに対しても同様の効果があることにも触れられていました。この研究の症例患者には、メキシコ・ティファナにある有名な（あるいは、悪名高いと言ったほうが望ましいという人もいるかもしれません）[注2]ゲルソン・インスティテュートという医療機関の処方による、概ねＰＢＷＦベースの食事が与えられました。生存率は際立って上昇し、その事実はステージⅢやステージⅣと診断されていたがんにおいてでさえ変わりませんでした。

このとき、リンパ腺切除によって行きつく、かなり悲惨な結末についても知ることとなりました。この文献には、鼠径部にある主要なリンパ腺を切除すれば、1年前後にわたり脚が使用不能となる確率が高く、体の免疫系統を重大な危険にさらすことはもとより、たくさんの副作用と不快を伴う、とありました。そのとおりです。先ほどの女性医師も、1年間「使い物にならなくなる」ので覚悟しておいてください、と彼女こ伝えていました。

当時知ったことは、もうひとつありました。それは、リンパ節を除去して失った免疫系の働きの埋め合わせとして、インターフェロンという、強力な免疫療法の薬が医師によって頻繁に処方されているということです。そこで、黒色腫のステージⅡとステージⅢの患者を対象としたインターフェロンと関連する治療について調べ、ごく最近発表された論評[注3]を発見しました。そこでは、「現時点で、ステージⅡおよびステージⅢの黒色腫で、全体的な延命につながる単一の治療法（インターフェロンを含む）はない」と結論づけられていました。このテーマについての研究は非常に複雑で、インターフェロンの種類、薬の投与量と用法、黒色腫のステージも様々なものが関与してくるほか、治療への反応についても多くの議論があります。大部分の黒色腫患者を含め、相応のバックグラウンドや経験のないがん患者が、その研究の内容を理解できるとは到底思えません。ましてや、それを使って、がん専門医と一緒に違う治療を考えるなどということは到底無理です。

その後さらに、恐らく最も興味深い観察のひとつになると思われるあるものが私たちの目に止まったのですが、それは私の友人の長男が発見したものでした。彼は医者でも医学研究者でもありません。その彼が探し出したのは、ロンドンで活動していた研究者のグループによって出版された査読済みの論文で、１４６件の黒色腫患者の症例をまとめたものでした。本書の科学が自分にはまだちょっと早いと考えている方は、その査読済みの論文の題名を読んでみてください。題名は「The Microanatomic Location of Metastatic Melanoma in Sentinel Lymph Nodes Predicts Nonsentinel Lymph Node Involvement」[注4]（センチネルリンパ節における転移性黒色腫のミクロ解剖学的位置と非センチネルリンパ節への転移を予測する）です。かなりのものでしょう。

その論文のポイントは以下のとおりです。この研究の対象の146人全員に、私の友人と同じように、センチネルリンパ節への転移が見られ、この所見がある場合、通例では外科手術によって隣接するリンパ腺流域を除去するのが正しいということが証明されていました。したがって、センチネルリンパ節にも黒色腫があったこの研究の146人の患者全員も、外科手術でリンパ腺流域が完全に除去されました。ところが、この患者たちのリンパ節の検体を後から再検査してみたところ、実際には黒色腫がリンパ腺流域にまで広まっていた患者は、そのうち20%しかいませんでした。[注5] つまり、残りの80%の患者は、わざわざリンパ節を除去する必要がなかったということになります。その80%のなかの38人は、転移がセンチネルリンパ節のたったひとつの部位である皮膜下領域に限定されていました。

この研究結果は衝撃的でした。私は、当時ロンドンにいた、この研究の主任のマーティン・クック博士に電話しました。すると博士は語気を強めて、その論文の内容を認めました。力強いものの、少数の人にしか理解されないこの結果に、私たちは興奮しました。私の友人の生検でも、転移は被膜下の部位にしか見られなかったのです。私はこの論文のコピーを友人の担当の外科医と病理学者に渡しましたが、二人ともこの情報については知りませんでした。そしてあと1枚のコピーを、がん専門医に会うときのためにとっておきました。

この情報を手に入れ、組織検体を自分でも調べてみたうえで、私は友人に付き添ってがん専門医を再び訪問しました。このとき、彼女は薦められた治療は受けたくないという旨を以前伝えていたにもかかわらず、どの治療法を選択したいか、いつ治療を開始することができるかを、がん専門医に伝えることになっていました。治療方法の選択はもちろん、彼女自身がするべきものですが、彼女の場合は間違ったアドバイスがなェロンも、臨床試験では効果的でなく、副作用がたくさん出るという結果が出ています。そのうえ、黒色腫がセンチネルリンパ節の被膜下にしか存在しないため、特に彼女がPBWF食にこだわれば、予後は良好だと言えます。

友人を担当するがん専門医は、私ががん研究を専門に行っていたという背景を知りませんでした。そして、私の知る限りでは、私が担当の病理学者とクック博士の研究について話をしていたことも知らなかったようです。私のことを、担当する患者の単なる付き添いで、自分の話をただ聞いている人だと思っていたのです。がん専門医の常識の範疇に限って言えば、単純な話でした。診断から「悪性」黒色腫であることが確定し、センチネルリンパ節にすでに転移している。したがって、残りのリンパ腺を除去し、インターフェロンか同等のものを使った治療を開始する必要がある、以上です。彼の意見ではこのすべてを緊急に行う必要があり、その物腰から、彼女にどのような返答を期待していたかがはっきりと分かりました。

この「冷淡で厳しい現実」を説明し終わると、この専門医はすかさず「では、いつから開始しますか？」と尋ねてきました。

友人は、同じことをもう一度医師に伝えました。「薦めていただいた治療はどれもやるつもりはありません」。

ショックと不快感を隠しきれなかったがん専門医ですが、このとき、最初の面談のときの自分の丁寧な物腰がダメだったのだと思ったのか、うっかり「今やらなければ、次にお会いするときには手遅れになってしまいますよ！」と告げてしまいました。彼は明らかに「手遅れ」が後になって起こるよりも、より早く起こることを期待したのです。

このように、医学的な専門知識を持つ上位者から、自分の生死についての不安を抱える、感情的に弱く、持っている情報も不十分な患者へ圧力がかけられるのは、公平とは言い難い状況です。間違いなく、医師の薦めを受け入れるしかなくなります。がん患者は自分のがん専門医を信じたいと強く思い、医師を回復への鍵を握っている人だという目で見ています。

友人にもこのような反応があったので、私は医師に申し出て、持参してきた論文の一節を一緒に見てもらいました。すると彼は乱暴かつ失礼な感じで、そんなことはあり得ないといった手振りをしながら、明らかにナンセンスだと言わんばかりに、この話を終わりにしてしまいました。彼には自分の声以外に、関心のある話がなかったようです。

全国の腫瘍科でこのような出来事がいったい何件くらい起こっているのかは、私にとっては想像の域を出ませんが、全米のがんの発生率から考えて私の思いつく数字は、1日あたり2000~3000件くらいではないかと思うのです。[注6] 大半の場合、患者本人とその友達や家族は、担当の医師の意見に疑問を投げることができないですし、疑問に思うことすらありません。彼があまりにもきっぱりと言うので、私もあっけにとられてしまいました。自分が何か間違ったことをしたのかといぶからざるを得ませんでした。自信に満ち溢れ、専門家だからこその無知だけでなく、個人的な性格としての傲慢な彼の態度が、少なくとも私には感じられました。彼は明らかに、昔からの化学療法に偏っている「標準治療」以外のものが推奨される証拠には、何の関心も持っていません。

似たような体験談は、がんにおける栄養についての情報を調べている、数百人とは言わないまでも数十人のがん患者から聞いたことがあります。いずれの場合も研究では栄養学的なアプローチが支持されているものの、医師のほうは侵襲的で危険かつ費用の高い治療を強く薦めてくるうえ、その成功率も低いようです。

しかし、今回のケースには私がより深く関与しています。それは、その患者が私の妻であるカレンだったからです。そして、私はこの黒色腫症例が症例数1であることを知っていますし、その後の経過を専門的に記録もしていません。事例証拠でしかありません。しかしカレンは、植物ベースの食べ物だけをひたすら食べる以外のことはせず、副作用はなく、8年経った今でもまだ健康状態は極めて良好で、私と50年目の結婚生活を満喫しています。実は私は、カレンの食事が役に立ったのはがんの診断を受けた後からだけではなく、それ以前からずっと彼女の役に立っていたのだと感じています。彼女の太ももには何年も前からずっとホクロがあり、もっと前に検査する機会があってもおかしくはなかったと思います。恐らくこのホクロは、私たち家族が植物ベースの食事に切り替える前からがん性のもので、その時点以降に進行が遅くなったり、止まったり、あるいはもしかしたら回復していたという確率が極めて高いと思われます。生検を行っていたならば、その結果からがんが拡散するどころか、後退していたことが分かっていたかもしれません。

今考えると、この出来事は、この本を執筆するきっかけになった数々ある他の似たような話を代表しているのだと思います。のるかそるかの医療専門家との面談に向かう患者ひとりひとりに付き添うことができない代わりに、誰もが公平な土俵に立つことができるように、何かをしようと思い立ちました。弱い立場にある患者が意思表示をできるよう、深刻な状況の対処法として、お金のかかる侵襲性の医療処置を要求されるという場面では、確かに自分にも選択肢があるということを分かってほしかったのです。

ある意味、カレンと担当医師との間のやりとりを見ると、いばっている専門家が弱い立場の患者に圧力をかけ、最も患者のためになると自分勝手に思い込んでいるものを押し付けているだけにしか見えません。彼は標準治療というものを知っている、彼女は知らない。まったく違う立場です。しかし、一歩引いて、毎日このようなやりとりが何千回と行われている実情に目を向けると、医師が持つ疑問の余地のない信念と説得力（いばっている態度は違うとしても）が利益の頼みの綱となっている、医療産業の標的が見えてきます。

医療産業のしくみと医者のイデオロギーの圧迫

ここで少しだけ、この話の中のお金の流れを辿ってみましょう。栄養学的アプローチではなく、外科的または化学的アプローチが選択されたとき、お金はどこへ流れ、誰が儲かるのでしょうか？

まず最も明らかなのは、化学療法や外科治療、医薬品の処方される機会が多くなればなるほど、この産業全体に入ってくるお金が増えます。仮に化学的アプローチの効果が栄養学的アプローチと同等と推定される場合であっても（その証拠はありませんが）、医療産業は業界のメンバーを教育訓練して化学治療を選択するよう仕向けることで、利益を膨らませています。がん治療で儲かるお金は膨大です。こういうわけで、製薬会社や医療機器メーカーが医療雑誌の広告を席捲しているのです（広告を見れば、業界の実態や効果に疑いがかかるような結果を、医療雑誌があまり積極的に印刷したがらない理由が分かるのですが、業界誌については第15章でもっと詳しく見ていきます）。

次に、お互いに紹介状を出し合うことで、医療界のいわゆる「オールド・ボーイズ・クラブ」（排他的で非公式な人間関係）に金と仕事が回るようになっています。カレンは3人の異なる医師に会って診断を受けましたが、これは新しい医師に会うたびに彼女は初診料を自己負担し、加入している保険会社の負担も大きくなることを意味しています。化学療法のルートを通る場合、これだけ多くの医師に会うことが必要となってきます。それは、医師一人ひとりが、がんの特定のリダクショニズム的要素に特化した専門家だからです。ただ、このように医師たちが専門化している理由は、それが患者にとってベストな治療法だからというよりは、誤った方向に導かれた私たちの病気に対するアプローチの仕方に関係しています。ＰＢＷＦ食を処方するのであれば、医師が一人だけいれば十分で、あとは結果を観察するだけです。この戦略が採用されたらの話ですが。

また、カレンが紹介された別の医師たちも、恐らくきっと、一人目の医師の見解を支持するでしょう。彼らは、標準的な教育訓練を受けているお陰で、ホーリズム的な栄養学の入っていないパラダイム（枠組み）を共有しており、きっと社会的な輪も共有していたと思います。カレンを担当したがん専門医が、PBWF食を推奨する運動に力を入れている栄養学者と一緒にゴルフをすることなど、どう転んでもあり得ない話です。

きっと多くの人は、医療業務に携わる人であれば誰だって、私が言ったような行動を取ると思っているはずです。しかし、それは違います。私がお会いしたことのある多くの医師が、患者のために親身になって取り組んでいます。代替の提案を抑圧したり敵対したりするこの環境ができたのは、医師たちのせいではありません。その医師たちが教育訓練を受け、その後実務を行うことになっているシステムのせいです。医療産業では、まともな思いやりのある医者が、業界の自己中心的で、金儲け主義の保守的な姿勢に対抗することが、構造的にとても難しくなっています。このシステムに反抗すれば、単純にイデオロギーという点で圧迫されるだけでなく、イデオロギーの圧迫の後ろ盾となっているお金という侮れない力にも向き合うことになります。場合によっては、診療を行うための免許が危うくなることさえあります。

巨額な利益を戦略的に再投資する製薬会社

私たちの社会は、大手製薬会社が盛んに売り込んでいる感傷的な概念を、喜んで受け入れています。つまり、製薬業界とは、知的渇望と人類に奉仕したいという願いのみを動機とし、がんや糖尿病、心臓病の治療法の発見にいそしむ、無欲の科学者集団であるというイメージです。このようなイメージが持たれている大きな理由は、大手製薬会社には、善人のふりをしつつ、人々の感情を操作する巧妙な技があるからです。大手製薬会社にも善い人は大勢います。しかし、システムの経済的な要求のほうが、善いことをする努力よりも優先されるのです。

大手製薬会社はひとつの産業であり、それを構成しているメンバーは事業者です。大半は上場企業ですが、比較的新しい遺伝子治療関連の企業の場合は、可能な限り早く巨大な見返りを手にすることを求めている投資家から非公開でお金が集まってきます。受託者としての彼らの唯一の責任は、株主のために利益を上げることです。

どの企業も利益を上げようとしています。違いますか？　大手製薬会社も、人が長く生き、痛みを和らげる手助けをする薬を売ってお金を儲けているのならば、利益を上げてはいけないという理由があるでしょうか？　私たちは彼らが利益を上げていることを喜ぶべきです。儲かったお金はシステムに戻り、研究開発（R&D）の資金となり、新薬の創製や、従来の薬を磨いたり改良したりするのに使われます。これがビジネスの基本です。シンプルで、栄養生化学の先生でも十分に理解できます。しかし、残念ながら大手製薬会社のシステムはビジネスの基本の範疇ではありません。お客さん（つまり、私たち）が処方箋にお金を払うよりもずっと前に、お客さんが気前良く（無意識に）払ってくれるお金で、研究費の大部分を賄うことができるという、巧妙ながら狡猾なしくみになっているからです。

あなたは税金を払っていますか？　払っているならば、あなたも政府の主要な医療研究機関であるＮＩＨ（アメリカ国立衛生研究所）の研究予算に貢献していることになります。この機関が行う研究は、大手製薬会社の利益の優先にかなり傾いています。民間の支援団体に寄付した経験はありませんか？　アメリカの例で言うと、ＡＨＡ（アメリカ心臓協会）やＡＣＳ（アメリカがん協会）、ＡＤＡ（アメリカ糖尿病学会）などです。もしあるとすれば、大きな利幅で利ざやを稼ぐために人々に売られる、効果のない、有害であることも多い医薬品がしょっちゅう作りだされる研究に、あなたも直接資金を提供していることになります。そして、その利益は実質的な投資家である私たちにではなく、製品の特許を取り、製造し、売り込みを行う製薬会社の懐に入ります。私たちは、効果のない、最悪の場合私たちの命さえ奪ってしまいかねないものに、薬代と合わせて二重にお金を支払っているのです。

ところが、大手製薬会社は、これほど楽なシステムにも満足はしていません。儲けを増やすために決して終わることのない労力を費やす中で、自由経済を最大限に利用ながらも、そのうえ、政府からの保護を受けようとしています。ケーキを手に入れているだけでは満足せずに、それを食べてしまおうというわけです。ここでそのしくみを見ていきます（ニュージャージー医科歯科大学のドナルド・ライト教授とカナダ・ビクトリア大学のレベッカ・ウォーバートン教授の二人が最近の著書で、大手製薬会社の巨額の研究費に関する大掛かりな請求について、ほとんど知られていないのっぴきならぬ事実のいくつかを暴露されていて、うなずけるところがあります[注7]）。

ライト教授とウォーバートン教授の様々な発見がインターネットで公開されていましたが、それを読みなおしてみると、次のような二人の結論が見えてきました。「大手製薬会社は、新薬を市場で販売するという大義名分を掲げて極めて巨額の研究開発費を請求することで、自社の経費と膨大な利益を正当化している」。もっともよく引き合いに出されるのは、薬ひとつあたり13・2億ドルという驚愕の数字です。レビューを専門に行う独立系の複数の団体によって、新薬の85％が使いものにならないか、すでに入手可能な薬と何ら変わらないと言われている時代に、これはお金がかかりすぎです。ところが、13・2億ドルという値札は、なんと製薬業者によってかなり膨らまされた金額だということです。ライト教授とウォーバートン教授はこれを「市場価格の高さに十分な根拠を与えるとともに、自由市場競争からの保護と税制優遇の拡大を政府から取り付けるため」としています。費用の見積りを膨らますことで彼らは貧困を嘆き、政府が反競争の法律を可決し、彼らを税負担から解放しようという流れに持っていくよう騙すことができます。結局、お金に縛られた製薬業界自体が国家の災害であり、悲劇ということになります。考えてみてください。仮にがんのブレイクスルー（障壁の突破）がすぐそこまで来ていたとしても、一部の製薬会社で研究開発費を削減しなければならないとなれば、それは絶対に実現することはないでしょう。

ライト教授とウォーバートン教授は、自分たちの発見を慎重に評価し、正式に出版を果たしたうえで、医薬開発コストについて大手製薬会社側が発表している見積りは「どれも信用できるものではない」としています。二人によれば、一般的な医薬開発にかかる費用は実際にはかなり少ないことを発見しており、開発費（安ければ2100万ドル、高くても3億3300万ドルに収まるようです）と研究に関わる不確定な金額を合わせても、平均ではおよそ9800万ドルしかかからないそうです。ただ、どの研究とどの医薬品のつながりを計算に入れるかを判断することが不可能であることから、研究費の正確な見積りはほぼ不可能と言えます。また、基礎研究のほとんどが政府の負担で実施されており、NAS（アメリカ科学アカデミー）をはじめとする様々な公式レポートによると、「世界の研究資金の84％が公的な財源または財団からの寄付で賄われている」とのことです。

費用の見積りが独立系で信頼できる情報筋のものであることを考えると、大手製薬会社はシステムをあざむいていることになります。しかも、それは莫大な数字です。第一に、彼らが辿りついた13・2億ドルという数字は、最も高価な薬剤（社内で開発された新しい化学物質）の上位22％のコストだけを使って算出されたもので、これがすべての医薬品の平均であるかのような言い方がされています。第二に、彼らがコスト算出の元にしたランダム臨床試験にかかる費用は高すぎるように思われるのです。ひとつの試験あたりの被験者の数は、ＦＤＡ（アメリカ食品医薬品局）が報告している平均の2倍で、被験者一人あたりのコストはＮＩＨが算出している数値の6倍となっています。これを総合すると、大手製薬会社の臨床試験のコストは、独立系によって報告された平均値の12倍以上多いということになります。第三に、臨床試験に要する時間と、ＦＤＡが新薬認可のための申請書類の審査に要する時間のどちらも、大手製薬会社が報告した時間の長さのほうが、ＦＤＡの報告よりも大幅に長くなっています。

話はさらに酷い展開になります。大手製薬会社は、資本コストの決定に使う利子の利率を水増ししているうえ、研究開発費と国外のタックスヘイブンに関するかなりの額になる節税額については知らないふりをしています。ライト教授とウォーバートン教授の言葉を借りれば、こうして失われた税金で「製薬会社の研究開発費のほぼ全額を賄っている計算になる」[注8]そうです。

まとめると、新薬をひとつ開発するのに業界が支払う総コスト（政府助成金として受け取る金額を含む）は7000万ドル程度で、彼らが主張する13・2億ドルなどではありません。13億ドルに余分な0・2億ドルを加えたあたりが、ばかげているとしか言いようがありません。これを見れば、大手製薬会社が偽の具体性をマーケティングのトリックとして使い、数学的に正確な見積りを算出したと人々に信じ込ませようとしていることがすぐに分かります。

大手製薬会社は、このような大嘘をもう何十年も発信しつづけています。リンドン・ジョンソン大統領が1969年に大手製薬各社の役員の会合で演説を行い、その場で聴衆に向かって、ＮＩＨは研究を行う機関であり、さらに国民はその支払いをする人たちであることをよく心に留めておいてもらいたいと、憚らずに言ったそうです。

大手製薬会社は、このようにして手に入れた利益を戦略的に再投資しています。その大嘘を広くまき散らしつづけるための放送時間を買います。アメリカは、製薬会社が医師に対してだけではなく消費者に対して直接宣伝することが許されている、地球に2つしかない国のうちのひとつです（もうひとつはニュージーランド）。広告主の強い揺さぶりを受けている私たちの間では、バイアグラをはじめ、その他に何千種類もある先発医薬品について医者に質問をする人たちが非常に多くなっています。[注9]

大手製薬会社は、医者の「教育」にもぬかりがありません。2008年に出されたあるレポートによると、2004年時点で大手製薬会社が自社製品の宣伝広告に使った金額は、全米の医師一人あたり年間6万1000ドルが平均だそうです。医師に売り込むための面談が行われる件数も膨大で、ワインを飲みながらの会食をセッティングしたり、旅行やパソコン、その他の素晴らしい心づけをプレゼントしたり、大変なものです。2004年、私が探した限りではこれより新しいデータが見つからなかったのですが、この年に37万1000件もお医者さんとの和やかな集いが全米で行われ、これは1日あたり1000件以上という計算になります。つまり、各州で医者の祭りが毎日平均20件行われているということになります。[注10]

簡単にまとめると、大手製薬会社は、納税者から研究のための巨額の助成金を受け取ることで本来支払うべき税金よりも大幅に少ない金額しか払っていないということになります。そのうえ、膨れ上がる研究開発費という名目で、疑うことを知らない納税者に減税措置を認めるよう要求し、さらに消費者に対して直接的に宣伝を行うという正当に認められた活動をするにあたっては、事実上どのようなことを言ってもお咎めはありません。このゆるい姿勢の結果は驚くまでもなく、次のような数字が出されています。「（調査対象となった）8社の各社独自製品向けの192の広告のうち、全部で20項目あるFDAの処方薬広告ガイドラインを完全に遵守していた広告はわずか15だった。加えて、57・8％（中略）は重大なリスクを数値化しておらず、48・2％は検証可能な参考資料が欠損していた」[注11]。それだけではありません。大手製薬会社はこの広告に対して、研究開発費を大きく超える支出をしています。2008年のレポートでは、その前年度の広告支出が研究開発費の2倍となっていました[注12]。優先順位を大きく間違えていませんか？　大手製薬会社の「無私」のアジェンダは単純明快です。「売って、売って、売りまくり、空き時間があればロビー活動に励み、減税や助成金の増額を求めよう」。

大手製薬会社全体の2010年の年商は2890億ドル[注13]でしたが、これは世界の8割以上の国々の国家予算総額を超えています[注14]。その成果が（少なくとも目標が）健康の増進であれば、容認されてもいいでしょう。しかし、先ほど説明したとおり、そういう事実はないということを強く言っておきます。

企みはこれで終わりではなく、大手製薬会社はさらに切り札を隠し持っています。製薬業界のビジネスモデルの大きな問題点は、健康な人ほど薬を飲まないという点です。ビタミンやミネラル、ハーブは摂るが、医薬品は取らない。そこで、大手製薬会社の次の手は、心臓病や脳卒中、がん、糖尿病といった一般的な死因のリスクを抱えている人々全員に、飴のように配ることのできる予防薬を開発することになります。これらのリスクを持っている人というのは、栄養学の知識をまったく持っていないわが国の場合、ほぼ全員があてはまります。

このような「予防」を目指すやっかいな取り組みのひとつが、CVD（心血管疾患）のリスクを抑えるいわゆる「ポリピル」を開発する計画です[注15]。このポリピルとは、例えば「異なる分類の3種類の血圧降下剤をそれぞれ半量ずつ、アスピリン、1種類のスタチン、葉酸[注16]」など、一見効果のありそうな複数の薬剤を含むもののことです。このようなピルを作る根拠として、「人口の全体または大半に適用できる戦略によってCVDの負担を軽減する」[注17]必要性がある、との記載があります。製薬会社はなんて意味のないことをするのでしょう。

このピルは仮説上、「CVDが確定している人全員と、CVDのない55歳超の人全員」[注18]に効果があるとされており、よってこの人たちに薦められることになります。これはかなりの人数です。この仮説はかなり憶測に基づいており、どうやら、数回の長期間にわたる別々の介入の効果を足し合わせることによって得られたもののようです。しかし、2つ以上の薬剤を組み合わせても、その効果は足し算になることはありません。しかも、組み合わせた薬による治療の副作用を予め知ることは、ほぼ不可能です。さらに厄介なのが、この考え方に、威厳のある国や国際的な健康に関する行政機関が信憑性を与えてしまっている点です[注19]。

ポリピル計画擁護の一環として行ったロビー活動で、製薬会社は「一次予防策には複数の戦略が盛り込まれるべきであり、医療政策と環境を変えること、個別の行動を変えること、実証済みの安全な薬を使うことを考慮する」[注20]と主張しています。そして、ライフスタイルに介入するには行動を変える必要があるとし、これは確かなのですが、主張にはさらに続きがあり、行動を変えることはコストのわりに「効果が地味で、持続性がない」としたうえで、長期にわたる大規模な試験を行った結果、CVD系事象の発症は減少していないと主張しています[注21]。別の切り口で言うと、第2章のたとえ話をもう一度ここで出してみますが、人口全体が自分の頭をトンカチでしょっちゅう叩いていて、頭痛が治らないと言っているとき、この人たちに叩くのを止めればいいのだと教えることはお金がかかりすぎることであり、あまり効果も期待できません。それよりも、全員がヘルメット着用を徹底するよう政府が呼びかけたり、毎食後に鎮痛剤を服用することを推奨し

ライフスタイルを変えることは効果も薄く、持続性がないというふうに、酷評されていたとする先ほどのレポート[注22]は、別々に実施された複数の介入を寄せ集めただけの39の研究のメタ分析でした。このレポートでレビューの対象となった研究では、まず薬剤による介入が施され（高血圧、コレステロール値、高血糖に対する薬）、次に、無意味でかつ薬剤介入とは別個に作用する（しかし、追加の必要がない）、体重を減らし、脂肪摂取量を減らし、もっと運動を行い、喫煙をやめるという介入が施されました。言い方を変えると、薬を与えたうえで、体重を減らし、食べる脂肪分を減らし、1日1回ウォーキングをすることを勧めても、人は奇跡的に健康にはなりませんでしたというデータです。これがいわゆる「ライフスタイルを変える」ことになるのでしょうか？　このアプローチに効き目がなかったことが、意外だったと思う人は果たしているのでしょうか？

大手製薬会社は、このように欠陥のある研究を集めて、ストローマン（藁人形論法）として利用し、ライフスタイルを変えても、結果として健康が改善するわけではないという主張を展開してきました。しかし、薬による治療（適切な長期的効果の達成に失敗しましたが）と、体重を減らすこと（健康的であろうとなかろうと、手段は選びません）と脂肪の摂取量を減らすこと（これも意味のある食事の改善ではなく、加工された「低脂肪」食品を食べることによるリダクショニズム的な方法ですが）という何ともいい加減な手法の組み合わせは、どう考えても「ライフスタイルを変えた」ことになりません。ライフスタイルを変えるということは、ホーリスティックであり、体系的であり、永続的であり、包括的なことです。本当にライフスタイルを変えて健康を改善することを考えた信頼できる研究であれば、少なくともPBWF食へ移行するよう指南するでしょう。ところが、この分野の大半の研究者は、栄養を健康作りと健康の回復の手段として捉えていないばかりか、その可能性について好奇心を抱くことすら拒否してしまっています。

科学の限界を反映したサプリメント・栄養補助食品業界

健康補助食品（単一の栄養素を含む補助食品だけでなく、多種多様な食品やハーブのエキスも含まれる）は巨大なビジネスですが、（最近の試算によると、アメリカの市場規模は600億ドルでした）、ホーリズムのパラダイムでは良いところがないものばかりです。ともかく、サプリメントも医薬品と同様にリダクショニズム科学の産物で、栄養素のひとつひとつが独立した役割を演じ、体内や周囲の環境の他のこととは分離した形で「ひとつのこと」をやっているのです。第1部でもお話ししましたが、サプリメントの効き目が限定的であるのは、その生みの親である科学の限界を反映したものだからです。自然の食べ物という背景から飛び出した栄養素はあまり良い働きをせず、場合によってはかなり大きな害となることもあります。

それでも、サプリメント業界は止まりません。止まる理由などあり得ないというわけです。これだけ数多くある研究の中から選ぶことができ、仮にそれが間違っていようとも、サプリメントの使用を援護してくれる断片的な理論を選べば、莫大なお金が儲かるのです。

最近のサプリメント業界は、プロセスを「科学」の領域にまで掘り下げています。個別の栄養素について新しい科学研究を行い、その栄養素が持つ人の健康を促進する力について、表面的な一般論にまとめ上げます。こうして新たに栄養素を発見した企業は錠剤に加工し、ＰＲキャンペーンを企画し、まごついている一般人たちに買わせるためのマーケティングプランを書き上げます。ただ、ずっとこのような感じだったわけではありません。サプリメント業界も最初は控えめでした。それが比較的最近、一定の健康補助のための錠剤の販売については規制を緩和する方向へと政府方針が転換したことに乗じて、現在のような数百億ドル規模の巨大市場へとのし上がりました。

栄養サプリメント業界のはじまりは1930年代で、それから数十年間の伸びは控えめなものでした。ところが、1970年代から1980年代前半にかけて、2つの出来事のお陰で、この業界は急成長しました。1つ目は、1976年にアメリカ上院議員のウィリアム・プロックスマイア氏と彼の同僚が、食品会社が医師の処方なしにビタミンとミネラルを販売できるような食品医薬品規制の改正に成功したことです。[注23] それ以前は、1日推奨投与量の150％以上を含む製剤を売る際、処方箋が必要とされていました。2つ目の出来事は、盛んに宣伝されて広まった食事、がん、栄養についてのレポートを1982年にNASが発表したことです。これについてはすでに本書でもお話ししましたが、[注24] このレポートは業界が自分たちの製品に科学的根拠を与えるためにわざわざ作り出したものです。13名の科学者（私も含む）による共著であり、制作に2年の年月をかけたそのレポートは、アブラナ科野菜などのホールフードの中に存在する状態での個々の栄養素について、説明したものでした。その中で、特定のビタミンやミネラルの話をしたことも確かですが、栄養サプリメント産業を奨励するつもりはまったくなく、このことについては私たちが書いたエグゼクティブ・サマリーの中でも明確にしました。当の業界はと言えば、私たちの結論は無視し、臆面もなく私たちがまったく逆のことを言っていると、自分たちのほうが発信した私たちよりも知っているかのような発言をしてきたのです。

まだ誕生して間もないこの産業は、このとき波に乗っていました。プロックスマイア上院議員による規制の改正により市場が開かれ、一方で、健康補助食品メーカーに言わせれば、NASのレポートが自分たちの製品の正当性を裏付ける科学的証拠を提供して、製品の売上となるようにしてくれたのです。最高の取り合わせではないですか。ただ、成長にとっての壁も依然としてありました。FDA基準に達する具体的な健康表示を作り出すことができずにいたのです。評論家が主張していた誇大表示についての懸念は、結局のところ間違いではありませんでした。私たちが作成したNASレポートの内容を大きく誤伝した時点で、そのような不正行為はすでに明るみに出ていたことです。実際にNASが事態の究明を求めてFTC（連邦取引委員会）へ抗議し、私はその後起こす予定になっていた裁判でNASの代理人を務めるよう、依頼を受けました。その裁判は約3年に渡り続くことになります。私の役目は、業界から提出された、彼らの主張を裏付ける証拠の検証でした。私は、彼らの提出した証拠の大半がいんちきであることを証言し、FTC法廷もこれを認めました。

NASもFTCも、この新たに浮上した健康に関するサプリメント業界の主張を裏付ける証拠を何も見つけられませんでした。それなのに、この業界はいろいろな方法でビジネスにつながる糸口を見つけ、健康に良いと主張する自由を徐々に拡大していきました。当時、彼らに課せられていた健康表示に関する制約は、私に言わせれば微々たるものでしたが（現在も微々たるものです）、結局は、栄養補助食品の健康に対する利点を宣伝し、産業として成長する方法を見つけ出していました。しかも、目立たないながら、かなり効果的に行われていました。それから数年にわたり実現することとなる、業界の成長に向けた道を整えるための規制や法律に関する決定の流れについて、私はあまり詳しくはありません。当時、自分の研究で忙しく、政治的なペテンに関わっている暇があまりなかったのです。それでも、この業界が成長し続けていることくらいは知っています。サプリメント業界に有利な規制環境を守る仕事に関与した弁護士の報酬がそうでしたから。業界の大々的な広告展開と、健康はビタミンやミネラルの錠剤の瓶の中に詰まっているという考えに屈する人が増えるにつれて、収入もうなぎ昇りでした。

この業界は、今やその地位をしっかりと確立しましたが、1994年にダイエタリー・サプリメント健康教育法が可決され、これによって連邦食品・医薬品・化粧品法が改正されたことで、さらなる成長を遂げることとなりました。当時の改正は、ほかの雑多な法改正とともに特定のサプリメント成分表示の要件を標準化する意図があり、これがきっかけでサプリメントにも科学的な信憑性と分類が与えられました。これで大部分のサプリメントと食材が「食品」として分類することができるようになり、この変化は業界に歓迎されました。この時点で、サプリメント業界は、自動車や教会、アップルパイと同じような日常風景として、アメリカ社会の中に溶け込んでいました。食品の中のエリート階級へと昇り詰めたのです。まるで乳製品と同じです。

２００８年のレポート[注25]では、健康補助食品の種類も、それまでの30年間で先駆けとなったアルファベットを振ったビタミン（A、B群、C、D、E）やミネラルから、プレバイオティクス、プロバイオティクス、オメガ3系脂肪酸、様々なホールフードの濃縮食品に至るまで、大きく伸びたことが報告されています。しかし、これらの製品の健康表示はほぼ、第2章で暴かれた近視的な発見と同じ種類のことを根拠としているものばかりです。

この統計についてはすでにお話ししていますが、ここでもう一度まとめてご紹介しておいても悪くはないでしょう。成人アメリカ人の68％が健康補助食品をとり、さらに52％が「常習的に利用している」とされています。[注26]２００７年の時点で、アメリカのサプリメント市場は年商で２５０億から３００億ドルでしたが、そのうちの74億ドルが各種ビタミンだけに使われています。さらに直近の推定値によると、アメリカの市場は６００億ドルとも言われています。２００７年の世界全体の健康補助食品の売上総額は、しめて１８７０億ドルでした。しかし、この「健康」商品市場の驚異的な成長にもかかわらず、わずかでも増進されているものと言えば、サプリメント業界の収支くらいです。

医療は利益と偽装が生み出す普通のビジネス

企業のお金によって政府や各機関の方針が腐敗していく過程について、詳しく解説した本は他にもたくさんありますが、これは私たちの健康の話に限りません。私が個人的に見てきた事例だけでも、1冊まるまる書くことができるくらいで、その一部は『The China Study』の中で紹介しています。そのうえ、私たちの医療制度に関わっている業界は、本書で取り上げた3つの業界、つまり医療業界、製薬業界、サプリメント業界だけではありません。食品業界、特にペットフード業界とジャンクフード業界（この件については、『The China Study』の中で息子のトムの力を借りて詳しく検証しています）も、私たちの医療制度のひずみに大きく関与しています。これらの業界の影響力については、第3部の残りの部分を使って追及していきます。ただ、これら3つの業界は、リダクショニズムの健康パラダイムから最も直接的に利益を得ており、リダクショニズムのパラダイムを盛り上げ、維持するために最も尽力しています。

ここで紹介する事例で注目していただきたいポイントはずばり、ホーリズムの栄養学を抑え込み、リダクショニズムの健康法を引き立てることでどれだけお金が儲かっているのか、そして、業界がどれだけ踏み込んでその儲けの取り分を増やそうとしているのか、という2点だけです。現在の私たちの医療制度では、このような事例は例外でも何でもありません。普通のビジネスです。私たちの幸福度に業界が貢献しているように見えることでも、多くの場合は純粋な利益の追求であり、それは健康の取り組みという偽装をしているだけのことです。そこで、次章で見ていくのは、業界が会社の利益をしっかりと生み出してくれる製品、サービス、考え方だけが普及するように仕向けている数々の手法や場面についてです。手はじめに、科学そのものにおよぶ業界の影響を見てみます。

第15章 ゆがめられた研究と生み出される利益

「正しく生きるよりも批判的になるほうがよっぽど簡単だ」
――ベンジャミン・ディズレーリ

ここまで来ると、みなさんの中にも、疑問が湧いてきている人がいるのではないでしょうか。「どうして科学ともあろうものが、そのような健康を損ねるしくみと馴染むのか?」「健康関連分野の科学者が、私たちをこのような大変な状況に陥れる戦略を支持する研究を、果たしてするのだろうか?」。これらの疑問に答えるとすれば、このゆがめられた健康のシステムの中では、学術的な科学が解明することを熱望している真実の目的が、他の目標に置き換えられてしまっているからです。つまり、お金、社会的地位、影響力、身の安全などです。健全な情報システムの基盤は情報自体の質で、この業界の利益という動機によって、その情報の出所となる学術研究の実行されるプロセスそのものがゆがめられてしまっています。

理想的な社会で、情報が医療制度全体をどのように流れていくかを思い出してください。あのサイクルの主たるインプットは、研究を行うだけの価値がある大きな疑問です。集団としての科学者は、極めてリダクショニズム（細分主義）的な研究デザインからややホーリズム（全体主義）的なデザイン、そしてその中間に至るまで、研究デザインの健全な多様性を活かして、全体的にその疑問に立ち向かいます。このような多様性は、いくつかの目的で役立ちます。1つ目は、すべての意見が概ね一致していれば、得られた結果に強い自信を持つことができます。2つ目は、リダクショニズムの研究はホーリズム的な研究に新しい疑問、パラメーター、制約を与え、またその逆のことも言えます。そして3つ目は、異なる種類の研究から得られた結果がお互いに矛盾する場合、真実に近づくために仮説を組み立てなおし、パラダイムブレイクスルーを起こす必要のある領域を示してくれていると言えます。どの生態系でも同じですが、多様性は生み出される科学的情報の複雑性、強靭性、健全性に貢献しています。

現在の利益により動かされているシステムでは、この研究の多様性によって追加された価値は切り捨ての対象となります。証拠の重みは、無数の視点の結果として備わっていくものでなく、現行のパラダイム（枠組み）から信頼できるというお墨付きをもらったデータのみによってできています。つまり、一定の形式のリダクショニズム的な研究デザインに誘導された結果です。認められる研究手法をこのように狭い範囲に絞ることで、より大きな利益を生み出す「解決策」を作り出し、その代償として問題がさらに発生しますが、それに対して新しい利益を生み出す研究と治療がまた生まれるのです。

ここで私たちは、「それがなぜか？」を考えなければなりません。この後見ていきますが、その答えは利益という目標を支持する背景から抜き出された情報に貢献する一方で、国民の不健康にも貢献した科学者が褒美を受け取り、反対に貢献しないと罰せられるからです。

腐敗した自由市場モデルと落ちぶれた科学

科学の最高かつ最も利用価値がある状態は、ホーリズム的な観察力と、リダクショニズム的な観察力と、人間の幸福を追求する実験法を組み合わせたときです。ところが現状では、ホール（つまりシステム全体）に対しての観察力についてはほぼ完全に無視されていて、詳細の正確な数値化や操作についてのみ注目されています。私たちは健康分野の科学的研究の質について、その精度や細かい点に注目して、言い換えると、どれだけリダクショニズム的であるかを基準にして判断していますが、それは間違っています。「現実の」科学は、ホールではなく、パーツを調査しています。しかし、これでは本当の科学の目的をそいでしまっています。現在、大半の科学者が行っていることは、本来はテクノロジーと呼ばれるべきものであり、科学ではありません。

この区別は大きな意味を持ちます。「テクノロジー」は手段であり、これは課題を達成する方法となります。応用科学で言う最終段階です。自由で想像力に富む考察の結果が、新しく創られる製品やサービスに命を吹き込みます。「自由で想像力に富む考察」の局面が科学のロードマップから消えてしまうと、そこに真の科学というものがなくなります。医学研究の場合、それが度を越しています。科学は、科学的手法によって定義されます。つまり、真実を偏りなく追求することと、間違いを証明されることを受け入れることです。テクノロジーは、市場の潜在能力によって定義されます。それは、ドル記号（＄）を使って回答することのできる疑問だけが、研究する価値があるものとみなされます。

現代のテクノバイオロジストはＤＮＡや細胞代謝について深く突きつめることができると期待されていま

すが、人間の幸福といった話題になると専門的な立場からの興味は示すことができません。そのような幅広い探求は「科学」ではないのです。私たちが科学的研究を行うときに認められている範囲は、リダクショニズム的な細部に限定されているため、私たちは人間が進化するということの本当の意味を見失ってしまっています。私たちは「進歩」というものを、新しいテクノロジーや新しい製品・サービスの開発と同義に捉え、人間の幸福や満足というものは二の次になっています。

これは何も、新しい現象ではありません。科学を産業の利益追求の下に位置づける思考は、少なくとも100年前からありました。つまり、資本主義が知的財産を保護するしくみを編み出し、製品、販売、資本に転換可能な発見や発明を行った人に、十分な報酬を与えることができるようにしたときからです。特許や商標、著作権などが証書によって保護されることになり、このときから、知的資本主義のエンジンは、爆音をあげても誰にも咎められることなく、社会でまかり通るようになり、技術的な進歩を利用して利益を生み出し、その利益が今度はシステムに還元されて、研究や進歩をさらに進めるための資本とされるようになりました。最初のマーケットの成功がその後のマーケットの成功のための資金源となる、自己複製型・自己永続型のシステムです。

科学によって作り出され、資本を創るために利用される事実や情報は、自由市場のエンジンを回し続ける燃料です。ある研究から生まれると予想される事実や情報が実用的であればあるほど、つまり燃料が良質であればあるほど、その研究につく予算が増える可能性が高まります。最終的にバーコードをつけられないものに、恐らく予算はつかないのです。

もうお分かりのとおり、栄養に対する技術的なアプローチ（つまり、業界にとってお金が儲かる話）には、薬、サプリメント、栄養補強食品・栄養強化食品があります。これらはすべて非常に儲けが大きく、知的財産権法による権利の保護付きです。このような科学には、潤沢な研究資金が入ってきます。だから、実行に移されるものもたくさんあります。ところが、植物まるごとのホールフードの栄養学的な効果についての研究には、市場における可能性がほとんど見出せません。果物や野菜、ナッツ、種、全粒穀物をできるだけたくさん食べることを推奨するという理論で、特許を取得することはできません。そのため、産業にはそのような研究に投資する動機がなく、研究者にもそのような主張の研究や実証を行う理由がありません。

資金力のある人たちに操作され、腐敗した自由市場モデルでは、人の健康、幸福さと全体的な満足感を最大限に伸ばすことは不可能で、今後もその見込みはありません。自由市場のエンジンで私たちが手に入れるものは、ホーリズムで言う栄養ではなく、市場性のある断片です。つまり、サプリメントやニュートラシューティカル（機能性食品など）です。適切な栄養の不足が原因で病気になれば、市場のエンジンは、特許取得済みの薬や高額な外科手術など、リダクショニズムの解決法を私たちに押しつけます。こうしたわけで、研究者のコミュニティは一連の過程を通じて業界が用意した流れに乗り、立派に真実を追求しているような顔をしながら、私たちの健康を食い物にして、新しい金儲けの方法を量産しているのです。

利益という見返りを求める〝金の虫〟

医学研究にお金を払っているのは誰か、考えたことがありますか？　ここで言う医学研究とは、基本的な生物学の原則を調べたり、将来的な応用のための基礎を築いたりするような研究のことです。大学の教授は、少なくともテニュア（終身在職権）を持っている人の場合、所属機関からの給与が保証されていますが[注1]、研究用の実験器具にかかる費用や、雑用全般をこなす大学院生の助手やポスドクの時給までは保障されて、ません。

まさに、政治家が自分の時間の大半を、再選に向けた資金調達のために費やさなければならないのと同じで、大部分の研究者も、補助金の申請と継続のためにかなりの時間を取られてしまいます。研究費の財源は、大学を除くと、主に民間企業や政府です。研究をサポートしたいというお金よりも、研究費を求めている研究者の数のほうが多いわけですから、そのお金を巡る争奪戦は熾烈です。民間企業や政府機関は、研究補助金の何%をどの研究に承認するかを、こまごまと決めなければなりません。

いわゆる研究とは、非常に基礎的で、一般人にはほぼ理解不能な研究から、もしかしたら技術開発と言ってしまったほうがふさわしいかもしれない高度な応用実験に至るまで、その幅はかなり広くなります（ただ、基礎と応用の区別は多くの場合あいまいで、同じ研究機関内でも激しい論争があるものです）。研究は、どちらのタイプであっても役に立つものなのですが、資金調達となると、その分配システムは応用研究に偏っています。資金の提供元が産業でなくとも、状況は同じです。

健康全般の研究は、基礎研究も応用研究も含めて、大部分が製薬業界、もしくは製薬業界の恩恵を受けている種々の機関（ＮＩＨ（アメリカ国立衛生研究所）など）から資金を調達しています。製薬業界が求めていることは、その投資から利益という見返りを得ることですから、資金提供の判断は、どうしても応用科学に寄りがちです。通常、研究の提案書を評価するときに使われる最も重要な基準はずばり、どれだけお金が儲かるかです。しかし、政府からの資金調達の際にも、ＮＩＨやアメリカ国立科学財団（基礎研究の主要な資金提供元）などの機関を通じて、健康や栄養に関する研究のほぼすべてにおいて、リダクショニズム的な基準が、直接的にも間接的にも押しつけられてしまいます。

残念ながらここ数十年間で、大学や関連研究機関で行われている基礎研究分野にも民間企業が徐々に侵入し、それが優先されるようになってきている現状を目の当たりにしてきました。この侵入の影響は、個別の研究デザイン（研究の対象と手法）や科学者が発見をどう解釈するかから、研究者のキャリアの方向性に至るまで、ほぼすべてのレベルで見られるようになっています。

資金調達が研究デザインに与える影響

基礎研究の資金調達を希望する場合、提起されている仮説が「絞り込まれている」必要があります。この「絞り込まれている」という言葉が、リダクショニズムのキーワードです。このような種類の研究で資金争奪戦に勝つためには、栄養素が含まれている食べ物についての研究ではなく、単一の栄養素の生物学的効果について詳しい研究をしたい、あるいは、ある効果に至るまでに起こる可能性のある一連のメカニズムではなく、ある効果を説明する鍵となる生化学的なメカニズムについての研究をしたいのだということを伝えなければなりません。研究者の間の業界用語を使って言えば、ホーリズムの研究は「証拠あさり」とか「闇雲なアプローチ」などと説明されます。

基礎研究では、リダクショニズムの新しい発見があると、通常、次の疑問が現れます。「で、次は?」。この疑問に対する反応はどの研究者でもほぼ同じで、そして、理にかなっていることも多いのですが、さらなる研究の要求です（こうして確実に私たちの研究室に資金が回り、運営し続けることができるのです）。結果的にこれらの研究者たちは、基礎研究を行う者としての任務とも言うべき根本的な現象についてより広い見識を得るための能力を自ら制限することとなります。「で、次に起こることは?」というリダクショニズムの疑問は、まず必ずひとつ前の研究の結果を市場により近い位置に導くようになっています。その研究の議論の中に含まれている私たちの商業的利益について、私たち科学者の意見は問題ではありません。結局、研究結果の価値と意味は、お金が儲かるときに生まれるものであり、それが私たち科学者の次以降のステップをどう考えるかに影響するのです。研究がどのようにデザインされ、どのような方法で実施されたとしても、その研究は商業的に利用される道の途中のステップになってしまうのです。潜在的な市場価値は、研究事業がどうしても引き寄せられてしまう強力な磁石のようなものです。実際に、私も長年の経験から、市場の潜在価値は、応用ではなく最も基礎的な生体医療の研究さえもが目指しているたったひとつのゴールになってしまっているのではないかと、ますます強く思うようになってきています。

誤解していただきたくないのですが、個別の研究者が必ずこの仮説のような意識を持っているわけではありません。このような考え方にまったく気づいていない可能性もあります。このようなことを言われたら、多くの研究者は気を悪くするでしょうし、個人的には市場の効用のため、あるいは自分自身や雇用主のための潜在的な経済的リターンを得る目的で研究を行っているのではないとはっきりと言う人もいるかもしれません。それでも、残念ながら経済的な投資に対する見返りを主たる動機としているシステムの中で働いている事実に変わりありません。金銭的な見返りは、私たちの生体医療のシステムを推進する主要な燃料であり、生体医療を専門とする研究者は、このシステムの一部であり、その世話になっているのです。研究に対する投資は、リターンを生む力がありそうだと思われれば思われるほど、消費者や起業家から政治家、研究助成機関に至るまで、幅広い社会の応援や支持を得やすくなります。

資金調達によって研究の信用が落ちるしくみ

資金調達のプレッシャーが、スポンサーの機嫌を取るための研究者の不正を誘発しているという、いくつかの証拠が挙がっています。ここでお話しするのは、データのねつ造やでっちあげなど、悪質な研究上の罪のことではありません。もっと微妙なことです。『ネイチャー』２００５年6月号に『悪行を働く科学者たち』（原題：Scientists Behaving Badly）という派手なタイトルで掲載された論文によると、アメリカに拠点を置き、ＮＩＨの研究費を獲得した３０００人超の研究者を対象とした調査の結果、その15％が「資金提供元の圧力を受けて研究のデザイン、手法、結果のいずれかを変えた」[注2]ことを認めています。キャリアのステージ別にデータの内訳を見てみると、さらに興味深い事実が分かってきました。キャリアの比較的初期段階にある研究者では、そのような行動をとった割合はわずか9・5％でしたが、キャリア中期になると数字は20・6％に跳ね上がりました。どうやら、そのような市場の誘因に対するコンプライアンスに関しては、業界の訓練がかなりうまくいっているようです。この増加はさらに、研究者が地位を確立してシステムの中に浸かっている時間が長くなるほど、そのシステムを乱したがらなくなるということも示唆しています。彼らが研究室のために投資してきた時間、エネルギー、個人的な人格、専門家としての地位の大きさを考えると、資金源をリスクにさらすわけにはいかないのです。

同じ調査であと2点、彼らが認めたことを取り上げてみると、これらの問題ある慣行が積み重なって、健康に関する研究のフィールド全体の信用が落ちていくしくみを理解するのに役立つと思います。まずは、5・3％の建康の研究者が「正確ではないという直観に基づき観測結果やデータポイントを分析から外した」ことを認めています。都合よく見たいものだけを見て、残りは無視してしまうという、なんとも大胆な行為です。仮にリダクショニズムの研究デザインの中でアウトライアーのわずかなデータがなんとか生き残ったとしても、研究者の7人に1人が「直観」、言い換えれば「偏見」に基づいてそのデータを無視しても構わないと感じていたことになります。2点目は、12・5%の研究者が、自分の研究アジェンダ（課題項目）の情報や結論の裏付けの中に「他の人が使った間違ったデータや問題のあるデータ解釈」が混じっていても、それは見逃すと回答しています。つまり、自分の考えを支持する研究が悪いものであっても、それが良い研究であるかのように見せかけ、自分の考えを実証するために自身の論文の中で引用してしまうということです。以上の点をすべて合計したものが医学研究のエンジン部分となっており、このエンジンは根本的な真実をいい加減に扱い、お金で買われた計画的な結論を支持する選りすぐりのデータを採用しており、研究のスポンサーとなっている産業の販売・マーケティングと矛盾することはまずありません。

それを確信するいくつかの理由はありますが、私としては、先ほど挙げたパーセンテージが実は低いと感じています。その理由の1つ目は、この行為はあまりに日常的なものであるため、無意識に行われている場合が多いことです。多くの研究者は、資金を提供する側の期待やプレッシャーが自身の研究の信頼性を左右する不純な影響について、文字通り無意識です。2つ目は、「悪い」行動は調査に回答した人たちによって控えめに評価されるのがお約束となっており、完全な匿名性が保証されていたこの事例も、その例外ではありませんでした。そして3つ目は、調査の回答率が42%にも満たなかったことです。今回、調査を返却しなかった58%の人たちが、回答した人たちよりも資金調達の圧力の影響をもっと受けていた可能性は十分にあります。だいたいの任意調査の場合、記入して返却する人たちは隠し事が最も少なく、自分で恥ずかしいと思う行動を最も取らない人たちだと考えることができます。

この調査では、デザインの性質や研究を変更する際の方法論については考慮されませんでしたが、補助金を受けてきた当事者として、また補助金の提案を評価する査読委員会のメンバーとしての私の長い経験から、研究がリダクショニズム色の強くなる方向へと変えられていったことはほぼ確実であることが見て取れます。もっとはっきり言ってしまえば、原因についての仮説はより多く、「ごちゃごちゃした」観測のデザインはより少なく、という方向です。

資金調達が科学者の出世コースにどう影響するか

栄養学の科学者は、背景から単一の栄養素を抜き出して注目する体系を作り出し、それを永く持続させることで報酬を受け、本物の食べ物と実世界の実在する人の集団を調査すると罰を受けます。このことは個別の研究の事情を変えるだけではなく、研究者のキャリア選択という点でも違いを生みます。ここで、中国の研究者、ルイ・ハイ・リウ博士の例を出してみます。リウ博士は第11章にも登場しましたが、リンゴの抗酸化作用は、リンゴに含まれるのと同じ量のビタミンCが示す力の263倍に相当することを示した、画期的な研究を早期に行った人物です。これを発見したリウ博士には、選択肢がありました。彼はどちらの方向へ研究を進めるべきだったでしょうか？

彼が発見した「ホールはそのパーツを足し合わせた合計よりも大きい」という効果と同じことを、幅広い植物や化学物質で証明するという選択をすることも可能でした。今では他の人の研究でも分かっていることですが、彼の研究であれば、サプリメント業界やニュートラシューティカル（機能性食品）業界の誤った、危険であることの多い、主張の信憑性を覆すことも可能だったと思います。彼ならば、キャリアのすべてをかいて、植物ベースの食べ物を食べることのほうが、食べ物の中に存在する「有効成分」だけを含む錠剤を摂取するリダクショニズムのアプローチよりも優れたオプションである、という考えを追求することもできたでしょう。

しかし、学術界において、そのようなキャリアのバックアップに付いてくれる資金はありません。ですから、能力ある研究者だった彼は（実際に彼はずば抜けて優秀でした）、リダクショニズムのアプローチを選択し、かつ彼にとってそれは唯一の選択肢でした。そこに研究費があるからです。自分の職業で前進し、テニュア（終身在職権）という保証が欲しければ、つまり、他の研究を何かやるときに必要な機器や助手などを賄うお金が欲しければ、この決断は当然と言えば当然です。

リダクショニズムの道を取ったリウ博士は、たくさんの興味深いアイデアの研究を実行することができました。リンゴの中で、ビタミンCの化学物質的作用と、推定されている生物学的な作用との差の原因となっていると考えられる、ビタミンCに似た他の化合物についての研究も行いました。そして、その化学構造を確認し、摂取された後の吸収と分配のしくみを解明し、代謝のしくみを発見し、これらの過程で何がどれだけ強く作用するのかが判明しました。その功績は、素晴らしすぎるくらいでした。彼の評判や、職業上の地位に憧れる人も多くいました。彼の研究目的は、資金が集まりやすいタイプのものでした。彼の研究室に所属していた大学院生も比較的多く、その研究結果は複数の権威ある査読済み科学雑誌にも掲載されました。

ここでの問題は、リダクショニズムのアプローチが面白くないとか、価値のあるものを私たちに提供してくれないとかいうことではありません。私自身、自分で行ったリダクショニズム的な研究が好きだったことは確かです。やりがいがあり、知性を刺激しました。そして、提起する疑問の焦点が「絞り込まれて」さえいれば、私の手元には潤沢な公的資金があり、独創性を発揮し、見かけ上は関心を引くプロジェクトを実施することができました。大学院生はこれらの研究を通じて批判的思考、実験計画、調査、執筆の技術を磨きました。どれも学生、科学界、社会一般のためにとても役立つものです。

リダクショニズム的な研究がキャリアオプションの中にあることが問題なわけではありません。真の問題はむしろ、それが唯一のキャリアオプションだという点です。リウ博士の後に続く新しい若手研究者は、毎年何千人と出てきており、その専門分野もとても基礎的な生物学から応用科学に至るまで、幅広くなっています。この昔ながらのリダクショニズムのキャリアパスを辿れば、研究者には何らかの報酬が与えられます。こうして資金を調達するほうがはるかに簡単です。そして、研究者個人の科学的な評判を築き上げ、高める確実な方法でもあります。

もし、リウ博士が西洋の学術界にいながら、彼のルーツである中国医学のホーリズム的な思考を完全に尊重していたとしたらどうなっていたかを想像してみると、リウ博士は今頃、資金集めのために奔走し、まともな研究室ややる気のある学生の存在もなく、大学教授としての終身雇用権とは縁遠い位置にいたかもしれません。科学者がリダクショニズムの研究で一旦調子良く走り出してしまったら、後からホーリズムのレーンに移ることはほぼ不可能です。仮に移ったとしたら、財源、施設、名声、影響力といった、人生をかけて培ってきたものすべてを失ってしまうリスクがあります。そこで、資金もしっかりと確保できている研究者としてのキャリアが一旦確立されてしまうと、自分自身の研究の結果に盲従する傾向がさらに強くなり、ゆくゆくはその研究分野を支配するパラダイムの外は見えなくなるのです。

私は、友人であり同僚でもある人の選択についてとやかく言うつもりはありません。リウ博士がいかに献身的に、粘り強く、誠実に研究に取り組んできたかを私自身よく知っており、とても評価しているからです。

択肢についての説明として最適だと思います。それは、私たちのシステムの中では、まったく選択肢がないという事実です。

近視的な専門家の原因となる資金調達が生む利益の拡散

研究に資金を提供する側のリダクショニズム的な勢力は、リダクショニズム的な研究デザインを助長するだけでなく、どれが重要な疑問かを考えるときに、より狭い考えのほうに褒美を与えます。これが研究分野の専門化がますます進んできている原因です。

「人の健康」というものが現実的な科学的学問分野として考えるには広義すぎるように、「生物学」というものも、正統な研究分野の地位から少し遠ざかり、どちらかというと「キャッチオール」（がらくた箱）的な扱いになりつつあります。生物学者になるよりは、生化学者や遺伝学者、微生物学者、神経生物学者、計算生物学者、分子生物学者になる人のほうが多くなってきています。「ナチュラリスト」と呼ばれる人たちは、もういなくなっています。その代わりに、動物生理学者、生態学者、進化生物学者、昆虫生物学者、海洋生物学者、植物生物学者、生物多様性生物学者などがいます。そして、これらの学問の下位区分でさえ（コーネル大学生物学科のホームページに掲載されていた専攻科目の一覧を写したものです）、この頃では古めかしい一般的な名称のように感じられるようになってきました。コーネル大学の分子生物学・遺伝子学科（生物学科とはまったく別の学科）では大学院課程として、生化学科・分子生物学・細胞生物学課程、生物物理学課程、遺伝学・ゲノミクス・発達課程、比較・集団・進化ゲノミクス課程を開講しています。

下位区分のある程度の細分化は、生物医学によって私たちの無限に複雑な生物学についての見識が深まっていくにつれて、ある程度、避けることができないことでした。知らなければいけないことが多すぎて、生化学や遺伝学、病理学、栄養学、毒性学、薬理学などなど、下位区分に知識を分けていくことは自然かつ有用なことです。志を同じくする人同士がより正確な共通言語を使って会話することができれば、概念についての知的な話し合いも運びやすくなります。

問題は、このような細分化により、グループ毎に他のグループとはまったく別のことを研究しているという錯覚が強まることです。これらの下位区分にはそれぞれの独自性が出てきており、その過程で知的境界線が形成されはじめ、より幅広い健康の話題に建設的に寄与する可能性を秘めたその他の区分を排除しています。病理学者に真面目に相手をされるためには、自分も病理学者にならなければなりません。遺伝学者は、栄養学者から学ぶべきことは何もないと考えています。これが実態です。実際に、これらの孤立した分野（私はこれらを小さな洞穴だと考えます）は単に視野が狭くなるだけでなく、排他的になり、孤立します。

その結果、その下位区分も包括されている生体医療の研究という大きな傘全体をよく理解しつつ、ある生体医療の区分または下位区分で非常に有能な研究者になることは、逆に良しとはされません。生体医療の研究者は「専門性が何もない何でも屋」と思われるのを嫌がり、ひとつの得意分野に特化する傾向があります。釘打ちのことは何でも知っているかもしれませんが、ほぞ穴とほぞを継ぎ合わせることや、ねじ回しや木工用ボンドのほうが作業に適している場合、それに気づかないことも多くあります。

この問題については、これまで何度も他の著者によって指摘されており、様々な機関で専門分野間での相互交流をし、知識の共有を図るプログラムが立ち上げられ、下位区分同士のコミュニケーションを改善していく取り組みによって解決が試みられてきました。ところが、これらの専門分野間交流プログラムの中でも、グループの独自性は存在し続けます。人々は自分のラベルを貼ったままです。ここでも、研究と同様に、個別の学問分野の専門性が、それぞれの関係性をホーリズム的に理解することよりも重視されています。

私は、生体医療という研究分野の専門化が止まらないことを受け入れ、それを理解しています。しかし、それにはマイナス面も伴い、よく忘れさられがちです。しかも、それは深刻な問題です。専門化した下位区分の一部で、他よりも儲かるリダクショニズム的解決法が生まれるのは自然なことですが、用意されている資金のうち、その一部の下位区分による取り分も大きくなります。手に入れる研究財源の分け前が大きくなれば、一部の者たちの幅広い研究者のコミュニティの中での優位性がさらに高まり、この人たちに世論を支配する土台が与えられます。つまり、必ずしもそのことに気づいていなくても、彼らが所属しているより大きな学問分野についての会話を優位的にコントロールしはじめます。それまで、多くの視点のうちのひとつにすぎなかったものが、今度は彼らの視点が優勢になります。そして、彼らの視点が優勢である理由は、目の前の問題を解決してくれることに対する価値の大きさではなく、投資に対するリターンを生むための大きな力を持っているから、ということになります。

人々は、この非常に断片化されている環境について知る必要があります。この断片化こそが、問題があいまいになっている大きな原因だからです。まず、第1の下位区分がある特定の話題についての自分たちの考えを周知し、そこに異なる視点を持つ第2、第3の下位区分がそれぞれの考えを持ち込みます。この持ち込まれた2つの視点も、矛盾していることがあります。それぞれの問題については素人である一般の人々ができることは、誰が正しいかを当てることだけですが、このときの答えは、実際にはどちらも正しくないということもあります。目の見えない6人の男性とゾウの話を覚えていますか？　それぞれ内向きの下位区分が語れることは、「全体」のストーリーのうちの自分が知っている部分に強く限られています。

誰かが生体医療の専門家の資格を持っていても、それはひとつの下位区分に特化した部分的な専門の断片的な能力を持っているだけにすぎないことを意味しています。生体医療の全体を網羅する大きな傘についてメディアなどでコメントしている素人よりも、この専門家のほうが有能だとは、必ずしも言えません。実際には、そのような研究のスペシャリストは着目している範囲がとても狭いため、より大きな背景についての話をする能力は、それほどないかもしれません。さしあたり、生涯にわたり井戸の中から出たことのないカエルが、外の世界について教えてくれているような状況に少し似ています。

科学の世界の間違ったエリート主義に限った話をすれば、生体医療研究において自称遺伝学者という人たちほど良い例はありません。特に、「分子遺伝学」という下位区分に属する人たちです。生体医療研究に向けられる資金全体のうち、彼らの現在の取り分は異例の大きさとなっており、その結果、専門家の間でも一般市民の間でも圧倒的な発言力を持つ立場にのし上がっています。自分たちの利益や視点にとって有利になるように自分たちの研究結果を作り上げ、つなぎあわせるためのお金もあります。ときには、自分たちの領域に他の分野も含まれるように境界線を拡大することもありますが、それも自分の都合次第です。例えば、遺伝学者の栄養学についての認識は、仮に栄養学が科学的学問分野のひとつだという認識があったとしても、自分たちとはまったく関係のない学問分野といった程度です。2つが重なり合うところについては、栄養学は遺伝学の下位区分と定義され、これらには「栄養遺伝学」や「エピジェネティクス」などの区分がありま す。このように、栄養学はせいぜい遺伝学に従属する二次的な存在であり、最悪の場合は健康とはまったく関係ないものにされてしまいます。この分野では遺伝学者が会話を牛耳っています。これは対等な二者間の情報交換でなく、遺伝学者による栄養学の利用です。栄養学は一般市民の受けが良いことで知られていま す。遺伝学者は栄養の情報の肝心なところをコントロールし、大きく捻じ曲げて一般市民に伝えています。

さらに、利潤を追求する研究資金の提供側にとっては、健康科学が細分化し、様々な異なる分野にどんどん拡散していくことが大きな利益につながります。自由市場のしくみではどこでも見られることですが、限られた資金を求めて争う人が増えれば、それだけ競争は激しくなり、つまり、資金潤沢なパトロンに気に入ってもらうために、資金調達を志願する者はますます、自分たちの研究アジェンダ（行動計画）や方法論の重要性を大げさに伝えざるを得なくなるというわけです。

社会でどの研究が優先されるかを決める資金調達

資金提供を受けるほぼすべての研究で、リダクショニズムの市場志向的な手法が潜在意識に刷り込まれていることもある「利益の追求」というアジェンダはまた、どの分野に資金が優先的に回されるかを示唆するものでもあります。そうすると、他よりも受け取る資金が多くなる分野が出てきます。もうお分かりのとおり、遺伝学のほうが栄養学よりもずっと資金的に注目を集めている分野です。免疫機能を高める遺伝子療法の潜在市場の見積りは、例えばブロッコリーの潜在市場の価値よりもずっと多額のお金を動かします。お金が遺伝学や新薬の治験に流れるのは、総合的な人間の健康増進につながる見込みが最も大きい方法であるとか、最も費用対効果の高い方法であるという理由からではありません。人間の健康に関する私たちのニーズに応えられる、最も収益性の高い方法だからです。別の言い方をすると、市場の需要を満たす最も良い方法だということです。

大手製薬業界の儲けから毎年０・５兆ドルが、社会のＰＢＷＦ食の栄養学教育のために回され、そして持続可能な形で有機的に栽培された新鮮な農産物を国民の誰もが手頃な価格で手に入れられるようにするために回されたら、国民の健康増進にどれだけ寄与するか想像できますか？　しかし現状、そのような取り組みが行われるとは、とても思えません。現行のシステムの中では、絶対に不可能に思われます。それは、なぜでしょうか？　ＰＢＷＦ食の全面的な促進がそれだけ前向きな効果をもたらすものであれば、栄養版のマンハッタン計画などと銘打って、社会がひとつにまとまるようなことが考えられないのはなぜでしょうか？理由は、健康に関する研究やプログラムでは、公益としての科学ではなく、利潤を追求する業界が優先されるからです。ＰＢＷＦ食促進の取り組みでは、得られる配当はお金ではなく、健康です（長い目で見れば、医療費の節約によって金銭的にもその結果は報われると思いますが！）。

ここでも、業界が市場性の高いリダクショニズムを強調していることが、政府の資金配分に影響しています。ただ、表向きは利益指向が動機になっているように見えないだけです。例として、ＮＩＨを見てみます。これはアメリカの政府機関で、世界中の健康に関する研究に資金を提供する機関として名前が最も通っており、資金も潤沢です。ＮＩＨは28の機関、プログラム、センターで構成されており、がん、老化、目の健康、アルコール依存症をはじめとする、人間の健康や病気の数々の面について取り組んでいます。しかし、どれひとつとして、栄養に取り組んでいるところがないのです（国立アルコール乱用・依存症研究所を無理やり数えれば別ですが）。ＮＩＨにおいて栄養学に向けられる研究資金は乏しくＮＩＨの中でも心臓病とがんに特化した研究所の予算のわずか2～3％にすぎず、他の研究所やプログラムにおいては更に少ない）、その少ないお金のほとんどは特定の医薬を投与されている患者にとっての最適な栄養や、個別の栄養素の機能についての生体医療的な研究などにおける、分離された栄養素の効果のランダム化比較試験を目的として使われています（ＮＩＨのプロジェクトの中にも、過去にはホーリズムに基づく健康に関する研究や臨床応用と考えられる事例が少しありましたが、もちろん「ホーリズム」という妙な言葉は使われておらず、食品と健康の政策に関する討議では概ね無視され、学術文献の領域を出ていないものがほとんどです）。残念ながら現代社会では、現状の研究の優先順位が私たちの健康のゴールに辿りつくための最適な方法に直接つながっているというイメージに反して、本当は、その優先順位は儲けを増やすための最適な方法なのです。

資金調達と研究をインサイダーの視点から見る

資金調達によって研究の優先事項が決まるしくみについては、研究資金の申請を長期にわたり実際に行ってきた当事者としても、研究補助金の交付の可否を判断する研究助成機関で審査を行ってきた者としても、個人的な体験として私はよく分かっているつもりです。研究課題を提示するとき、研究評価パネルの委員に受け入れられるように、無理やり形を整えなければならないフラストレーションも、リダクショニズム的な回答を見つけなければならないプレッシャーも、どちらもよく分かります。

長年かけて、リダクショニズムの研究には限界があるという認識が私の中で大きくなってきましたが、あるときから、私はそのことにより苦しむようになってきました。私自身の考え方が変わってきているときに、栄養学の従来の（そして、リダクショニズム的な）考え、つまり私が教わった考え方を教え続けることがだんだん難しく感じるようになり、居心地が悪くなってきたのです。リダクショニズムのパラダイムで生きていながら、自分の中では何かが引っかかっていました。

当時、私は不吉な警告を受けるようになりました。そのひとつは、私の元同僚から個人的に受け取ったものです。彼はＮＩＨの研究助成金申請を審査する班（ＮＩＨの内部では通称「研究セクション」と呼ばれていました）のメンバーで、この委員会は、私たちが中国で行っていたプロジェクトの補助金更新のための最新の申請書を審査していました（最終的には無事に承認されました）。その申請書の中で私は、食事とがんの生物学的に複雑な関係について熱弁をふるい、私たちの中国での研究は、線形の機械的モデルではなく、病気の発生のよりホーリズム的な特質を恐らく反映した、より複雑な発病モデルが構築されるまたとない機会となることについて説明していました。どうやらこれが、審査委員会の大きな心配の材料だったようです。私の元同僚が、一般的に審査員が守らなければならない守秘義務を破ってまで教えてくれたのですが、私が提案書の中でホーリズム的な研究戦略の説明に危険なほど近づいてしまったのです。以後は、自分の研究についての弁明をする際に、ホーリズム的な解釈を入れないほうが良いと助言してくれたのでした。そこで気づかされたことは、私のあのときの行動は、生体医療研究の根本的な教義に対する挑戦であり、場合によっては、この研究プロジェクトの第三期目となる最後の3年間のために喉から手が出るほど欲しかった資金調達を、あやうくダメにしてしまうところだったということです。その後、あまり期間をあけずに、私は30余年にわたり非常に精力的に続けてきた実証研究プログラムを止めることにしました。実証研究は長期にわたる私のライフワークであり、また、学生と一緒に作業をすることも大好きだったので、当時の私にとって、これは悩んだ挙句の決断でした。背景から抜き出された、詳細に的を絞った仮説だけを調査するための資金を調達する目的で補助金申請することは、私にはもうできませんでした。[注3]

しかし、その選択（システムからの離脱、あるいは単にシステムに挑戦すること）は、どの研究者でも経験する選択とは訳が違いました。私たちのプログラムは、当時では長年国内ナンバーワンとされていた大きな栄養科学部に属する、規模も資金調達額も最大の研究グループで、そのため、支配的だったパラダイムに対して挑戦するような疑問でも、さりげないやり方ながら、自由に調べることができる立場にありました。他の研究者の場合、特にキャリアを積みはじめたばかりの人や終身雇用の研究職を目指している人であれば、業界に配慮して期待に添わなければならないという研究者社会のプレッシャーをもっと強く受けています。

反対の立場にいる者にも、プレッシャーはあります。１９７０年代後半から１９８０年代後半にかけて、私はＮＩＨのＮＣＩ（アメリカ国立がん研究所）で研究補助金の審査パネルのメンバーを務めていましたが（審査員を務めたがん研究機関は他にもありました）、当時、比較的幅広い因果要因を考慮に入れた生物学的効果についての研究を提起した、ある熱心な申請者からの応募が何度かありました。つまり、ある問題をホーリズムの観点から捉えていたのです。例外なく、そのような「証拠あさり」的、あるいは「闇雲なアプローチ」は即決で却下され、それ以上は審査されることもなく、資金争奪戦に残ることはありません。私はだいたいその却下の判断に同調していました。確かに、焦点が定まっていない、目的意識に乏しい申請があまりにも多くありました。ただ、必ずというわけではありませんでした。審査パネルの反射的な却下には、もっと他の考え方も反映されていました。科学においては特に大きな意味を持ち、問題になることです。つまり、仮説の焦点がしっかりと絞られていなければ、資金配分に値する研究とは言えない、という考え方です。「証拠あさり」のような研究は即決却下というわけです。

ときどき、最近の研究の中には、私たちが中国で実施したプロジェクトに似た、システム解析モデル型で予算がつく研究もあると聞きます。ただ、初期の頃は、データをそのような方法で解釈するプロジェクトは、私たちの研究以外にありませんでした。私たちが中国で学んだことは、研究室での研究の結果とともに、私の栄養に関する理解をがらりと変えることになりました。資金が提供される非リダクショニズムの研究があと２つか３つ増えたら、私たちはさらにいったい何を学ぶことができるのか、考えてみてください。

営利目的の資金提供に対して社会が負担する危険なコストとは

生体医療の研究者や実務者の大多数が、職場でも個人的な情熱に溢れ、誠実な人たちであることは、私も直接体験からよく分かっています。しかし、彼らが働いているシステムの中では、リダクショニズム的な研究しかやってはいけないというプレッシャーがかかるために、その情熱と誠実性を善良で効果的な科学に活かすことがとても難しくなっています。

第2部でも説明しましたが、リダクショニズムの研究そのものが、根本的に適切ではありません。定義からして、その本当の姿を見抜く力に意味を持たせるために必要となる、全体（ホール）を理解できていません。その解決法は、真空の中の球形の牛だけにしか効かない解決法のときのように、実生活の背景の中では通用しません。しかし、利潤追求という動機は、産業の資金繰りが優先されることで、厳格な科学を行う研究者の能力に制限をかけるだけではなく、いくつかの深刻な悪影響にもつながってしまいます。具体的には、研究結果が疑わしい段階でも、できるだけ早く利益に替えてしまえという業界の圧力などです。

リダクショニズムの研究から生まれる健康関連の製品やサービスは、注射器、錠剤、ドリンク剤の形で消費者に届けられるのがほとんどで、資金を出している側（「投資家」と呼ぶべきでしょうか？）は、これらの製品やサービスをできるだけ早く市場に出したいので急ぎます。その研究の意味が完全に調べつくされ、まとめられる前に出されるのが普通です。当然ですが、企業は新製品や新サービスのテストを実施します。実は、それも結構な費用になるのですが、ランダム化比較試験で良い健康効果が証明されるよう祈りを込めて、この試験を行います。それでも、その良い健康効果が本当に有望だと言えるようになるためには、その焦点を狭く絞りこんだ短期的な結果が、実際に長期的な健康につながると推定できなければなりません。この推定はリスクが高く、根拠もないのが一般的です。

簡単に言うと、市場の圧力のせいで、本質がまだ十分に分かっていない研究に基づいて商品が作られ、長期的な効果が予測できない商品が出来上がってしまいます。このような商品は結局、最良のケースでも実用性に難のある商品となり、最悪の場合は実害を伴う商品となってしまう可能性が大です。

ビタミンEについては第11章でもお話ししましたが、これは良い例です。ある有名な研究によると、体内のビタミンEレベルと心臓の健康との間には相関性があることが示唆されました。[注4] 業界は、心臓の健康に良いサプリメントとしてビタミンEの売り込みをはじめ、慌ただしく市場に出しました。その後、証拠が増えていき、ビタミンEの栄養補助をすることによって特に前立腺がんと続発性心疾患が増加し、実際に総合的な死亡率が上昇したことが分かりました。[注5] 業界が見て見ぬふりをする期間をできるだけ引き延ばしてきた証拠です。ビタミンEに関する新データ、しかも形勢不利なこの情報を知った研究者たちの反応はと言えば、この祭りを終わらせてはならないということで一致するという結果でした。[注6] ビタミンEの市場を守る方法を見つけるか、ビタミンEを救いきれないなら、それに代わるものを見つけたいと、利害関係があるものなら誰でも思います。そのような製品が販売継続される背景には常にこのような動機が存在するのです。

私はなにも、自分のコミュニティに属する人たち個人を非難しているわけではありません（もちろん、創意と勇気をもっと示してくれればと思う人たちはいますが）。私が非難しているのは、私たちが所属している研究界、私たちに対する期待を定める市場の力の影響を大いに受けている研究界です。大半の人は、金がものを言うことを知っています。古くからのことわざのとおりです。しかし、これまでも、これからも、お金がいかに人をダメにしているかを本当に知っている人は、私の研究者仲間の中にも、医療同業者の中にも、ほとんどいません。これには根強いものがあり、内側からはなかなか見えません。野獣の腹の中にいては、自分を食べてしまった相手がどういう野獣なのか見当もつかず、その相手が野獣なのかさえ分からないのです。

私たちの研究の優先順位は、社会にとって何が良いかよりも、個人的な見返りに左右されすぎです。それなのに、社会はその研究にお金を払い、その結果に頼り、現在のシステム下ではそのペナルティまで払わされています。研究界の中の個人は、リダクショニズムの考え方に従っていれば個人的な成功をつかむことができるかもしれませんが、集団として、私たちは健康というゴールにまったく近づいていないのです。

第16章 メディアに必要な独立性と透明性

「何も考えずに権威を敬うことは、真実に対する最大の敵だ」
——アルベルト・アインシュタイン

科学的なデータは、健康に関する私たちの決定を支えているものです。人々がライフスタイルや購買の選択をするために、医師が患者の診断や治療を行うために、政府の役人が政策を作るために、産業がサービスを考案・精錬し、そのサービスの健康に関する主張をするために、そして、保険会社がどの病気や治療を保障対象とするかを決めるために使われます。ただ、これは科学研究の結果が私たちの日常生活とどう接点を持ち、どのような影響をおよぼすかを表す事例のほんの一部にすぎません。

このような消費者と研究との間のつながりで、鍵となるのはメディアです。専門誌は、研究結果の妥当性と重要性についての編集者の捉え方を基に研究論文を評価し、公開します。主流のメディアはその研究結果を報道し、一般読者との接点を作り、評論やその研究結果に基づいたライフスタイルについて助言します。メディアがなければ科学的な発見はしおれてしまい、人に見向きもされず、応用されることもなく、その発見の生みの親である科学者たちの心や実験ノートの中だけのものになってしまいます。そのため、メディアには、情報を創造の領域から応用の領域へと移動させるうえで欠かすことのできない役目があります。

理想論を言えば、メディアは何も考えずに情報を制作者の手から社会という領域へ運んでいる単なる伝達手段ではありません。メディアには伝統的に「力」への対抗勢力としての役割があります。その「力」とは、政治的なものもあれば、科学的なものもあります（自然を奥深くまで見通し、その秘密を明かす能力は、科学的な「力」の最も確かな一形態です）。メディアがこの監視の役目を果たすには、データとその信頼性を批判的に見る力が必要です。厳しい問いかけをする必要があります。ジャーナリズムの独立性が必要です。そして、動機に透明性が必要です。以上の要素が備わることによって、情報の最終的な消費者は、様々な発信媒体による科学的証拠の解釈のされ方をどう評価すればよいか、十分な情報に基づいた判断を下すことができるようになります。

残念ながら健康に関しては、このように独立した知的なジャーナリズムはめったに見受けられません。『アメリカ医師会雑誌』（Journal of the American Medical Association: JAMA）のような専門誌も、ＣＰＢ（アメリカ公共放送協会）のような主流の発信媒体も、健康に関する十分な情報に基づいた勇気ある公平な報道については、信頼できません。これらを例に挙げた理由は、とりわけ、これらのメディアが同種の媒体の中で頂点の地位にあるとされているからです。まさかこれらのメディアが事実に手を加えているとは思わないでしょう。これらのメディアが他よりも悪質だという因縁をつけて、けんかを売るつもりはありません。しかし、日常的に、新聞や夕方のニュースでずっと知性の低い、いい加減な健康の報道が目に入ってくることは確かです。理解していただきたいことは、問題は「少数の腐ったリンゴ」ではなく、メディアが埋め込まれているシステムそのものであり、メディアが大変お世話になっている営利団体のほうです。

専門的な医学雑誌の立ち位置

研究の結果が一般消費者の目に止まる最初の場は、それぞれ影響力も違えば権威も異なる専門書のうちのどれかということになります。『Nature』『JAMA』『New England Journal of Medicine』（ＮＥＪＭ）などに掲載される記事は、興味深く、社会的な関心を引きそうであれば、夜のテレビニュースで報道されます。他にも権威のある雑誌は存在しますが、あまり人目に触れず、雑誌が網羅している分野の関係者にしか知られていません。例えば『Cancer Research』『The American Journal of Cardiology』をはじめ、特定の学問分野やその下位区分に特化した雑誌はごまんとあります。いわゆる二流の他の雑誌も、一流の出版物の基準を「いまいち」満たさない記事を集めてなんとか生き残っています。

質の悪い研究を寄せ付けないために雑誌が採用している最も重要な安全対策が、査読と呼ばれているものです。つまり、編集委員会は雑誌に投稿された出版原稿を、条件を満たしている査読者二、三人（同じ分野で経験を積んだ科学者）に送り、研究の質と結果の重要性について評価させます。査読者が誰であるかは、原稿の筆者には知らされません。この制度は、未熟で信頼性が低い研究をふるいにかけて排除するためのしくみです。しっかりと行われれば、科学的な公正性を保つための最も重要な担保のひとつとなります。査読に合格していない記事は、どれだけ権威があると言われても、私の意見では、それを何かの証拠として引き合いに出すべきではありません。

査読者が自分の偏見を判断に持ち込むと、査読は揺らぎます。つまり、特定の研究テーマは対象から外すいはすかないとか、予め決めてしまっているときです。言い換えると、自分のパラダイム（枠組み）に独断的に固執し、それを広げたり、超えたりしようとしない場合です。査読は、すぐに好奇心や創造性を殺す鉄の檻となってしまい、出版されないことが決まってしまうだけで、数々の有望な研究が挫折に追い込まれてしまいます。これは非常に高い頻度で起こっていることです。そして、査読がリダクショニズム（細分主義）に大きく偏っているのは、たまたまの出来事ではありません。その偏りが、雑誌自体の経済的な利害に役立つことがあるからです。つまり、広告主を引きつけ、つなぎとめておくことです。

みなさんは覚えていらっしゃると思いますが、リダクショニズムの研究デザインとホーリズムの研究デザインの話をしたとき、薬の効果のテストは、リダクショニズムの研究デザインに矯正される対象に最もなりやすいと申し上げました。リダクショニズムの現象を研究することは、例えば、単一の機能を閉じ込めた錠剤についてなど、リダクショニズムのレンズを通して見ればいたって筋の通った話です。そして、お察しのとおり、大手製薬会社を喜ばせることで医学雑誌は大儲けしています。よく目にするような主流の新聞や雑誌などの専門誌は、資金の大部分を広告によって賄っています。ＮＥＪＭの元編集者、マルシア・エンジェルは、製薬業界が２００１年に医学雑誌の広告にかけたお金は3億８０００万ドルだったと報告しています。この収入がなければ、医学雑誌の存続はあり得ませんでした。ですから当然、査読のプロセスで、これらの雑誌を食べさせてくれている人たちの手に噛みつくようなことはないわけです。

記事の別刷りを通して大手製薬会社が医学雑誌へお金を渡すときには、もっと狡猾なやり方もあります。有名な雑誌で発表された研究が製薬会社の主張を支持する内容であるとき、それは売上にとっての営業ツールとなります。なぜなら、製薬会社の営業担当者が手渡す、高い光沢紙に印刷し直された研究論文の別刷りが、営業相手の薬を処方する医師に製薬会社の名前を知ってもらうひとつの方法だからです（これと一緒に菓子折りや高級な食べ物が手渡されることが多いです）。雑誌はこの別刷りでとんでもないマージンを受け取っているのですが、『ブリティッシュ・メディカル・ジャーナル』の元編集者、リチャード・スミスによると、そのマージンは80％にまで跳ね上がることもあったそうです。[注1]そして、2010年に出版された研究[注2]では、別刷りの売上の多さと、業界が出資している研究との間の相関性が確認されています。つまり、製薬会社がお金を出している研究より、別刷りによって出版社の懐に入る大きな儲けのほうがずっと多かったのです。その儲けは、どれくらいの規模の話かお分かりになりますか？　1回の別刷りの発注が数百万ドルになることも、ざらにあります。[注3]

薬の良い効果が紹介されている研究のほうが医学雑誌の査読委員に選ばれやすいのかという、分かり切った疑問はさておき、ホーリズム的な研究が論文の別刷りの利益を生み出す中心になることはめったにないということは分かります。つまり、加工品や工場式畜産場で生産された牛肉や乳製品、鶏肉を食べると病気のリスクが高まるという噂を広めて誰の経済的利益になるのか、ということです。アメリカで有名な自然食品の小売チェーン「ホールフーズ」ですら、加工食品で利益を出していました。ウォール・ストリート・ジャーナル紙は、ジョン・マッキーCEOが「我々が売っているのは大量のジャンクだ」と認めたと2009年に報じています。[注4]

医学雑誌には、簡単に言うと、製薬会社という受益者からのあからさまなプレッシャーこそないにしても、医薬品やその他の儲かる治療法の有効性の宣伝になる研究を発表すると、報奨金が与えられます。そうではない様式の医薬品や治療法、視点を代表する意見は医学文献の中では目立って少ないため、その文献を読む人は、医師でも、研究者でも、政策決定者でも、一般市民でも誰もが、医学雑誌のフィルターを通ってきた偏ったデータの断片が本当の真実なのだと、間違って信じてしまうことになります。

私自身も、医学研究雑誌の出版物の偏りは、キャリアの中で何度も見てきました。私たちが行った動物性たんぱく質の効果についての研究結果は、高く評価されている雑誌で発表することができましたが、その結果が持つもっと広い意味についてのさらに深い論評は、また別の問題です（つまり、研究結果だけは発表できているものの、それが持つ重要性についてはまだ告知できていません）。

先ほど、第3章で、私の同僚であり、がん研究に関する一流雑誌『Cancer Research』の編集長であるピーター・マギーと私の会話について触れました。当時、私の研究室で計画していた新しい実験について話しました。その実験は、がんの成長におよぼすたんぱく質の顕著な影響と、非常に強力な発がん性物質として一般的に受け入れられている物質の影響とを比較するもので、私は、摂取する栄養の量を比較的控えめに変えるだけでも、強力な発がん物質に暴露されるよりも、がんの発達にはより関連があるのではないかと考えました。ピーターはすんなり受け入れた様子ではありませんでしたが、実際に結果がその通りになったら、私たちの結果を雑誌の表紙に大きく載せることを検討すると言ってくれました。

ところが、あとは出版するだけというところで、同僚であるピーター・マギー編集長が定年を迎えてしまいました。彼の後任と新しい編集委員会は、がんに対する栄養の効果については否定したい側の人たちでした。もっと「知性を刺激する」アイデア、すなわち、がんが分子レベルでどのような作用をするのかに着目した論文、特にそのアイデアが化学物質や遺伝子、ウイルスが関係しているものなどを求めていたのです。がんの成長に対する栄養の効果についての私たちの研究は、リダクショニズムの実験手順に厳格に従ったにもかかわらずほとんど非科学も同然という扱いでした。言うまでもないことですが、『Cancer Research』は私たちの論文を掲載しませんでした。

その後、私はトゥルー・ノース・ヘルス・センターの創設者でセンター長を務めるアラン・ゴールドハマー博士との共同研究を終え、再び医学雑誌の冷遇を受けることになりました。当時、ゴールドハマー博士は高血圧のクライアントを対象としてファスティングプログラムを実施しており、私たちはその劇的な効果についての症例対照的分析で共同論文を執筆しました。[注5] 論文の中の分析の対象となった患者は、176人が連続で血圧が低下し、しかも血圧低下は、大半がファスティングを開始して数日以内にはじまりました。比較的早い段階で効果は表れ、それまでに試験されたどの降圧薬よりも素晴らしい結果でした。しかも、副作用がありませんでした。蓋を開けてみれば、非常に効果的な介入だったという結果になりました。ところが、JAMAやNEJMなどの雑誌は、収入を降圧薬の広告に大きく頼っていたからか、査読者が出版の推奨を出したにもかかわらず、出版を拒否しました。彼らは、健康よりも自分たちの利益を選択したのです。

科学雑誌による偏りや口止めのケースで私が目撃した最も酷かった例は、ある大きな欠陥を抱えていた研究[注6]を巡るものでした。その研究によると、あの危険なアトキンスダイエット（糖質制限ダイエットの一種）は、ディーン・オーニッシュ博士の低脂肪ダイエットを含む他の3種類の食事療法よりも、過体重または肥満の女性の減量で効果が大きいことが証明されたのだそうです。その研究は2007年3月にJAMAに掲載されました。しかし、その記事は、研究の結果を酷く捻じ曲げて伝えていました。例をひとつ挙げると、オーニッシュダイエットを実践している被験者の摂取脂肪量が、その食事療法の推奨どおり、10%になるように抑えられていたと著者は主張していましたが、表データを注意深く検証してみると、オーニッシュの計画に従っていたはずの被験者は、実際には12カ月の間、およそ29%のカロリーを、脂肪で摂取していたことが明らかになりました。それなのに著者は、比較は公正に行われたとの主張を曲げませんでした。そのごまかしに手を貸したのは、JAMAで研究レターのセクションエディターを務めていたロバート・ガラップ博士でした。彼は、研究の非常に重大な欠陥を指摘した批評を公表することについてはどれも拒否しました。

それには、オーニッシュ博士ご本人と、ジョン・マクドゥーガル博士、コードウェル・エッセルスティン博士、そして私自身が別々に提出した論評も含まれています。JAMAが私たちから提出された論評を無視したことを受け、私はガラップ博士に手紙を書き、雑誌の反科学的な行動についての苦情を伝え、欠陥のあるこの研究に関して十分な情報に基づく論評のうち、少なくともひとつくらいは公表するよう、彼に強く迫りました。それに対して、どのような回答が来たと思いますか？　一言でした。

キャンベル教授へ

貴方の書簡は却下されましたので、今後、本件について電子メールでのやりとりは一切いたしません

ガラップ博士は直ちに懲戒処分を受け、セクションエディターの職務から降りるべきだったと思います。これは誠実性に欠ける、最たる例です。しかし、医学出版の現行システムの下では、これは日常的なことなのです。医学雑誌は今や数十億ドル規模のビジネスの宣伝部隊です。結局、アトキンス財団[注7]はダイエットだけでは終わりませんでした。年間総額数百万ドルの補助金という形で物事を思い通りに操り、そして、自分のプロフェッショナルとしての信用を売ることも厭わない博士や研究者は、世界で最も信用されている医学雑誌に掲載されて、あとは悠々自適に暮らすというわけです。

都合よくリダクショニズム科学を操作する主流メディア

大部分の人は、医学雑誌を読みません。その代わりに、健康に関するニュースは新聞やテレビのニュース番組、インターネットのニュースサイトなど、大手メディア企業がオーナーになっている情報源から入手しています。ですから、健康担当のジャーナリストが主要な医学雑誌に目を通し、専門家の会議に出席し、新しい発見や継続中の研究について科学者にインタビューをするのが理想です。選挙で選ばれた政治家も含めた科学の専門知識を持っていない一般の人々に向けて発見の評価や解釈をするとき、ジャーナリストは自分なりの科学の訓練経験やバックグラウンド（不十分なことが多いですが）を駆使します。健康ジャーナリストの大きな貢献のひとつは、新情報が既存の知識の中にどのようにはまるかを伝えることで、新しい発見の背景をセッティングすることです。それが現行のパラダイムを確認するものなのか、矛盾するものなのか、広げるものなのか、あるいはニュアンスを加えるものなのか、背景との関係を設定します。

つまり、一般の人々との接点となっているメディアは、報道される主題に関して公平で、網羅的で、精通していることが求められるのです。しかし、そのどれにもあてはまらないケースが多すぎます。ほとんどのメディアは、オーナーである財閥（主要ネットワークや活字メディアの場合）や広告主、株主、政府規制当局、そして場合によっては選ばれた役人（公共放送サービスや政府の支援が入っているその他の公共メディアの場合）がおよぼす「侮れない力」にへつらいます。

営利目的のメディアも、そして大多数である非営利目的のメディアも、どちらも産業と政府の言うセリフを繰り返しているだけです。そのセリフはリダクショニズムのパラダイムをより強化し、さらにボーナスとして、人の心をしっかりとつかむセンセーショナルなニュースを生み出して、人々を刺激しつづけます。「がんとの闘いにおける科学的大発見！」「アマゾンのスーパーフードから新しい抗肥満薬を開発！」「チョコレートでうつ病を治すことができるか？」など、きっとみなさんも似たような見出しや覆面広告を見たことがあると思います。

主流の健康メディアがもっと公正なものだったならば、つまり、もっと科学リテラシー（知識と理解）が高く、独立していて、よく考える媒体であれば、見掛け倒しの研究デザインや偏った医学雑誌のせいで起こる真実のゆがみを、研究機関も看過することはできなかったと思います。ジャーナリストも、そして彼らが代表し、教育する対象でもある一般市民も、研究デザインの中にもっと多様性を求めたり、現在の知識の限界についてより詳しい説明を求めたり、本当に大事な疑問についてもっと質問したりすると思うのです。結局は、私たち一般市民がすべての資金の財源のおおもとであり、私たちが支払う税金がＮＩＨ（アメリカ国立衛生研究所）というフィルターを通って現場に落ちたり、私たちの健康保険料と自己負担金が製薬会社に回されたり、私たちが募金した寄付金が病気の組織体や患者支援団体に送られたりします。メディアが本当の意味で自由で公平であったとしたら、私たち一般市民の利益を代表しているはずです。しかし実際には、ほとんど例外なく、メディアは業界の代弁者として機能しており、一方では業界にとって都合のいいストーリーの側面を私たちに伝えながら、他方ではそれが真実の全体像であるように装っています。証拠をいいようにも悪いようにもひっくり返して、私たちの壊れた健康のシステムの正当性を主張し、それが唯一の方法であるかのように見せかけます。

もうお分かりだと思いますが、リダクショニズムの研究は背景から切り離された「真実」を作り出す可能性があり、これは私たちを誤った方向へ導き、混乱させるだけです。メディアが細かいことを、あたかも重要なことであるかのように報じるとき、それは人々の感覚を狂わせる原因となります。オートミールの食物繊維、トマトのリコピン、ニンジンのビタミンAについての全体像から切り離された詳しい情報を発信します。ある日、赤ワインを1日1杯飲むと長生きに役立つと言ったかと思ったら、次の日には、1杯だって肝臓には毒になるということを発見したと言います。低脂肪食は素晴らしいと今日言っていたかと思ったら、翌日は全脂肪です。これらすべての報告の結果、何が起こっているのでしょうか？　消費者の大半はお手上げで情報に振り回されて、偽りの希望（「なんと、イワシで心臓病が予防できる！」）と運命論（「何を食べたって結局は死ぬのだから、心配などしないほうがまし」）との間を行ったり来たりしているのです。この栄養に対する姿勢の二極性は、そのような食べ物を販売して大儲けしている業界の人たちや、食事が原因で起こる病気の治療法を私たちに売る人たちの利益になります。情報の混乱は、正しい判断力を一般市民から奪い、リダクショニズム的な考え方だけが正しいかのような状況を作り出します。

今説明したように、報道はどうしても業界の利益になるように偏ってしまいます。偏っているということは、必ずしも嘘をついているというわけではありません。小さな細かいことを紡ぎ上げ、大きな新事実に仕立て上げる、まさにそういうことかもしれません。

偏りのもうひとつの形として、不都合なデータを切り落とすというのがあります。メディアが報道できるのは、毎年出てくる生体医学に関する数々の発見のうち、ほんのわずかな割合でしかありません。正当なメディアの機能とは、情報のフィルターとして、有効で最も大事なものを選び、共有する一方で、残りを無視することです。しかし、一部のメディア発信元は、リダクショニズムのパラダイムにあてはまらないか、広告主またはスポンサーの意向にそぐわないという理由で、健康に関する最高で最も重要な情報の一部を報道しない言い訳として、この責任を利用する向きがあります。

個人的な偏見も、科学的な真実についての混乱の要因となります。それは、国のトップレベルのジャーナリストでも避けられません。先日、ニューヨーク・タイムズ紙の科学記者ジーナ・コラータが、前立腺がんの「原因」となる遺伝子の発見についての記事を書いていました（コラータらが書いてきた数々の同種の記事の最新のものです）。コラータが一番興奮していた部分は、この遺伝子検査を300ドル以内で受けることができるようになる見通しがついたことでした。これで男性は、自分が前立腺がんにかかるのか否か、かかるとすればいつくらいにかかるのか、知ることができる可能性があるとのことです。コラータが書いた記事では、ある外科の教授で、前立腺がんの専門家の話の引用としたうえで、この検査は「将来のブティック型医療の一環であり、（中略）残りの生涯にわたり自分がどの病気に立ち向かっていかなければならないかを知ることができるようになる」と書かれています。コラータは、恐らく現在活躍している健康ジャーナリストの中では最も大きな影響力を持つ人物だと思いますが、この〝宣伝〟を科学的事実として、遺伝子検査産業のために従順に受け入れて、伝えています。

コラータの報道は、単に日々の出来事を人々に伝えるものではありません。私たち一般人の健康についての会話の中に登場して、それによって話の方向性を決めてしまうことも多々あります。そして、「次に来る新しいもの」が大好きな他の多くのジャーナリストのように、彼女も遺伝子研究に秘められた健康の可能性についてこれまでずっと強調してきましたが、一方で栄養学的な研究の重要性を巧妙に貶めてきました。2006年、コラータの巻頭記事「Maybe You're Not What You Eat」（「多分、あなたはあなたが食べたものからできているわけではない」）が出ると、全国的に動揺が走りました。それは、49000人を対象とした「女性の健康イニシアチブ」（Women's Health Initiative）という研究を取り上げた記事で、その研究では低脂肪の食事を取った女性の間で、期待された乳がんへの医療効果が見られなかったという結果が出ていました。「何を食べるべきかなどと心配するのは止めて、ハイテク医療の未来を操って、私たちの欠陥のある遺伝子と正しく作動しない身体から自分を守りましょう」と彼女は締めくくっています。

これはもしかしたら、低脂肪食から何の良い効果も実際に得られなかったことが分かった研究に基づく、防御的な結論かもしれません。弱点は、問題の「低脂肪」食が、2つの点でストローマン（藁人形論法）になってしまったことです。1点目は、この研究の「低脂肪」の定義は、脂肪から摂取するカロリーを25〜30%にすることでした。これは彼らが間違っていると主張していた低脂肪に関する研究よりもずっと高い数値です。そして2点目は、この研究で低脂肪の基準とされたすでに低脂肪とは言えない脂肪摂取量を維持していた女性が、研究対象の全女性のうちの31%しかいなかった点です。

コラータのようなジャーナリズムの問題点は、研究の技術的な内容を正しく報じることができないことではありません。本当に基本的な科学というものを偏って理解していること（あるいは、故意に捻じ曲げていること）が問題なのです。実際に、彼女の記事は良く書けていて、技術的にも正確でしたが、そのストーリーは、彼女が他で書いた食事に関する結論と同じ、表面的な解釈の繰り返しです。そして、全体として捉えると、彼女の記事の本文は、彼女自身が在学中に行った科学的研究のバランスの取れたアプローチを反映しておらず、むしろ明らかに非科学的でイデオロギー（社会思想）的な論拠が展開されています。

以上のストーリーを引用した理由は、メディアが、特に健康の問題になると、自分たちの主観的な好みが反映されるように、科学のことを報じることが異常に多いという問題点を示唆するためです。これらの問題には何かとても個人的なものがあります。私たちは遺伝学や栄養学といったことを情熱とイデオロギーという観点で話し合い、逆に事実については無視することが多くありますが、ジャーナリストもまったく例外ではありません。

メディアが私たちに栄養と健康に関する良質な情報を提供できないことを、たまたまの確率的な隔たりで説明しつくすことはできません。もうひとつの問題は、恐ろしいことなのですが、健康や栄養の分野の報道に携わっている最も影響力の大きい記者たちの多くが、科学的な専門知識をどうやら持っていないことです。メディアには業界や政府、学術界から出てくる健康に関する情報の質を批判的に評価する力がないため、だいたいは情報の発信元の代弁者となり、人々の知る権利の擁護者にはなれないのです。多くの記事は、企業や政府のプレスリリースを必要最小限の範囲で書き直し、企業の広報担当者から手渡される都合良くまとめられた専門家のインタビューをあちこちに散りばめられて作られたものです。結果、リダクショニズムの部分的な真理が科学的な英知を装って、何も疑われず、消化もされないまま私たちのところへ伝えられるのです。科学者ではない人が科学について書くことに何の問題もありません。私は議論を制限したり、言論の自由を抑え込んだりすることに、まったく関心はありません。ただ、せめてジャーナリストのみなさんに、自分たちの専門知識の限界を認識していただき、ありもしない能力を、持っていそうな錯覚を私たちに与えないでいただきたいのです。

結局、メディアが私たちに伝えてくれる健康や栄養についてのストーリーは、私たちの痛みや苦しみで利益を得る人たち自身によって執筆された原稿が元になっているのです。食べ物と健康の間の強いつながりについて、あたかもそんなものはないと思わせるようにメディアが操作したり、ぼかしたり、隠蔽したりしていることを、私も実体験として多く知りすぎています。

アメリカ公共放送ＰＢＳで報じられた情報操作、手抜かり、無能力

　２００７年前半、私がこの原稿に取りかかった頃だったと思いますが、『ＰＢＳニュースアワー』という報道番組についてのあるエピソードがあります。司会者のジム・レーラーがアメリカがん協会（American Cancer Society 通称ＡＣＳ）の発表として、「アメリカ国内のがんによる死亡者が２００４年に2年連続となる減少を記録した[注8]」とセンセーショナルに伝えたのですが、特に注目すべきは、前年の２００３年からの「大きな減少」だと伝えられた点です。その報道のされ方を見ると、当時、開始からすでに36年以上が経っていた「がんとの闘い」の取り組みでも、ようやく潮目の変わるときが来たか、といった感じがありました。番組後半には、『ニュースアワー』の特派員のマーガレット・ワーナーによるＡＣＳの主席医務官に対するインタビューがありました。プライドみなぎる主席医務官は、がん死亡率がこのように大幅に低下した理由、特に肺がん、乳がん、前立腺がんの低下が大きかった理由をいくつか挙げます。つまり、治療法が改善したこと、検診を受ける人が増えたこと、そして喫煙が減ったことです。ともかく明るいニュースとインタビューで、果たして偶然かどうかは分かりませんが、オンエアはちょうどＡＣＳが毎年行っている募金キャンペーンの開催期間中にあたりました。

　翌日、私の地元だったノースカロライナ州ローリー市の地方紙で、ご丁寧にもその話題が一面を飾りました[注9]。その後すぐに、ブッシュ大統領も最寄りのＮＩＨの研究室に出向くこととなり、「今年の（がんの死亡率の）極端な減少率は過去最大を記録した」と宣言するまでの事態となりました[注10]。そのうえ、この「大き

ています。

キャリアのほとんどを費やしてがんの撲滅に取り組んできた者として、私はこの素晴らしい発表がひっかかりました。そこで、テレビや新聞の報道に頼るのをやめて、この報道で発表された新しい数字を自分の力でもう少し掘り下げて、より詳しく検証することにしました。からくりはこうでした。2003年にがんによる死者2000人あたりと比較して2004年に減少した人数は1人で、これは0・5％程度の減少ということになります。[注11] これは、私が報道を耳にして期待した「大きな減少」とは、ちょっと違います。確かに、どんなに少なかろうとも、がんの減少を裏付けるこのような証拠はとにかく歓迎されるニュースなのですが、あの日の『ニュースアワー』を見た人の中で、その続きのメディア報道を見て、あるいは大統領の演説を見て、まさかその減少の規模がたったの0・5％だったと推定できた人がいたとは思えません。

さらに、2002年から2003年にかけて、がん全体の死亡率はわずか0・07％の減少でした。これは、1000人に1人しか減っていないことになります。この数字は、あの大げさなACSの発表に値しません。発表はその後、各メディアの発信元によって、独自に調べられることも確認されることもなく、お互いの引用のし合いという形で律義に報道され、最終的にはそれが大統領によって公式に正当化されたのです。このような状況を眺めながら、私はがん業界が持つメディアの統制力と大統領職の権力の座を羨まずにはいられませんでした。そのようなPRをされては、私はお手上げです。

このがんの報道に関して、記事詳細のほとんどは技術的に正しいのですが、その見せ方に問題があります。まず実際には1％にも満たないがん死亡率の減少を「大きい」と言うことは、基本的に間違っています。このわずかな減少の理由について説明するのにこれだけの長い時間を割けば、その意味が本来よりもずっと大げさに伝わってしまいます（推定される原因も大げさに解釈され兼ねません）。

私も、がんについてはよく知っています。私は、およそ40年にわたりがんの実証研究プログラムを運営してきたほか、がんの原因に関する政策の助言をするいくつかの専門家委員会の委員、そしてＡＣＳ、ＮＣＩ（アメリカ国立がん研究所）、ＡＩＣＲ（アメリカがん研究協会）、世界がん研究基金の研究補助金の審査委員も務めました。実は、これらの委員会のいくつかは、私自身が立ち上げに関わったものです。ですから、メディアが真実を間違って伝えていると先ほど言ったのは、私の実体験からです。研究者としてのバックグラウンドと、報道元となる側として直に関与していた経験の両方があったからこそ、私は一般市民の知る権利は否定されているという見方ができているのです。

このＡＣＳの最新の発表は、一般の人々の記憶の中では、恐らくこんなメッセージとしてしか残らないと思うのです。「私たちからの寄付金が役に立ち、がん治療の研究の成果がようやく出はじめている」。もしかしたら、がんの死亡率についての報道が誤解につながっているのではないかという私の心配は、ちょっと大げさだと思っている人もいるかもしれません。大げさではないのです。この情報過多時代の今、私たちは世界の情勢を伝えたり、行動を導いたりするために、サウンドバイトというキャッチーで手短な文言に頼っています。「我々はがんとの闘いでようやく勝利を収めようとしている」などといった表現です。仮に、今回の闘いの勝利が、36年にわたり何百億ドルもがん研究にお金をかけた結果としての（実際に何百億ドルもかかっており、その大半はアメリカ政府のＮＩＨからの資金で賄われています。その２０１２年度のがん研究予算が59億ドルでした[注12]）、このがん死亡率のごくわずかな変化を指しているのだとすれば、この闘いは今後かなり長引きそうです。この間違った過信が、がんを本当に克服するうえで、私たちが越えなければならない唯一かつ最大の障害です。がんとの闘いに本当に勝利するためには、私たち個人が食べ物の選択に責任を持たなくてはなりません。次に来るかもしれない医薬品によるブレイクスルーや遺伝子工学の奇跡に救ってもらうのを待っている限り、私たちがすでに持ち合わせている自然治癒力といったすごい力を使うことはなく、勝利は程遠いものとなるでしょう。その一方で、製薬・医療業界は、決して終わることのないがん治療法の追求でお金を儲け、ジャンクフードと工場式畜産の企業連合はがんの原因に関する知識を隠すことでお金を儲け続けます。

仮に私がACSのプレスリリースを人々に伝える仕事を任されたとしたら、記者会見でこんな質問を2〜3個尋ねる程度だと思います。「がん死亡率の低下はどれくらい大きかったのですか？」「『大きい』という言葉を選択したのは誰ですか？」「レポートの資金を提供したのは誰ですか？」「死亡率が低下したのはどのがんで、横這い、または増加したがんがあれば、それはどのがんですか？」（言うまでもなく、必ず尋ねる質問は「中国をはじめとする多くの国々と比べて、アメリカのがん全体の死亡率がこれだけ高いのは、そもそもなぜですか？」）。

『ニュースアワー』でこれらの質問をする人が誰もいなかったのは、なぜでしょうか？　考えが偏っていたのでしょうか？　無知だったのでしょうか？　この話を報じたジャーナリストの頭の中を覗くことができないので、推測の域を出ませんが、これらの間違いすべてに加えて、ニュースのインパクトある新しい情報を次から次へと求め続ける特性と縮小しつづける予算が複合的に作用して、じっくり深く考えることをあきらめざるを得なくなり、すべてお膳立てされたプレスリリースを使ってこなすだけの報道しかできなくなってしまったのではないかと思います。

資金提供する広告主への忖度

『The China Study』が出版されて間もなく、私はアン・アンダーウッドの電話取材を受けました。彼女は『ニューズウィーク』誌の編集主任として豊富な知識を持ち、名も通っていました。インタビューがはじまるとまず彼女は、自分の「上司」にあたる編集主任がこの著書にとても関心を持っていることを教えてくれました。取材は2時間近くも続き、彼女も私たちが発しているメッセージの含意に、個人的に関心を持ったようでした。私はこのとき受けた取材の内容がそのまま印刷されるのだろうと思っていたのですが、アンダーウッド女史によると、まずは編集委員会にかけて承認を受けなければならないということでした（あるいは、これは警告だったのでしょうか？）。彼女の特に明瞭な質問の仕方と、彼女の個人的な熱意からして、かなり良い記事になることを期待していたのです。ところが、それから音沙汰がなくなり、沈黙の2カ月がすぎました。あれっと思っていたところ、ある日受け取った郵便に、「特別号：医療の未来」（Special Edition of the Future of Medicine）と題した『ニューズウィーク』が入っていました。すべて健康を特集したものでした。私が待ち望んだものでした。

さっそく雑誌を開き、掲載されている記事を見てみると、未来について触れられた様々な医療の話題に関する記事が20以上ありました。ただ、食事と2型糖尿病の関係を、どちらかというと表面的に取り上げたひとつの記事を除くと、どの記事も栄養のことは完全に無視していました。どれも新薬や新しい術式、遺伝学についてのものばかりでした。私がいまだにあの実験室に残り、一般の人たちの目線で世界を見ることができていなかったら、この特集で紹介されていた記事に、すっかり魅了されていたに違いありません。細胞の働きについての基礎研究は、ワクワクドキドキします。しかし、この『ニューズウィーク』の特集は、一般の人々にとってもっとずっと重要なことを示唆してくれています。心と体の健康に最も包括的に貢献する唯一の要素である栄養を削除することによって、この雑誌は読者に対して甚大な害を与えてしまったのです。

がっかりした私は、何気なく雑誌の頭のほうから、お決まりの資料に目を通していたのですが、『ニューズウィーク』の会長で編集長のリチャード・M・スミス氏からのとても心のこもったメッセージを見つけました。

弊誌には、科学、医学、健康に関する問題を報道してきた長く特別な伝統があります。今日の生体医療研究は新たな発見の時代を迎えており、21世紀に入り医療の様相を急速に変貌させている進歩について取り上げた、この特別号（弊誌定期購読者向けの特典として発行）を読者の皆様へお届けできることを、社員共々誇りに思っております。

この特別号を刊行するにあたり、ジョンソン・エンド・ジョンソン株式会社様が独占広告主に名乗りを上げてくださったことは、本当にありがたいことです。弊誌の読者の皆様にはご理解いただけているものと信頼申し上げておりますが、この広告主が本誌の編集内容に対して影響をおよぼすことは一切ございません。

ジョンソン・エンド・ジョンソンは医療機器の製造販売を行う世界最大手のうちのひとつで、『ニューズウィーク』の「医療の未来」特集号の唯一の広告主でした。つまり、この雑誌にとってジョンソン・エンド・ジョンソンからもらう広告収入だけが頼りであるということです。健康に関する営利目的で、栄養を無視するリダクショニズムの成果物だけで構成されたフルカラーの記事に、その影響はおよぼしていないと、私にも信じろと言うのでしょうか？　まさか、ジョンソン・エンド・ジョンソンのお偉いさんが『ニューズウィーク』の編集会議に同席して、記事のひとつひとつに首を縦に振ったり横に振ったりしているわけではないと思いますが、財政的に厳しいニュース雑誌が、そのような強力な後援者の影響を排除できる余裕などないはずです（厳しい状況が報じられています。「『ニューズウィーク』の収入は2007年から2009年にかけて38%減少し、2010年には、4700万ドルの債務を引き受けることを条件に、1ドルでオーディオ機器のパイオニアと呼ばれたシドニー・ハーマン氏に売却された[注13]」）。

『ニューズウィーク』の取材の後、それほど経たないうちに、『PBSニュースアワー』の健康レポーターを務めていたスーザン・デンツァーから1本の電話を受けました。会話は1時間ほど続き、良いやりとりだったと思います。デンツァー女史は確かに良い質問をしてきましたし、かなり関心を持ってくれているような気がしました。というのも、ジム・レーラー（PBS司会者）とインタビューをセッティングできるか検討してみたい、と言っていたからです。確約はできないとのことでしたが、それでも、以前に同じ番組のインタビューを受けたことがあったので、もしかしたらいけるのではないかと思っていました。

結局、私の希望は立ち消えになります。インタビューの企画は、通りませんでした。なぜだったのでしょうか？　確かなことは分かりませんが、気づいたことはPBSにお金を出していたスポンサーには、私の栄養に関する意見を特に良く思っていない企業が増えていたということです。ニュースアワーのスタッフの誰かが、スポンサーになっていた大手企業の間で、私の意見が問題になることに気がついてしまったのかもしれません。問題なく伝えることのできるニュースはいくらでもあるのに、なぜわざわざ資金繰りをもつれさせるリスクを負うのか、というわけです。

近年、大企業は、『ニューズアワー』のような公平であるはずの番組に資金提供する際、自分の足跡をうまく隠すことができるようになってきています。現在、この番組の最大のスポンサーの中にジョン・S・アンド・ジェームズ・L・ナイト財団の名前がありますが、その理事長兼CEOのアルベルト・イバルグエン氏[注14]はペプシコ社の取締役も務めています。ナイト財団の評議員であるアンナ・スパングラー・ネルソン[注15]は1988年からウェイクフィールド・グループの無限責任社員（ゼネラル・パートナー）を務めていた人物です。ウェイクフィールド・グループとは、ノースカロライナ州を拠点とする投資会社で、州内の医療法人やバイオテクノロジー企業の多くに出資しています。[注16]２００６年からナイト財団の評議員を務めるE・ロー・スタンプス四世は、投資会社のサミット・グループ（この投資会社が運用するポートフォリオには、分子診断専門の研究所であるアポセル社も含まれており、この研究所は、大手製薬会社やバイオテクノロジー企業向けに抗腫瘍性化合物の効果を分析している）、解剖病理学専門の研究所、オーロラ・ダイアグノスティクスＬＬＣ（この研究所は「最先端の研究手順にすぐ手が届く」[注17]という研究所の特徴をかなり強めに宣伝しているが、その手順には遺伝子再構成も含まれている）、そして、医療技術やヘルスケアの企業数社の共同創業者で、マネージングパートナーも務めています。評議員のアール・W・パウエルは、マイアミ大学のパウエル・ジーン・セラピー・センターに寄付をした人物です。[注18]

言いたいことは、ナイト財団やその評議員の人たちの批判ではありません。他にも何社かあった『ニュースアワー』のスポンサーも、調査中ではありますが、似たような結果だったと思います。私が知る限りでは、この財団は良心的な活動で知られ、実際に「一般庶民」を企業の利権から守るような活動を全般的に行っていました。このような慈善団体の評議員には、政策に方向性を与えたり、資金集めの手助けをしたりできる、成功していて裕福な人が選ばれるというのも納得のいく話です。しかし、ここで指摘しておきたいことは、疑義や暴露の対象となるべきシステムそのものの中に組み込まれている人たちが評議員や執行役員となっているところに、公平であるはずの報道機関が財源を頼っているとき、一般市民には開示、報告、説明されることのない利害の衝突が内在的にあるという点です。

『ニュースアワー』のような、公的資金の入っているニュース番組がそのように偏っているのではないかと疑う私のほうが間違っているのかもしれませんが、今から20年ほど前のPBSとのある出来事が、PBSの「報道の独立性」について、私を若干皮肉屋にしていたところがあったと思います。話は1992年まで戻りますが、ニューヨーク・タイムズ、USAトゥデイ、サタデー・イブニング・ポストにおいて、私たちが行った中国でのプロジェクトについて社説を出した数年後のその年、PBSが、農村の3つの集落の食事と健康習慣を比較した記事を書くという、興味深いアイデアを提案してきたのです。その3つの集落とは、ひとつはイタリアの農村、ひとつはアメリカの農村、そしてもうひとつは、私たちの研究対象となった中国の農村でした。少なくとも、PBS（在シカゴ）と契約していたコロラド州のある制作チームから私が聞いた話では、これらをつなぎ合わせて映像にするということになっていました。彼らはコーネル大学、中国、イギリスのオックスフォード大学まで撮影しに行き、それから中国で私の友人であり、チャイナ・スタディにおける北京の相棒でもあったジュンシ・チェン博士と私との合同インタビューも行いました。

北京で撮影された私たちの会話は、ひとまずうまくいったと思いました。特に、低脂肪で、大半が植物ベースの中国農村部の食事を、USDA（アメリカ農務省）の食事ガイドライン諮問委員会（よく知られている「フードガイドピラミッド」を作っている団体）が全般的に基準として支持している高脂肪で、大半が動物ベースのアメリカ式の食事との比較を述べた箇所は良かったです。このとき、私は典型的なアメリカ式の食事や委員会の政治がらみの政府勧告には一切忖度しない旨の申し出をしておきました（今ならばもっと力強く言っていると思います）。

すべて順調でした。コロラドの制作会社も、放送の2週間ほど前に、放送予定日をご丁寧に知らせてくれました。特に、ニュース番組の司会者で有名なジュディ・ウッドラフがナレーションを担当するということで、私たちも満足する出来栄えになっているとのことでした。そして、迎えた放送日、私は友だちや同僚とテレビの前に集合しました。そこで目に入ってきた内容は、約束とはまったく違うものでした。農村の3つの集落で人々が取っていた食事の比較はなく、もっと重要な、政策についての議論はカットされていました。番組終わりのクレジットタイトルにチェン博士と私の名前はありましたが、ほぼそれだけでした。夜が明けてコロラドの担当者に電話し、事情を尋ねました。担当者の説明では、完成した映像をＰＢＳのスタッフに見せると、「食事ガイドラインの内容やガイドラインがＵＳＤＡによって策定された過程について、私が批判している部分」が、気に入らなかったのだそうです。そこで、その批判の部分と一緒に、チェン博士と私が提供した裏付け証拠も削除されたという、単純な話でした。残ったのは誤解を招く一方的なナレーション部分で、これではアメリカ人が、そのままの食事で大丈夫、政府が自分たちの健康を守ってくれると、安心するのもやむを得ません。

　結局、この出来事は公平性で定評のある有名なメディア会社であるＰＢＳがそれほど公平ではなかったということの一例にならないでしょうか？　そのドキュメンタリーが放送された１９９2年当時、家畜飼料の材料の販売を中心とする業務を世界的に展開し、２０１１年次には年商７００億ドルを稼ぎだしていたＡＤＭ（アーチャー・ダニエルズ・ミッドランド）という会社が、『ＰＢＳニュースアワー』の主要な支援団体として取り上げられ、注目を浴びました。ＰＢＳの経営幹部がドキュメンタリー中の私のコメントを阻止したとき、ＡＤＭのサポートが斟酌されたのではないかと、勘ぐらずにはいられませんでした。私のほうが間違っているかもしれません。判断は読者のみなさんにお任せします。[注19]　いずれにしても、ＰＢＳとの間にあった当時のこの経験は私の心の傷として残り、後にスーザン・デンツァーから『The China Study』についての取材を受けたとき、どうしてもそのことが頭から離れませんでした。

私はこの2回のPBSとの体験を入れたファイルに、「削除から生まれる誤解」と名前を付けました。アメリカの食事ガイドラインについての私のコメントをPBSが編集してしまったとき、その報道の力は弱まりました。そして、当時の私のコメントが、現在の私の意見と比べると、実におとなしいところがまたおかしくもあります。

前記の追記としてT・コリン・キャンベル基金オンラインコースを受講した優秀な友人から最近、PBSとの会話の中で、私の『The China Study』についてのインタビューを『ニュースアワー』に是非にと言って転送されたと聞きました。それにもかかわらず、私はレーラーの番組にゲストとして呼ばれることはありませんでした。

侮れない力と効果的かつ狡猾に作用するメディア

ここまで私が書いてきたメディアについての話には、特にドラマチックなところもありません。『ニューズウィーク誌』やPBSの健康に関する報道に栄養の部分が欠けていることを題材にして、人の心をつかむような映画は作れませんでした。私が書いたストーリーをマット・デイモンが大スクリーンで演じても、誰も見たいと言ってくるとは思えません。一連の出来事の中では誰も嘘をつかず、誰も騙されず、誰も共謀など計画していませんでした。私が知る限りでは、情報操作するためのアタッシュケースいっぱいの口止め料が登場するような、怪しい裏取引はありません。私が知る限りでは、内容をゆがめて報道しているジャーナリストの中に、自分の行動の意味や、自分がどのような圧力に屈しているのかを自覚している人はいません。みんなそれなりに正直な人たちで、ただ放送時間を埋め、オーディエンス（観客）に娯楽と情報を提供し、誹謗・中傷がないように気をつけ、突き詰めれば自分たちの給料を出してくれている人たちの気分を害するようなことをして、仕事がなくならないようにしているだけなのです。これこそが、侮れない力が最も効果的かつ狡猾に作用するしくみなのです。指紋も、傷も、流血も、接触もありません。無害に見える科学的なストーリーが、すべてが疑いのない真実であるかのように報じられているだけです。ところが、そのストーリーから抜け落ちて報道されない部分の代償は、もうお分かりのとおり、計り知れない人の苦しみに他なりません。

第17章 政府のデマ

「唯一の善は知識であり、唯一の悪は無知である」
——ソクラテス

アメリカの連邦政府は、私たちの健康に関して重要な役目を果たしています。健康に関する研究の財源、医薬品や治療法の認可、国立機関や学校の給食制度を対象とする栄養の推奨事項の決定、栄養成分表示に関する規則の制定およびその他数多くのことを担っています。アメリカでは「人民の人民による人民のための政治」が行われることになっています。これを解釈すると、政策によって病気の予防や治療の最も効果的な手段を発見し、その資金を賄い、促進することで、人々の健康を最大化するよう努めるのが政治ということになります。しかし残念ながら、現実はそうではありません。

言いにくいことですが、健康に関する政策や情報にまつわる私の実体験からすると、人々は貧乏くじを引いているとしか思えません。私たちは間違ったほうへ導かれ、悲劇的な結果に向かっています。連邦政府の医療改革に関するデータベースは、著しく的外れです。どうしたら実際に人々が健康になるかを議論するのではなく、誰が医療改革のためのお金を負担するのかを議論している時点で、民主党も共和党も同レベルです。国の栄養政策は客観的な科学よりも利益指向の裕福な企業に迎合しています。健康に関する行政機関は栄養が社会と個人の健康に影響をおよぼすものという認識はまったく持っていません。仮に、人々の健康を危険にさらしながら、製薬業界や医療業界、ジャンクフード業界が潤うように、最大多数の人を誘導することを目的とする健康政策を作ることを、みなさんが誰かに依頼されたとしても、今行われている以上によくできたシステムを作ることはできないでしょう。元牧場経営者で農業関係のロビイストである私の友人、ハワード・ライマンは、こんなことを言っています。

「私たちの政府は、お金で買うことのできる最高の政府だ」

政策を作る人たちは、自分たちが掲げている目標にとって逆効果になるということに気づかないほど、物事が分かっていないのでしょうか？　恐らく気づいていません。あらゆるレベルの政府高官との接触に制約がないのをいいことに、産業はアメとムチをうまく使って、私たちの政府のリダクショニズム（細分主義）びいき、病気びいきの治療政策を作っています。これで産業は裕福になり、それ以外の人は病気になります。

産業はどのようにして政治を買ったのか

大手製薬会社、大手保険会社、大手医療機関は、アメリカの選挙候補者にとって最も大きな貢献者となります。監視団体OpenSecrets.orgによると、２０１１年から２０１２年にかけての選挙周期にアメリカ議会議員へ献金した総額で、医療専門家（医師、看護師、栄養士などの個人の実務者のほか、アメリカ医師会などの大規模な職能団体も含まれます）は第4位でした（約１９００万ドル）。これに続いて保険業界が第6位（約１５００万ドル）、製薬・医療製品業界が第10位（９００万ドル超）でした。[注1]　つまり、健康政策を動かすという点では、これらの業界の人たちにてこの原理が強く働くということになります。支持する政策を掲げる候補者には多額の献金を手配し、力を発揮してくれない候補者を負かすためならば、お金を上積みすることさえできます。振り返れば、2009年のAMA（アメリカ医師会）年次総会で、オバマ大統領は医療保険制度改革の一環として、公的保険のオプションについて公表しています。[注2]

医療制度の効率や効果が上がっても、前述の業界のどれにとって何のメリットもありません。逆に、アメリカ人全員が明日からPBWF食を導入したら、これらの業界にとってはとても困った事態になります。栄養やその他ライフスタイル的な要因を通じてヘルスケアを改善することは「反成長主義」でさえあり、実質的に反米主義となります。とどのつまり、健康的な食事を採用して手術室のお世話にならない人は、GDP（国内総生産）に貢献していないというわけです。チーズバーガーとフライドポテトLサイズとコーラの食事は、お金を払っただけでも経済効果はありますが、心臓病の治療費や大病院の入院費などという話になればなお一層良し、というわけです。

これらの業界には、最高のロビイストを雇う余裕があります。そして、そういう人たちはコネの多さや説得の技術力といった観点から選ばれます。各業界と、その業界を規制することが仕事の行政機関との間には「回転扉」があり、今、このドアはこれまでになく高速で回転しています。

規制当局は、いわゆる科学者に頻繁に職を提供しています。政府の仕事を離れ、関連する民間産業の職に就くことは、政府職員にはよくあることです。ジョンズ・ホプキンズ大学のプレスリリースによると、2009年、エリアス・ザフーニ博士[注3]がNIH（アメリカ国立衛生研究所）のディレクターを退職し、ジョンズ・ホプキンズ大学に迎えられたとのことです。この大学に在職したのはわずか4カ月のことで、すぐにサノフィに、あのフランスの製薬会社に、研究開発部の新責任者として移籍しました。[注4] 彼のキャリアのこの部分は、ＮＩＨのウェブサイトでは都合よく削除されており、これは後に学術界に復帰した前任者たちとは対照的でした。

２００２年から２００９年までＣＤＣ（アメリカ疾病管理予防センター）のトップを務めたジュリー・ガーバーディング博士は、２０１０年、政府の職務を離れた後すぐに、メルク・ワクチンズ社で破格の給料の雇用を見つけました。[注5]この関係はメルク社に大きなメリットとなります。ガーバーディング博士が連邦政府と世界保健機関に持つ人脈と影響力を活用すれば、アメリカ国内だけでなく世界的により多くのワクチンを売ることができます。しかし、転職は、適切性という観点から疑問が生じる危険性もはらんでいます。少なくとも、ガーバーディング博士がＣＤＣ在任中、インフルエンザの予防接種を毎年受けるよう全アメリカ人に勧めたことは、将来の雇用主に彼女が愛されるようになるきっかけとなったことは間違いありません（結局、一度も起きなかったインフルエンザ・パンデミックを毎年予想したガーバーディング博士には「チキン・リトル」というニックネームが付きました）。

私たちにはわかりません。ガーバーディング博士が彼女の将来の雇用主を潤わせるであろうワクチン政策を故意に推進したという証拠はないのです。しかし、自閉症[注6]などの病気をコントロールするための主たる戦略として、ワクチンを使用することに関心を持っている政府高官であれば、自分の任期は短く、下手なことをせずに退官を迎えた暁には民間の仕事が待っていると期待してしまうのも最もです。製薬会社のマーケティング部によって書かれたとも捉えられる健康政策と、業界を喜ばせれば見返りが得られるというインセンティブが根底にあることを考え合わせると、行政機関が本当に私たちの健康を一番に考えてくれているのかどうか、少し自信がなくなってしまいます。

業界側の話をすると、ロビイストはただ握手をしたり、ゴルフの後にお酒をご馳走したりしているわけではありません。人手が不足している法律制定者や行政機関のトップの代わりに法律や規制の法案を書いたり手直ししたりして、むしろ喜ばれています。業界が手厚い見返りを与えるロビイストの仕事は、利益をつぶしてしまい兼ねない文言をすべて削除することです。そして、政治家は自分自身のキャリアを守るために動きます。この事実は、表にこそ出てこないものの、業界団体のロビイストのオフィスが軒を連ねる（ワシントンD.C.のメインストリートのひとつである）Kストリートや議会では誰でも知っていることです。これまでに、私自身、政府の意思決定に関わる上層部の人たちに、数多くお会いしてきました。個人的に話をしていると、私の栄養や健康に関する意見を公共政策に取り入れるべきだと認めてもらえることも多いのですが、選挙で選ばれた役職者が真面目な食事や健康への改革を支持すると、政治制度上、その人が罰せられるということを学びました。企業の利益は選挙資金を供給するだけではありません。企業の利益には、企業の収支決算を脅かす恐れのある動きを何か感じたらただちに政治家生命を終わらせ、法律制定の進行をとん挫させる意思もあれば力もあります。つまり、公益よりもむしろ、最富裕層の利益がさらに大きくなる法律が制定されるということです。

医療制度改革の政治的陰謀

２０１０年代前半、最も白熱した政治的ディベートのひとつが、医療制度改革でした。私たちの医療制度が深刻に壊れているという事実に、疑問の余地はありません。しかし、公的な談話の中から証拠を引っ張ってきてみると、基本的にディベート参加者全員がポイントを外していることに気がつきました。非常にコストのかかる医療制度が壊れているという第一の理由は、私たちが健康にならないからです。そして、政策決定者は健康になることに対する関心もほとんどないようです。あまりにも健康的でないものに、あまりにも多額のお金を払いすぎています。あとは、その核心的な真実を原因とする症状でしかありません。

ここ数年間で、ライターや学者、政治家、企業幹部で構成される仮想軍隊によって、いわゆる「医療問題」を解決するための意見やプログラムの構想が提示されています。民主党は多数いる無保険者の問題を取り上げ、その人たちの負担は余裕のある人たちの間で分担するべきだと主張しています。共和党は、医療の「自由市場」を保護することを求めているのですが、実際この市場は自由とはほど遠い状態であることに気がついていません。両者の意見が一致するところもたまにあるのですが、それは通常、医療の供給をいかに合理化するかという点に限られるようです。

医療についての議論の焦点は、だいたい需要側よりも供給側に寄りがちで、議論が激しくなるのは、医療が高額になる理由についてではなく、誰がお金を負担するかという点です。

異なるグループの間で、支払いの責任をどこに移動させるかという問題について、私たちは永遠に話し続けています。民間部門か公的部門か、あるいは雇用主か被雇用者か。それはまるで、現行の各制度のままで、わが国の大変な医療費がコントロールできるような感じなのですが、2009年の医療費はおよそ2・5兆ドルにのぼります。[注7]財務面に限っての議論や制度では話が狭すぎます。このような政治的陰謀は、多くの広告やメディア報道（あるいは「でたらめ」と言ったほうがよかったでしょうか）により煽られることも多く、政治家やSIG（特別利益団体）にこそ喜ばれることはときどきあれども、私たちはなぜこんなに病気がちで、その病気をどうして治すことができないのか、という重要な疑問に対する答えを見つけるうえでは、ほぼ役に立ちません。

ただ、このような話し合いをして、まったく結論が出ないわけではありません。どのようにしたら健康が改善するかという、本当に重要な疑問から注意を逸らすのに役に立ってしまっています。その質問から導き出されるべき答えは薬や病院ではなく、栄養です。間違った誘導をすることで、私たちの健康と引き換えに、彼らは利益のためにこのシステムを使い続けることができるようになっているのです。

医療費のコントロールを目的としたよく知られている制度のひとつに、1990年代に導入されたHMO（健康維持機構）があります。この制度の導入によって、医療費の上昇は2、3年にわたり若干抑えられましたが、その傾向も結局は長続きしませんでした。医療費は着実な右肩上がりに戻り、新たな安定期はなかったも同然です。

医師団との厳しい交渉と規模の効率化の末に節約して貯まったお金は、本当の問題である私たちの健康の改善への対処にはまったく役立たずでした。病気にかかる人は依然としてあまりに多く、医療業界と製薬業界に頼っても、私たちの健康は一向に良くなりません。コストをコントロールすることは、病気をコントロールすることとイコールの関係にあります。HMOは、いわゆる予防医学のことを話していたのだと思うのですが、非常に表面的な形のため、そのメッセージのインパクトはほぼゼロでした。彼らのお薦めの食事法は、要するに「野菜をもっと食べて、炭酸飲料を飲む量を減らし、脂肪があまり多くない肉を選びなさい」ということに、だいたいまとめられます。喫煙者に向かって、1日4箱から3箱に減らしなさい、と言っているようなものです。正しい方へ向かう一歩であることは間違いないのですが、痛ましく不適切な助言です。「少しでも良いものを食べる」というメッセージは、とても表面的で不適切であったため、どこでも無視されてしまいました。

HMOは、コスト削減の決定打にはなりません。資金繰りが究極に厳しいとき、民間部門の雇用主であれば、医療保険制度を切ったり、人員を削減したり、店舗を閉鎖したりします。あるいは、事業部門や業務を国外に移転するかもしれません。国外であれば、労働者の健康を無視したり、保障を削減したりしても、法律に触れないところがけっこうあります。アメリカの自動車産業の多くが、デトロイトからメキシコへ移動しているのが良い例です。ゼネラルモーターズは、アメリカ国内で生産される新車1台にかかる従業員の医療保険料は、少なくとも1500ドル相当としています。[注8] 最終的に、医療制度というモンスターにすべて食いつぶされ、私たちの経済全体が崩壊してしまうかもしれません。

健康についての間違った情報は連邦政府のご好意

第5章で、私たちの政府がリダクショニズム栄養学の原因をどうやって作っているのかについて、少し検討しました。このとき注目したのが、政府の栄養素データベースとRDI（推奨摂取量）でした。しかし、そのリダクショニズム的な特性は、このストーリーのほんの一部にすぎません。[注9]

食品パッケージに印刷してあるRDIの情報は、連邦政府が国民に対して何を食べるべきで、何を食べるべきでないかを教える、最も力があり、誰の目にも入る永続的な方法を代表するひとつです。第5章でも触れたとおり、RDIはリダクショニズム的栄養学の極みです。だいたいのパッケージに十数種類の栄養素が一覧で表示されていますが、まるで、含まれている栄養素がそれだけであるか、栄養とみなされるものがそれしかないかのような印象を与えます。私の知る限り、アメリカ人はRDIも、グラムで表された1日あたりの量の何%という数値で表示されています。私の知る限り、アメリカ人はメートル法やパーセンテージでの表記に少し疎いようです。

もうお分かりのとおり、栄養はそれほど正確に測定することはできないものです。そして、メーカーは、1食あたりの標準摂取量を調節して、脂肪や砂糖、ナトリウムなど恐ろしい量の数値が含まれている可能性があるにも関わらず、場合によってはそれらの表記上の含有量をゼロにすることだって、お手の物です。つまり、RDIは科学的に見せかけることで、どの食べ物が体に良くて、どれが悪いかという単純な真実から注意を逸らし、見事にアメリカ国民を戸惑わせているのです。

すでに悪いシステムをさらに悪くしている事実があります。それは、アメリカ人の大多数にとって、RDIのほとんどが本来必要な数値よりもずっと高く設定されている点です。ひとつの栄養素についてRDIを決めるとき、一般的にまずは、サンプル集団の個人の体内で何か特定の機能を果たすために、その栄養素が必要となる最低限の量がどれくらいなのかを評価することからはじめます。この量は、1日必要最低量（MDR）と言われるときもあります。例えば、サンプル集団の体内から毎日失われる窒素を補給するには、どれくらいの量のたんぱく質（窒素として測定）が必要になるかを決めるとします。ところが、結果として得られる数字は人口全体のうちのとても小さなサンプルからしか採取されていないため、MDRは大多数の人々（98％といった数字）が必要分を摂取できるように高めに調整されます。このように、かなり高い値がRDIになります。

このため、MDRが総合的な健康を手に入れるために必要のあるものを正確に表したものであるという仮説を受け入れたとしても（これ自体がとても危険な仮説ですが）、ある栄養素をRDIの分量だけ摂取すると、私たちの98％近くは理論上、私たちの必要最低量を超えてしまうということになります。その上、大半の人々は、大部分の医療専門家も含めて、「推奨許容量」のことを「必要最低量」と勘違いしています。この勘違いによって、私たちは必要以上にこれらの栄養素を摂取しようと、がんばってしまうのです。結果、サプリメントや栄養強化食品、ニュートラシューティカルといった栄養成分に基づく製品を販売している会社が潤うのです。

他にもあります。このように広めに解釈されているRDIの数値は、私の経験上、一部の栄養素については長い間、動物性食品の摂取が推奨されるまでに高い値に偏った設定になっています。骨を強くして、骨粗しょう症を予防するために、カルシウムをたくさん摂取する必要があるという神話を聞いたことはないでしょうか？　アメリカでのカルシウムRDI（1200～1300mg／日）は、乳製品をまったく摂取せずカルシウム摂取量も少ない（400～600mg／日）にもかかわらず、骨粗しょう症の発症率が随分と低い国々の摂取量をかなり超えています。[注10]説得力のある証拠は、カルシウム摂取量を減らしたほうがよいという推奨に軍配を上げているのです。しかしもう察しがついていると思いますが、酪農業界はこれらのRDIを作っている委員会に対してとても強い影響力を持ってきた長い歴史があり、その業界が「公平な専門家」（彼ら自身の言葉）に対して、高いカルシウムRDIを受け入れるように迫ってきています。[注11]リボフラビン（ビタミンB2）のRDIも、長い間高く設定されてきた栄養成分ですが、これにはさらなる、しかしながら誤った理解もあり、乳製品にこのビタミンが豊富に含まれるとされてきました。この神話は1950年代にははじまっていました[注12]（実際には、少なくとも一部の植物と比べると、乳製品はリボフラビンが豊富とは言えません）。さらに、コレステロールについての「1日摂取量」は300mg／日と設定されています。コレステロールがこの一覧に含まれているということは、コレステロールが栄養素として必要だということになりますが、コレステロールは必要ありません。私たちの体の中では、私たちが必要とするコレステロールをすべて自分の体で作って賄っているのです。食事由来のダイエタリーコレステロールは、動物性商品からしか入って来ず、さらにずっと健康的なRDIはゼロです。

そして、たんぱく質の壮大なドラマがあります。長い間、政府の寵愛を受けてきた栄養成分です。たんぱく質のRDIはこれまでの数十年間、摂取カロリーの10～11%とされてきましたが、これはすでに十分を超えています（この量は、偶然ではなく、PBWF食で摂取されるたんぱく質の平均量と一致しています）。

さらに、現在のアメリカ人の平均的な水準のたんぱく質摂取量でもある、食事でカロリーの17〜18％をたんぱく質から摂取することは、良い健康習慣であると信じている人が多いのですが、2002年にNAS（アメリカ科学アカデミー）のFNB（食品栄養委員会）は、信用できる証拠を一切出すことなく、たんぱく質の摂取量をカロリーの35％という驚愕の量に増やしても、健康のリスクはないという結論を出しました。[注13] この数字は、長年のRDIの3倍です。この報告が発表された当時、FNBのディレクターは有名な酪農業界のコンサルタントを務めており、また、併設されているUSDA（アメリカ農務省）政策委員会（「フードピラミッド」委員会）メンバーの過半数（11人中6人）を占めていたのも、見えないように巧みに隠されてはいましたが酪農業界とのつながりを持っている人たちでした。この報告書自体、酪農業界から資金が供給されています。この調子でいけば、そう遠くない将来、各家庭のキッチンの水道の蛇口の隣に牛乳の蛇口を取り付けるよう、政府が推奨しはじめるかもしれません。

RDIのガイドラインが業界の利益を優先して作成・解釈される現在のしくみは、恥ずべきものとしか言いようがないのですが、それは、業界に有利な基準とそれを支える資料があまりにも多くの政府要綱の土台になっているからです。これらの公式であるはずの資料が、国家の学校給食制度や病院の食事、女性、幼児、子ども向けの各プログラムの運営をどのようにするかの科学的・政治的な理論的根拠として利用されています。[注14]

私は、NASのために食事、栄養、がんに関する1982年の報告書を書いた専門家パネルの一員だったのですが、私たちの話し合いの中心のひとつが、がんのリスクを下げるための食物脂肪の適切な目標として、既存の証拠に基づき、どの数値を提示すればよいか、という問題だったのを覚えています。科学的根拠は明らかにずっと低い数字を示しているのに、全カロリーの30％（当時の平均は35～37％）程度にしか減らさないことを提案してしまってよいのでしょうか？　議論は証拠がどうこう言う話ではありませんでした。むしろ私たちの心配は、食物脂肪のＲＤＩを、正直に20％（これでもＰＢＷＦ食の2倍の水準）とすることについての政治的な反応でした。そのようなことを書けば、私たちの報告書は30年前に忘却の彼方へ、自然消滅していたでしょう。結局は、ＵＳＤＡからパネルに送り込まれた重要なメンバーを尊重し、値を下げればたんぱく質や動物性食品の消費減少につながる恐れがあるとの説得に私たちが応じる形で、30％より低くしないことにしました。その30％という数字が低脂肪食の定義となり、その後、長年にわたり社会における表示や文言の中に残りつづけることとなります。これはアトキンスダイエットのファンやその他の人たちに、いわゆる低脂肪食は効果がないという論拠にストローマン（藁人形論法）として使われる、誤ったベンチマークを与えてしまいました。この政策の文言の中で証拠の部分を委員会が隠してしまったことは、事実上、動物性食品産業を守ることになりましたが、人間の健康の改善には何もつながりませんでした。

本当の栄養は健康の元になるかもしれないものとして軽んじられ、連邦政府はアメリカの医療制度の命に関わる影響についての真実は見ないふりをし、さらにそれを隠蔽しようとさえします。第1章でもお話ししましたが、公的な機関であるＣＤＣは、アメリカにおける主な死因一覧から、国の医療システムが起こした不幸を都合良く削除していますが、「医師のミス、投薬過誤、薬および手術に起因する有害事象」[注15]が、心臓病とがんのすぐあとにつけ、主な死因の第3位であることは事実です。これらの死亡は医療システムが原因であり、その半数近くが処方薬の副作用に起因するものです。

薬や手術に関連した死亡がＣＤＣの一覧に含まれていない理由については、政府が医療による死亡の数字が間違っていると判断したためだと思われるかもしれないですし、研究者の間違いだったと思われるかもしれません。しかし、この純然たる事実は、権威ある『Journal of the American Medical Association』でまとめられ、報告されたものです。[注16]アメリカ合衆国保健福祉省の医療研究品質庁は1999年に、全米のほぼすべての病院における医療ミスを監視する責任を与えられました。同庁は国内の病院にくまなく通達し、関係する情報を体系的に監査させており、本書の執筆時点で約5年分のデータが蓄積されています。ここまでの傾向を見てみると、統計は正しいだけでなく、「医療ミス」の件数が増えている現状も分かってきています。さらには、防ぎ得る死の合計に関しては、「氷山の一角」にすぎないのかもしれません。例えば、対象を「メディケア制度の全入院患者」に絞った症例群を分析してみると、2000年から2002年にかけて全米で「57万5000件以上の防ぎ得た死が発生」したものと推定されます。[注17]

このより新しい報告書によって、医療ミスがいまだに死亡の「主要な」原因のままであることが確証されています。実際に、この報告書の著者も死者数があまりに多いので、この状態は「エピデミック」（流行）と考えるべきだと認めています。ある政府の報告書ではこの死因がエピデミックと考えられている一方、別の政府のウェブサイトでは主要な死因の中に表示すらされていないというのは、どういうことでしょうか？もちろん、そのようなことを公表すれば病気ビジネスが困るからです。ここでアメリカ政府が何かひとつを気にかけているとすれば、それは医療体制の経済的利益であり、その医療体制こそが、政治家や政党、政治活動委員会に対する献金の大事な出所なのです。

NIHの組織体質

これまでにお話ししたとおり、NIHが栄養の研究に投じるお金は微々たる額で、そのお金も、大半がホールフードではなく、個々のサプリメントの効果について研究するリダクショニズムをサポートするものです。ＮＩＨが一般向けに報道を行うことは多くありませんが、医学研究の方向性に対するその影響力は甚大です。２８０億ドルの年間予算によって、アメリカの生物医学関連の全資金の68～82%が賄われており、これは世界全体で見ても、かなりの額です。資金調達額の観点から二大機関と呼ばれている機関がＮＣＩ（アメリカ国立がん研究所）とアメリカ国立心臓・肺・血液研究所（ＮＨＬＢＩ）で、これはアメリカの二大死因に対応しています。当然ですが、第3の死因に対応する「医療ミス・医薬副作用予防研究所」なるものはありません。そして、先ほども言ったとおり、栄養研究所もありません。

　ＮＩＨは客観的な研究組織と考えられていますが、資金投入の優先順位が絡んでいるところに、もちろん客観性も何もありません。ここで少し、国民の税金がアメリカ議会によってどのように配分されるのかを、簡単に見てみます。ＮＩＨの役人からの証言と予算案を受け取ると、議会はＮＩＨの一般会計にお金を支給します。次にＮＩＨは傘下の各研究所の所長にそのお金を割り当て、それから各所長が各自の機関の様々なプログラム領域に分けます。割り当てのプロセスでは、異なるレベルに応じた機関同士で調達資金を競い合うのが基本なので、力のある議員の利害に対してかなり敏感になりやすくなります。どの機関の所長もどれだけ見識があるかとは無関係に、受け取った資金の最も大きな部分を利益指向型のリダクショニズムの研究にあてなければなりません。そうしなければ、産業ロビイストからの財務的圧力を自らも受けている議員の気分を害してしまいます。私たちの健康関連支出の優先順位をより効率的で人道的な方法に並べ替えるのに役立つであろう、制度分析の研究に使うことのできるお金はあまりありません。そして、ＲＤＩや学校給食制度によって、人々の実際の健康にどのような影響が出ているかなどのつまらない健康政策の社会的影響力についての研究をしようとなると、ほとんどお金は残っていません。

ＮＩＨは、補助金という形でお金を支給します。そのやり方は、まず、資格のある人たちを補助金申請審査委員会に招集し、資金の争奪戦のために提出された多数の計画案について審査をします。ＮＩＨの言う「資格のある」人たちとは、「研究デザインや研究の可能性について評価できる専門家としての資格がある」という単純な意味ではなく、もっと明確で、悪意のある意味です。研究補助金の優先順位について審査をする資格があるとされる人は、過去に実際に合格してＮＩＨから補助金を受けたことのある人のことで、この循環のお陰で、革新的なホーリズム（全体主義）の研究は選択肢の中から常に外れるようになります。

私は、ＮＩＨでも、がん研究に資金提供する民間団体でも、どちらでも補助金審査を担当したことがあります。数年前の出来事ですが、私は二人のＮＣＩ所長に連続で所長セミナーへ呼び出され、がんと栄養のつながりについて、私の見解を発表する機会が与えられました。セミナーには所長のほか、15人ほどの側近が出席していました。当時、この重要なテーマに力が注がれることを期待して、新しい研究補助金審査委員会を「栄養とがん」という名称で立ち上げることを提案していたのですが、それから間もない頃に行われました。ただ、実際にこの新しい委員会は立ち上げられたのですが、2回目の発表は、名称が「代謝病理」にすり替えられていました。つまり、その趣旨が否定されたのです。私は発表の中で、この新しい名前では、栄養と栄養ががんを予防・回復させる力についての研究という目的があいまいになってしまう懸念があることを訴えました。栄養によるがんの予防と回復は、当時、私の研究室で実証されていた現象で、それが人間でも裏付けられたことは『The China Study』で明らかにされています。私は当時の所長、サム・ブローダー氏に、なぜ「栄養」という言葉をタイトルに使うことができないのかを尋ねてみました。しばらく熱い議論が続くと、所長はとうとう切れて、「そんなことを言うのなら、古巣のコーネル大学に戻ればいい！」と言い放ちました。ブローダー氏は、すでに栄養に関する研究には資金を割り当てている、という意見を曲げませんでしたが、明らかに、私たちの言う「栄養」とは定義が違いました。当時のＮＩＨの栄養に関する研究は（これは今でも変わらないことですが）、ＮＣＩの予算総額の2〜3％ほどしかなかったのですが、その大半がサプリメントの臨床試験にあてられていました。議論は2時間も続きましたが（言い争いと言ったほうが適切でしょうか）、何の成果もありませんでした。[注18]

現在、「不治の病」とされている病気の原因や未来の治療の選択肢に関する公式発表に何が含まれ、何が含まれていないかを見れば、ＮＩＨのリダクショニズムのアジェンダがはっきりと見えると思います。ＮＩＨが資金を出した事業の中でも、リダクショニズムの思想を満載しているプロジェクトの最も分かりやすい例を挙げるために、ここで、ＡＦ（アフラトキシン）と肝臓がんの間にあるとされている関連に話を戻します。ＮＩＨのウェブサイトには、この関係性について記載されているページがあります。２０１２年3月にこのページにアクセスしてみたのですが、レン・ストーロフ（ＦＤＡ（アメリカ食品医薬品局）のカビ毒を研究する部門の当時のチーフ）と私がＡＦのヒト発がん物質としての疑いを初めて発表してから、もう40年近くが経ちます。ＮＩＨのページの冒頭には、こうあります。

40年近くにわたり、科学者たちはＮ－Ｈの支援を受けて、肝臓がんが発生する過程における、カビによって生成される毒素であるアフラトキシンの役割についての研究を行ってきました。アフラトキシンに暴露することで起こる遺伝子の変化が発見されたことによって、人間のがんのリスクとアフラトキシンの関係性についての理解は、さらに深まりました。この発見は、がんの予防戦略を開発するうえでも利用されています。

アフラトキシンへの暴露が肝臓がんにつながる可能性を初めて示したのは、Ｎ－Ｈが資金を提供しているマサチューセッツ工科大学の科学者たちでした。彼らの研究では、アフラトキシンのがんを発生させる力は、

変形したDNA、つまりDNA付加体を作る能力によるものだとも示されています。[注19]

リダクショニズムの仮説を思い出してください。「AFはDNAを変形させることでがんを引き起こす」。まるで、この過程が直線的で、何も複雑なところがないかのようであり、何千もある他の反応や相互作用が間に入っていないかのようです。まあ、ここでは少し抑えて、NIHの続きを見てみましょう（この病気の推移を最も支配しているのは栄養の影響力だという事実は、引き続き無視します）。

ジョンズ・ホプキンズ大学の研究者は、（中略）アフラトキシンに暴露された人に肝臓がんが発生するリスクを抑えるクロロフィリンの効果について初めて実験を行った人たちです。クロロフィリンとはクロロフィル（葉緑素）の誘導体で、店頭で販売される健康補助食品（ダイエタリー・サプリメント）や食品着色料として使用されています。中国の啓東で行われたこの実験では、毎回の食事でクロロフィリンを摂取したところ、アフラトキシン関連DNA付加体の尿中レベルが55％減少するという結果が得られました。この研究者たちは、クロロフィリンによってアフラトキシンが消化管からの吸収をブロックされた結果、尿中レベルが下がったと考えています。この結果を見ると、クロロフィリンを摂取すること、あるいはクロロフィリンが豊富な野菜を食べることが、もしかしたら、アフラトキシン暴露が多い地域では、肝臓がんを減らすうえで実用的で、費用対効果の高い方法だと言えるかもしれません。[注20]

研究者たちは、あるバイオマーカーを特定しました。がんの発達に関係があると想定される、測定可能なものです。このケースでは、バイオマーカーはAF関連DNA付加体の尿中のレベルです。そして彼らは、単一の栄養素を特定しました。クロロフィリンです。クロロフィリンが、リダクショニズム的に分かりやすいしくみで、ＡＦが消化管から吸収されるのを、阻止することができると突き止めたのです。

このＮＩＨの文章には、かなり信じられない事実が2つあるのですが、お気づきでしょうか？　1つ目は、緑色野菜に言及したものの、とてもぞんざいな表現でした。つまり、「実用的で費用対効果が高い」のはあくまでもクロロフィリンであり、ホウレンソウやブロッコリーやケールではないようです。ＮＩＨも落ちぶれたものです。がん予防のために緑色野菜をもっと食べることを推しながら、潜在的な錠剤の売上も落ちないように気を遣っています。

2つ目は、このメカニズムの説明が、ＡＦ関連ＤＮＡ付加体の尿中レベルとがんの発生の間には相関性があるという、ネット上でさえも認められていない、まったく根拠のない仮説の上に成り立っているという事実です。真実かもしれないのですが、まだまったく確かめられている話ではないのです。尿中の付加体の数量に基づいてがんを定量化することは、寝室のゴミ箱の中に捨てられている包み紙の枚数を数えて、子どもがハロウィンでチョコレートを何個食べたかを調べるのと、同じレベルのことなのです。

あとは、この記事の結論は推して図るべしです。ＡＦに暴露された後、肝臓がんになる人もいれば、ならない人もいるのはなぜか？　これを説明することができるかもしれない、遺伝子の発見です。

肝臓がんの遺伝的要因を突き止める取り組みの中で、ジョンズ・ホプキンズ大学のチームは、後にがんと診断された人々の血清から、p53として知られるがんの決定遺伝子における変異を発見しています。この発見はいずれ、感受性の高い人における肝臓がんの発見、予防、治療の新たな戦略に結びつくかもしれません。[注21]

まとめると、私たちの政府からの資金で運営されている私たちの医学研究施設は、肝臓がんとはまったく関係のないことが分かっている発がん物質が、消化管から吸収されるのを抑えるための薬を服用することを推奨し、さらに、高額な遺伝子治療の研究にもっとお金をつぎ込めばこの不良な体からいずれ救われるという約束をすることで、肝臓がんという災難に応じています。栄養については何も書かれていません。ただし、より簡単に手に入る栄養素を運んでくるサプリメントとして考えられるのなら、話は別ですが。

私は、先ほどの記事の最後に出ていた、ジョンズ・ホプキンズ大学のチームの指揮を執っていた研究者としばらくの間、一緒に働いていました。彼は化学者としてのバックグラウンドを持ち、化学者の大半がそうであるように、リダクショニズム精神の持ち主でした。彼の肝臓がんの原因についての探求の旅は、発がん物質AFが人の肝臓がんの一番の原因であるという、強い偏見を持ってはじまりました（思い出していただけるかと思いますが、私もキャリアの初期の頃、同じく正しいと思っていた時期がありました）。そのため、彼は食品を汚染している可能性のあるAFの監視に没頭しました。そのために、繰り返し繰り返し、食べ物の分析をしました。さらに、彼が同僚とともに立ち上げようとしていた、この作業を専門に行う会社が儲かりそうだったことについても、かなり機嫌を良くしていました。他にも、別のジョンズ・ホプキンズ大学の同僚と一緒に、NIHから資金を調達して、このNIHのウェブサイトでも言及があった、クロロフィリンとその関連製剤が肝臓がん予防につながる可能性についての評価を行う、臨床試験のプロジェクトも中国で立ち上げていました。

彼が私の研究グループと協力するようになったのは、この頃だったと思います。私たちは、肝臓がんとAFとの関係を探るプロジェクトを進めていました。当時、彼の研究室が行っていた、AFへの暴露を推定する指標として尿中のAF関連DNA付加体を分析する方法は、当時知られている方法の中で最も良いと私に思っていて、彼と協力関係になったお陰で、尿中のAF関連DNA付加体と肝臓がん死亡率とのつながりの可能性についても、より質の高い評価を行うことができるようになりました。ただ、残念ながら彼としては何の関係にも興味がなかったのでした（ビジネスとしてであれ、何であれ）。AFへの暴露を3つの異なる方法で証明したほか、他のどの研究を合わせたとしても、AFと人の肝臓がんに関してはここまで幅広く調査できているものがないにもかかわらず、[注22]私たちの研究結果について共著することを、彼は拒んだのでした。さらに、中国農村地方の人々にクロロフィリンを投与した彼の介入プロジェクトは、NIHの資金を8年も貰いながら、結果が出ないまま、確か打ち切りとなったはずです。

しかし、このような事実はNIHのウェブサイトには掲載されておらず、これを掲載しないがために、様々な儲け主義のビジネスがあたり前になる道が開かれ、むしろそれが良しとされる事態に至っています。そのうちのひとつが、意味のないAFの量を分析する化学分析（ジョンズ・ホプキンズ大学のあの研究者が立ち上げようとしていた会社が提案した事業）であり、その他にもこの類の例は多数あります。

これがリダクショニズム（そして、国民の税金）の作用の実態です。NIHのアプローチは、がんを予防するどころか、実際には、本当の健康から身を守るための心理的予防接種のような作用があります。つまり、「食事を変える必要はない。変えたければ変えればいいけれど、錠剤を飲んだほうがずっと簡単で安上がり。そして、肝臓がんについても心配なし。肝臓がんの遺伝子を突き止めたので、問題はもう解決されたも同然。あと数年もあれば、治療法が見つかっているだろう」というわけです。心強い言葉ですが、深刻な結末が待っています。

以上が、本章で見てきた政治的策略と財務的圧力すべての結末です。真実ではなく、大手製薬会社、サプリメントメーカー、病院、医師、加工食品や工場式生産による肉や乳製品の供給者の儲けの計画によって形づくられた現実の形です。これらの力がそこまで強く、私たちの最大の利益を追求するはずの強力な行政機関の決定を動かしてしまうのであれば、健康になるための政府のガイダンスをどうやって信じればいいのでしょうか？

第18章　無私無欲の皮をかぶった組織の実態

「真実の追求が政治的アドボカシーと混同されるとき、知識の追求はただの権力の追求になりさがる」
――オールストン・チェイス

読者のみなさんも、健康の分野で「善い人たち」のリストを作るとすれば、間違いなく上位には、病気を克復して、良い健康習慣についての教えを広める、無私無欲の協会のような団体を挙げることと思います。もちろん、ここで言う協会とは、深刻な病気の治療に使われるお金を集めたり、意識を高めたりするために活動をしているACS（アメリカがん協会）やMS協会（アメリカ多発性硬化症協会）などの患者支援団体や資金集め団体、それから、教育やネットワーク、リーダー研修の機会を、自分の専門職における能力を可能な限り向上させたいと考えている学会員に提供するASN（アメリカ栄養学会）やAND（アメリカ栄養士学会）などの専門組織のことです。しかし、彼らの募金やPR活動、賞の授与や資金集め活動は、自分たちが埋め込まれているシステムを、ただ強化するだけです。リダクショニズム（細分主義）の研究を賞賛し、栄養を無視しているシステムです。

残念ながら、これらの組織を見てみると、患者を代弁したり、科学の真実を共有したりというよりは、むしろ製薬会社や食品業界のサクラになっていると思われる組織があまりにも多くあります。そして、これらのオオカミは無私無欲の奉仕というヒツジの皮をかぶっていて、私たちの目を巧妙に欺いています。

ACSやMS協会などの患者支援団体は、表向きは特定の病気を根絶させることを目的とする存在です。MS協会のウェブサイトを見ると、「最前線の研究に資金援助し、アドボカシー（活動や運動）を通じて変化を起こし、専門教育を提供し、MS患者やその家族が前向きに生きていく支援となるプログラムやサービスを提供することで、MS（多発性硬化症）を患う人たちを支援する」[注1]団体だそうです。「MS」を「がん」や「糖尿病」「心臓」と入れ替え、あるいは好きな病気や体の部位を入れれば、言ってしまえば、それぞれの支援団体の綱領ができます。医師の専門組織の場合も目的はどこでもだいたい同じです。主な違いは、特定の病気やその専門医療分野で扱われる病気ではなく、特定の医療分野への関心なのです。例えば、ANDは「研究、教育、アドボカシーを通じて、国民の健康の改善と、栄養士の職業の推進に取り組んでいる」[注2]そうです。どちらのタイプの組織も、処置や治療と同じくらい、力や影響に関心を持っています。大半の病気に関する協会の目標は、それぞれの病気に関する国の政策の方向性を決める「公式の」機関としての地位を確立することで、専門職組織は、各専門の会員になるための基準やクライテリア（規範）を定める権限を求めます。

これらの組織は、社会の人々を不正や不適格性から守る門番としての役割をとても重視していますが、この門番が、革新的なアプローチや新鮮なパラダイム（枠組み）をいとも簡単に消してしまうことができるのです。皮肉な目で見ると、これらの組織は世界観を変えることに挑む人たちを潰し、自分たちの権力を維持するために独占したいだけかのように見えてきます。病気の協会や専門組織にとって最も重要な点は、誰が正統なお医者様で、誰がヤブ医者かを仮定することです。この仮定は、現状で優勢な考え方、そして、その組織の中で優勢な考え方と相反する治療プロトコールや研究アジェンダを掲げる挑戦者が出現するまで、ロにされないのが一般的です。現状優勢を誇っているその考え方は、私たちの医療制度の中ではどこでも同じですが、リダクショニズムのパラダイムです。結果的に、多くの善意ある人々の真摯な努力とは裏腹に、これらの組織は、実は自らのPRや資金集めの場で取り扱っている病気そのものの処置や治療の邪魔をしているのです。

非営利団体を支える製薬産業と医療産業

健全なシステムでは、このような組織は、特に非営利団体では独立しており、お世話になるのは会員と、その会員が奉仕する患者だけです。ところが、これらの組織を実際に支える主な資金源は、ここまでのいくつかの章で見てきたとおり、製薬産業と医療産業です。

これらの組織の利権産業に対する依存体質には、いくつかの形があります。大半の組織は、企業の寄付金によって賄われており、資金を提供してくれたこれらの企業の利益となるように方針やメッセージを曲げることは、どうしても避けられません。多くは、潤沢な資金を持つ企業と手を組んで、非営利団体では実現できないイベントや取り組みに協賛してもらっています。この場合も、産業と政府のときと同じように、非営利団体の役員や研究者が活動を産業の認める基調に合わせればさらなる報奨金が得られるという、「回転扉」が存在します。好意的に動いてくれた協力者に対してはその産業が、彼らが非営利団体での任期を終えたあとに、ロビイスト、あるいは「キーオピニオンリーダー」（KOL）としても知られる「ソートリーダー（thought leaders）」として雇うかもしれません。「キーオピニオンリーダー」は同業者に影響を与える大きな力を持つことが証明されている有名な医師や医学研究者です。

ここでもう少し詳しく、これらの非営利団体のいくつかについて見ていきます。私もかなり馴染みのある病気に関する協会2つと専門組織2つです。

アメリカがん協会（ACS）

ACSは、世界規模でがんの根絶を目指しています。研究への資金提供、患者教育の支援、人々の活動の刺激、「Cワード」（訳注：英語でCancer、つまり「がん」を婉曲的に表現するときに〝C word〟と表現する）を口にしてはいけないというタブーの打破を主な活動とし、これらすべては、がん患者やその家族にとって、非常に意義のあることです。タバコ会社を相手にしたACSの勇気あるキャンペーンによって、アメリカにおける喫煙率は現在大幅に低下しており、見事に喫煙は社会悪だとする世論作りに成功する結果となりました。ACSの活動を非難する人は、どこの誰ですか？　もしACSに反対の声をあげれば、がん撲滅に反対しているも同然として、人々は反応するでしょう。ところがACSは、この国のがんの発生率を下げる大きな障害のひとつとなっています。2011年に出版された『National Cancer Institute and American Cancer Society: Criminal Indifference to Cancer Prevention and Conflicts of Interest』[注3]（国立がん研究所とアメリカがん協会：がんの予防と利害の対立に対する無関心の犯罪）の著者、サミュエル・エプスタイン氏が「世界で最も裕福な非営利団体」と呼ぶACSは、毎年巨額のお金をがんのスクリーニングや医学研究へ誘導していますが、食事についての研究や啓発に対してはほぼゼロです。エプスタイン氏の著書では、ACSはがんの栄養学的な原因は無視して、環境的な原因にばかり焦点をあてており、ACSのダブルスタンダードと利害の対立を暴露しています。この本は、ACSの呪文にまだかかっている人々にとっての必読書となっています。

仮にあなたが、がんの根絶に取り組む裕福で力のある組織を任されたとしたら、その組織の方針として、がんに関してどのような研究を求めますか？　私であれば、まずはこの病気の生物学的に複雑な性質を理解することを狙った研究プログラムを実施し、その次に健康を回復するための自然の道具を活用することを考えると思います。私ならば、幅広く様々な種類の研究が行われることを願います。リダクショニズムもホーリズム（全体主義）も、機構論的も動的も、緩和的も治癒的も、対症的も予防的も、あらゆる種類の研究を歓迎します（研究や介入は、多様性が増せば増すほど、新しい事実が見つかりやすくなります。それこそ、本当のブレイクスルーに遭遇するチャンスです）。そして、与えられた資金の大半を、がんの予防と治療における栄養の役割について私たちが持っている知識を人々に伝えるために使うと思います。うってかわってACSは、がん細胞を選択的に殺す化学物質を使うという、単純な解決策を探しています。これは、健康を回復・維持するための自然の手段を無視する人工的なアプローチです。このような手段をとっているACSは、アストラゼネカやアムジェンなど、一般企業の広報部と何ら変わるところがありません。アストラゼネカは、ACSの乳がん啓発キャンペーンに資金を提供している製薬会社ですが、もちろん、いくつかの乳がん用抗がん剤を製造・販売しています。アムジェンはバイオテクノロジーの会社で、CEOを務めるゴードン・バインダー氏はACSの役員を務めていました。これらの2社のほかにも次の各企業が、ACSの協力企業名簿の「エクスカリバードナー」の下に名を連ねています。つまり、年間献金額が10万ドルを超える企業です。その企業とは、ブリストル・マイヤーズ スクイブ、グラクソ・スミスクライン、メルク、ノバルティスの製薬大手、そしてバイオテクノロジーのジェネンテックです。[注4]

ひとつだけの例外であるACSが数十年にわたり取り組み、成功を収めた喫煙撲滅運動を除いては、研究とアドボカシーにあてられるACSの資金供給先は、「予防的スクリーニング」（病状は後期に入っているのに、その診断を予防と呼ぶようになったのはいつからなのでしょうか？）とがん発達の分子レベルのメカニズム研究に尽きます。その結果、最新の有害でしかない医薬や遺伝子操作に手を貸すことになっているかも知れません。

マンモグラフィは、乳がんのスクリーニングの中で最も一般的で利益の出る形態のものですが、ACSの実践と考え方の柱のひとつです。エプスタイン氏は、過去のACS会長のうち5人が放射線科医で、また、マンモグラフィ用フィルムを製造するデュポンがACSの乳房健康啓発プログラムに多額の資金提供をしていることを指摘しています。乳がん意識向上月間は、ACSの企業スポンサーが後援する「全国マンモグラフィの日」で最高潮を迎えます。ACSはマンモグラフィ検査を強く奨励するだけでなく、乳がんスクリーニングに関する政府ガイドラインによってスポンサーの懐が脅かされるときには、そのガイドラインを無視します。2009年に、50歳未満の女性の場合、年1回のマンモグラフィ検査は潜在的なメリットよりもリスクのほうが大きいことをアメリカ予防医療専門委員会が突き止めたため、その年齢に該当する人は2年に1回の定期スクリーニングを推奨することとしました。[注5] 放射線業界に借りのあるACSは、いまだに40歳以上の女性に対して、1年に1回のマンモグラフィ検査を推奨しています。

ACSが資金提供を受けているのは、製薬会社と保険会社だけではありません。ジャンクフード業界も気前良く、精力的に貢献しています。ACSの「エクスカリバードナー」の名簿には、ウェンディーズ、マクドナルド、ユニリーバ・ベストフーズ（数百の食品ブランドのメーカー。傘下にはマーガリンのラーマ、オリーブオイルのベルトーリ、マヨネーズのヘルマン、乾燥スープのクノール、アイスクリームのベン&ジェリーズなど多数）、コカ・コーラなどが名を連ねています。しかも、まったく驚くことではありませんが、

ACSは食事に関連する企業には、強硬姿勢を示していません。ACSの食事の推奨（ACSのウェブサイトの奥深くに、索引がいくつか埋もれています[注6]）はあいまいで、スポンサー企業の収益を脅かすことはありません。以下は、現在掲載されている推奨される食事の例です。

・食品のラベルをよく読み、盛り付けのサイズやカロリーについて良く知ること
・高カロリーの食品を食べるときには、食べる分量を少なくすること
・ソフトドリンク、スポーツドリンク、低果汁飲料など、砂糖の入っている飲料の摂取を抑えること
・菓子パン、飴、砂糖入りシリアル、その他糖分の多い食品など、精製炭水化物の食品は摂取を抑えること
・赤肉（牛肉、豚肉、羊肉）よりは、魚、鶏肉、豆類を選ぶこと
・赤肉を食べる場合、脂身の少ない部位を選び、食べる分量を減らすこと

以上の推奨は、精肉業界やジャンクフード業界に対して、実質的に何の経済的リスクも与えません。特定の食品の摂取を抑える（避けるのではない）というACSの推奨は、薬物依存症の人に「コカインの摂取を制限すること」を推奨しているのと同じことです。この推奨事項を読む誰にも影響を与えないように深刻にせず、しかも、誰の健康にも重大な変化が表れるほど強くはなく書かれています（この組織は、創設者のフレデリック・ホフマン氏が、がんの発生の鍵となる要因として栄養の研究を提唱した100年前の創設当時とは、どれだけずれてしまったことでしょう。創設から3年後に、ホフマン氏は理事会から外され、1922年にニューヨーク州のモホンク湖で開催された第1回年次総会で解任されました）。

もしかしたら、先ほどのACSのなまぬるい推奨事項の中に、「乳製品の摂取を抑える」という項目を私

がなぜ入れなかったのか、不思議に思っている人がいるかもしれません。なぜならそういう項目がないからです。これだけの証拠が挙がっているのに、ACSは牛乳やチーズ、その他あらゆる種類の乳製品の摂取を避けたり、抑えたりすることについては、推奨の中で触れていないのです。実は、『2008年1~2月期全米酪農会議要旨』によると、男性の場合も女性の場合も、大腸がんのリスクを減らすために、「主に低脂肪または脂肪ゼロの乳製品などの食材を通じて」[注7]カルシウムの摂取量を増やすことがACSによって推奨されています。

ACSは、がんの治療と予防に関して、外科手術、抗がん剤、放射線治療でのアプローチを促進するだけでは満足しません。がんの療法、処置、予防に関して「代替的」な手法を奨励する人に対する悪意ある攻撃には、積極的に資金提供をします。ACSの下部組織である、がん管理の代替手法および補完手法に関する小委員会(もともとは「偽医療委員会」と呼ばれていた委員会ですが、今でも忠実な管理者や支持者の間ではこう呼ばれています)[注8]は、自然で、特許性のない、非医学的ながん治療へのアプローチを採用している治療家に対しては資金を提供しておらず、実は要注意人物としてブラックリストに入れているのです(念のため、PBWF食が「偽医療」に該当するのかどうか疑問に思っている人のために、ACSの「避けるべき治療法のヒント」に挙げられている2つの確認点をご紹介しておきます。それは、『その治療法は、利点があって副作用がないと主張していませんか?』と『勧めている人は、医学や科学の業界を攻撃していませんか?』です。見事に当てはまっていますが、それは考えすぎです)。

私自身、私個人や私の研究に対する中傷合戦を通して、このACSの敵意を個人的に経験したことがあります。1980年代に入った頃、彼らの情報アンテナの中のほぼどこを見ても、食事や栄養の話題は捉えられていませんでした。私が共著した食事と栄養とがんに関する1982年の報告書をNAS(アメリカ科学アカデミー）が出したときにようやく、栄養の影響についてしぶしぶ認めたという程度でした。それとほぼ同じ頃、ある民間の資金調達団体が新しいがん研究学会を立ち上げ、それがＡＩＣＲ（アメリカがん研究協会）でした。私はそこで、１回目は１９８６年まで、２回目は１９９０年から１９９７年まで、シニアサイエンスアドバイザーを務めました。ＡＩＣＲの唯一の使命は、がんになりやすい食事の原因について強く訴えることでした。そもそも私がうぶだったのですが、がんの根絶に取り組んでいる学会であれば、その病気の進行を遅らせたり、逆転させたりする確証が出ている研究や政策ならばどのような類のものでも歓迎するものと思い込んでいたのです。ただ、それは私の思い違いでした。実はＡＣＳは、ＡＩＣＲをひどく敵視していたのです。ＡＣＳの会長が全米のＡＣＳ地方事務局に送信したＡＩＣＲに関するメモの中で、私に対しても個人的な中傷が向けられていて、驚きました。そして、このメモの存在を全米酪農会議がメディアに漏らし、人生相談欄担当コラムニストのアン・ランダーズまでもが言及したのです。

それから数年後、ＡＩＣＲの地位がめでたく確立すると（ＡＣＳがようやく存在を認めました）、がんコントロールにおける栄養の役割に着目した研究補助金計画の審査を行うために、私は新たに組織された専門家委員会の６人いる常任メンバーのうちの１人として、ＡＣＳから招集されました（「常任」という意味は、ＡＩＣＲの立ち上げ時に認められていた私の役割から判断すると、私が好きなだけいつまでもその役職に就くことが認められていたということになります）。ＡＣＳも、ずいぶんと清々しい心変わりをしたものだと思いました。食事と栄養ががんと関係していることに、改めて、心からの関心を持ったのだと信じました。私はこの職責を数年間果たしましたが、その後、個人的な仕事量があまりにも増えてしまったため、辞任せざるを得ませんでした。当時はうまく表現することができませんでしたが、彼らのリダクショニズム的な研究への集中に、だんだん失望してきていたのです。

それから数年があっという間にすぎ、運営陣の一部が刷新され、再び心変わりをしたACSは反栄養学のルーツに戻り、2003年にアトランタ（本部所在地）で開催された「キャトル・バロンズ・ボール」という、大牧場主たちを集めたダンスパーティーを後援し、これを毎年恒例の資金調達活動のひとつとしたようでした。動物性たんぱく質の摂取とがんとのつながりが分かっていたので、私はその動きについて質問をしてみました。すると、当時のACS会長から回答が届いたのです。その会長の言い分では、このパーティーは「牛肉」を取り上げているわけではなく、「当学会の牛肉業界との関係性や提携、または業界に対する利益は一切ないイベントであり、また、当学会による牛肉業界の承認を表現するイベントでもない」ということで、単に「楽しむ」ためのイベントなのだそうです。

専門性を狭めた表現によるこの説明を、問題なく受け入れる人も中にはいると思います。イベントに参加している人たちに、牛肉の消費量を増やすように勧めていたわけではありません。それでも、ACSの広報に関するがんという専門性を考えると（それがACSの仕事です）、私には彼らがその方針を守ったとは、とても思えません。彼らはタバコメーカーが絡む「マルボロマン・マラソン」のイベントを通してがん研究の資金集めをしたことなど、一度もありません。

ACSは、そのような関係から生じる恐れのある悪い評判を避けるために、牛肉業界と公式に連携することを回避したのかもしれませんが、もし植物ベースの食事など提唱しようものなら、大牧場主の銀行口座という、大きな資金源を失っていたことと思われます。ACSは化学物質によるがん治療を大々的に支持しており、動物性食品が含まれない栄養学は、そのようなプランになじみません。大牧場主と一緒の居心地の良さがある限り、がんの発生や治療において栄養が果たす役割についての真剣な研究は、このアメリカらしい組織にとって、決して優先事項にはならないものなのです。

アメリカ多発性硬化症協会（ＭＳ協会）

ＭＳ協会は、その公平性と、掲げている健康増進への願いが、企業の資金提供と、融通のきかない反証拠主義的なスタンスの組み合わせによって裏切られている、病気の支援団体のもうひとつの例です。

ＡＣＳと同じく、ＭＳ協会も食品業界と製薬業界からのまとまった寄付金に頼っています。製薬会社からの直接の寄付金は、２０１１年の年間総収入１億６５００万ドル[注9]のうちのわずか４％、その他の企業から残りの数千万ドルの寄付が集まるわけですが、製薬会社は、ＭＳ協会の資金集め活動の大半を担うイベントに深く関わっています。ウォーキングやジョギング、サイクリングなどの数多くのイベントが、その大義に貢献していることを信じる善き人々によって開催されています。ＭＳ協会サイクリングプロジェクトのウェブサイトの大広告主には、栄養補助のバーやシェイク、粉末（この〝栄養〟自体は健康には悪くないけれども、スクラロース、加水分解コラーゲン、ソルビトール、マルチトール粉末、パーム核油などの加工食材が練り込まれた恐ろしいものです）のメーカーであるピュアプロテイン社や、製薬大手のノバルティス（ＭＳ治療薬のジレニアを製造・販売）の名前が挙がっています。

ＭＳ協会のウェブサイトのあちこちをランダムにつついていると、病気の治療ではなく、発症に関わっている可能性のある加工食品を販売して利益を上げている企業に対する財務的な依存が、どうしても目につきます。地元のノースカロライナ州にあるＭＳ協会の支部は、ゴールデン・コーラルという飲食チェーンがスポンサーになっています。サラ・リー社は、２０１１年に「サマー・バン・プログラム」を通じて11万１０００ドルを集めました。サラ・リーの親会社であるビンボー・ベーカリーズＵＳＡ（私がふざけて作った名前ではありません）は、2012年夏に全米のスーパーマーケットでプロモーションを展開し、傘下の他のパン・焼き菓子ブランド（ストローマン、フライホーファーズ、アーノルド）のジャンクフードの売上を通じて、MS協会の資金集めを行いました。

MS協会は、主催する「MSに立ち向かう女性の昼食会」（Women Against MS Luncheon）に協賛する企業のメリットとして、「試供品の配布」「ブランドの露出」「メディアへの露出」などを含む「目に見えるマーケティング上のメリット」を明記しています。[注10] 一方で、明記されていないこともあります（それでも、はっきりと分かっていることです）。それは、自分の会社のブランドをMS協会の名前と結びつけるということは、消費者の目には、そのブランドの製品がMSとの「闘い」の手助けとなるか、最低限、MSの問題自体にはまったく関係ないと映るという点です。これは、これらすべての加工食品のスポンサー会社には都合の良いことです。

高レベルでの牛乳の消費がMSの有病率の高さに関係しているという、印象的な証拠があります。いくつかの長期的な研究が行われたところ、野菜中心の食事をとったMS患者は、死亡率が大幅に低下したことが分かっています（野菜中心の患者の死亡率は5%だったのに対して、不健康な食事を取っていた患者は80%）。[注11] ところが、MS協会のウェブサイトでは、この病気の予防や改善における栄養の役割については、ほとんど触れられていません。協会から出されている、栄養についての一般的なアドバイスの要約がこれです。

MSおよびその他すべての慢性疾患を抱える人にとって、全般的に良好な健康状態を維持することがとても重要です。バランスの良い、しっかりと計画された食事を取ることが、この狙いの達成に役立ちます。MSの専門家は、一般の人々に対して推奨する食事と同じく、MSを抱える人々も低脂肪、高食物繊維の食

事を守るように推奨しています。[注1]

より詳しい文書では、ＭＳ協会は食事の中に低脂肪乳製品（カルシウム摂取のため）と赤身肉（たんぱく質摂取のため）をもっと多く取り入れるように推奨しています。これと一緒に、果物と野菜を食べるようにと、お決まりの口先だけのメッセージも添えられています。乳製品の摂取とＭＳの実証された関係には目もくれず、食事がＭＳの生存率に大きく影響することが示されていることについても一言も触れられていません。簡単に言うと、ＭＳ協会はＭＳの原因をごまかすと同時に、ジャンクフード業界スポンサーの責任を回避しながら、スポンサーである製薬業界の製品や研究の取り組みを、この重い病気を克服するうえで私たちに残された、最善かつ唯一の望みとして宣伝しているだけのことです。

アメリカ栄養士学会（ＡＮＤ）

ＡＣＳやＭＳ協会とは違い、アメリカ栄養士学会（英名：Academy of Nutrition and Dietetics：ＡＮＤ、2012年まではAmerican Dietetic Association）は、疾病ではなく、その会員に重点を置いている団体です。その存在意義は、会員となっている栄養士に役立つことです。栄養士とは、病院や学校、診療所、デイケア施設、行政機関、そして一般の人々に対して、健康的な食事とはどんなものかをアドバイスする人たちのことを指します。そのため、国民の栄養についての考え方にかなり大きな影響力を持ちます。残念ながら、どんな栄養に関する重要な情報があっても、ＡＮＤによって間違った情報を与えられる栄養士や一般の人々の手元に届くころには、ＡＮＤの推奨事項はジャンクフード業界のスポンサーの経済的利益に合わせて調整されてしまっています。

ANDの運転資金の多くは、会員向けサービスで得られる会員料金（出版物、資格認定、継続教育、年次会議の割引参加費など）と、課税控除対象の寄付金で賄われていますが、営利目的の民間企業からも寄付金を募ります。ANDの2011年度年次報告書[注13]を見ると、大口の「パートナー」の欄にはアラマーク、コカ・コーラ カンパニー、ハーシー健康・栄養センターのほか、全米酪農会議の名前も見られます。「プレミア」スポンサーはアボット・ニュートリション、コロワイズ（カーギルのサプリメント製造部門）、ゼネラル・ミルズ、ケロッグ、マース、マクニール・ニュートリショナルズ、ペプシコ、ソイジョイ、トゥルービア（カーギルとコカ・コーラによって製造された甘味料の販売）、ユニリーバです。全米肉牛生産者・牛肉協会と全米酪農会議は、マース、ペプシコ、コカ・コーラなどの多数のジャンクフードメーカーとともに、ANDに対してそれぞれ10000ドル以上の寄付をしたということで、そのサポートに特に感謝するとの言葉が述べられていました。

私は、ベジタリアンの栄養に関心を持つ組織内の専門団体の要請を受けて、とても大規模なANDの全国会議で3度講演をさせていただいたことがあります。前回のシカゴの会議では、登録書類の入っていた袋の表にADA（アメリカ糖尿病学会）パートナー企業群の名前が非常に目立つように印刷されていました。まさに、食品と医薬の利権の本当の悪党どものギャラリーです。清涼飲料水や乳製品を全国の学校給食プログラム向けに提供しているグループ（食品業界のスポンサー各社）もあれば、これらのプログラムが原因となっている疾患に効く薬を売っているグループ（製薬系のスポンサー）もあるというように、パートナーはうまい具合に混合されており、アジェンダも相乗効果の高いものでした。

ANDについて特に矛盾していると思った点は、栄養教育の首を絞めるようなその影響です。ANDは短大や大学の管理栄養士の学位を取得するために必要となるコース内容のほか、それぞれの州が公認管理栄養士に免許を与える際の基準に関して、監督権を持っています。ANDはさらに、栄養士登録委員会（CDR）を通じて、全国のその他の栄養士の訓練と免許を与えることについても監督責任を負っています。「公認」のステータスを維持できるのは、義務付けられているANDの職能開発ポートフォリオ再認定制度に加入している看護師と栄養士だけで、また、CDRがこの継続教育の委託先を決定するので、これは医療の現場で働き、医療保険の給付対象となることを希望する人にとっては極めて重要なことです。

私の友人で同僚でもあるパメラ・ポッパー博士は、ANDの悪意あるアンチ表現の自由の行為を直接体験したひとりです。その酷い内容は、本人の価値ある著書『Solving America's Healthcare Crisis』（アメリカの医療危機問題の解決）の中で語られています。1993年、彼女は出身地のオハイオ州で、プラントベースの栄養学についての講義を行う会社を立ち上げました。これがオハイオ州栄養士会の逆鱗に触れます。栄養士会は彼女の取り調べを行い、他に栄養学を教えていた「無免許栄養士」の名前を挙げさせるために彼女を召喚して、全員の取り調べを行い、実際に訴えて懲役刑を与えると脅かしました。このとき、栄養士会のコンプライアンスを担当していたベス・シャファー氏が、ポッパーに言ったことがあります。食品や栄養の話をするとき、オハイオ州にはアメリカ合衆国憲法修正第1条の表現の自由はないのだそうです[注14]。

ポッパーは、同じく栄養士業界のいじめを受けていた大半の人たちとは違い、反撃しました。彼女は自腹で大枚をはたいて州で最高の弁護士陣を雇い、結果的には自分の事業の合法性をオハイオ州に認めさせることに成功しました。後日、彼女は私に当時のオハイオ州栄養士会の事務局長で、現AND免許審査室室長のケイ・マフコー氏から受け取ったスライドプレゼンテーションをメールで見せてくれました。その内容は、現地の栄養士たちに対して、州の免許交付委員会に競合相手を「届け出る」よう促し、指示するものでした[注15]。

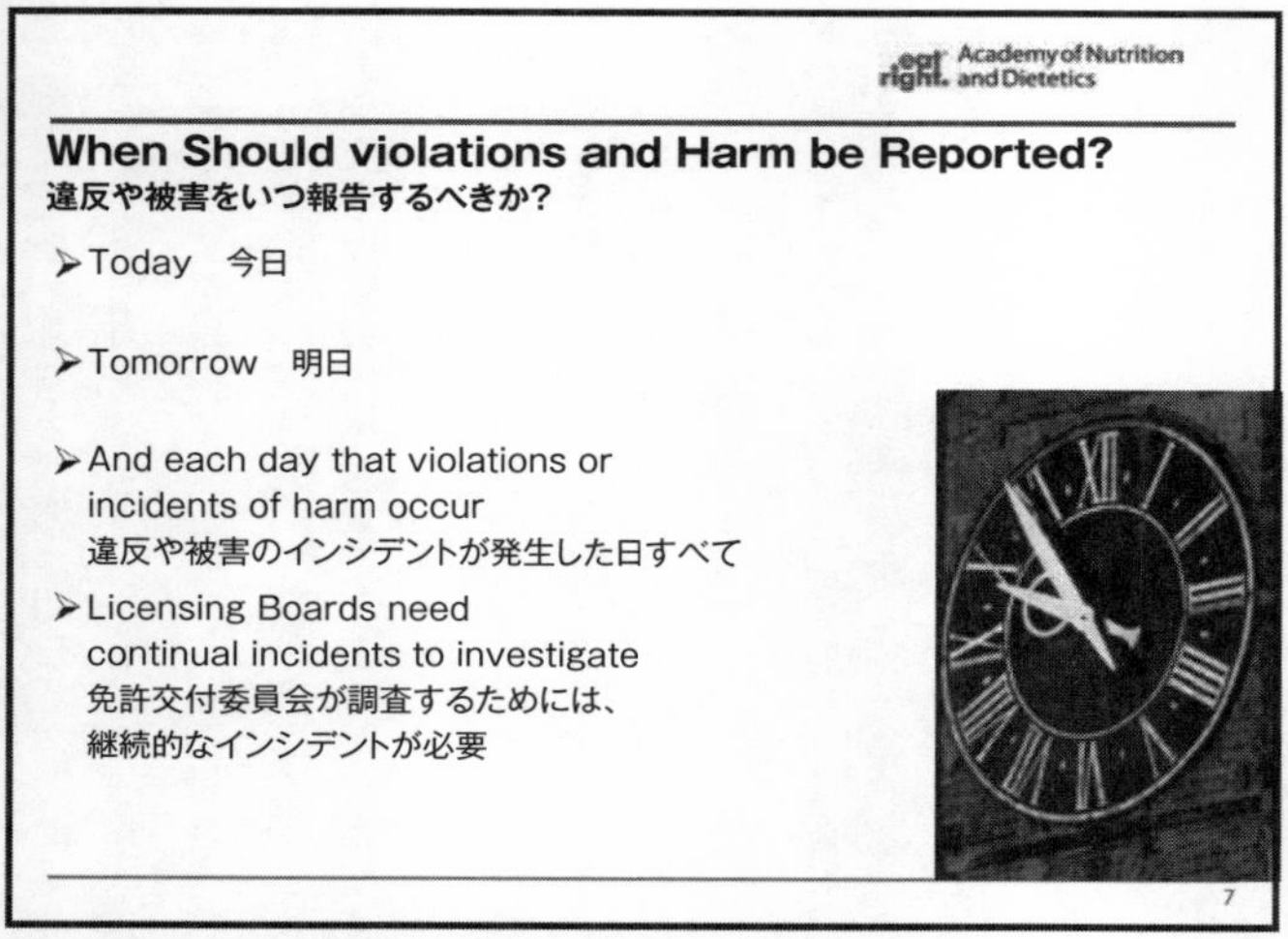
eat right. Academy of Nutrition and Dietetics
When Should violations and Harm be Reported?
違反や被害をいつ報告するべきか?
➢Today　今日
➢Tomorrow　明日
➢And each day that violations or incidents of harm occur
違反や被害のインシデントが発生した日すべて
➢Licensing Boards need continual incidents to investigate
免許交付委員会が調査するためには、継続的なインシデントが必要
7

【図18-1】アメリカ栄養士学会（AND）のプレゼンテーションのスライド❶

ANDの本当の狙いについて、私の態度がちょっとひねくれているとか、私の妄想ではないかと思っている読者がいるといけませんので、図18－1と図18－2にそのスライドのいくつかを掲載しておきます。

図18－1の最後の項目をご覧ください。「免許交付委員会が調査するためには、継続的なインシデントが必要」（Licensing Boards need continual incidents to investigate）とあります。継続的に苦情が出されなければ、免許交付委員会はわれ関せずということです。別のスライドでは、「日暮れ」の危険まで警告しています。この怠慢な委員会は、やることがなくていずれ解散してしまうかもしれません。管理栄養士のみなさんは、審査員のみなさんにたくさん仕事を差し上げましょう。これも、プレゼンテーションのスライドを見ていただいたほうが、私の説明よりもずっと分かりやすいと思いますので、図18－2のスライドを実際にご覧ください。

しかし、ケイ・マフコー氏もANDも、どちらもこの魔女狩りに善意で取り組んでいることは、間違いな

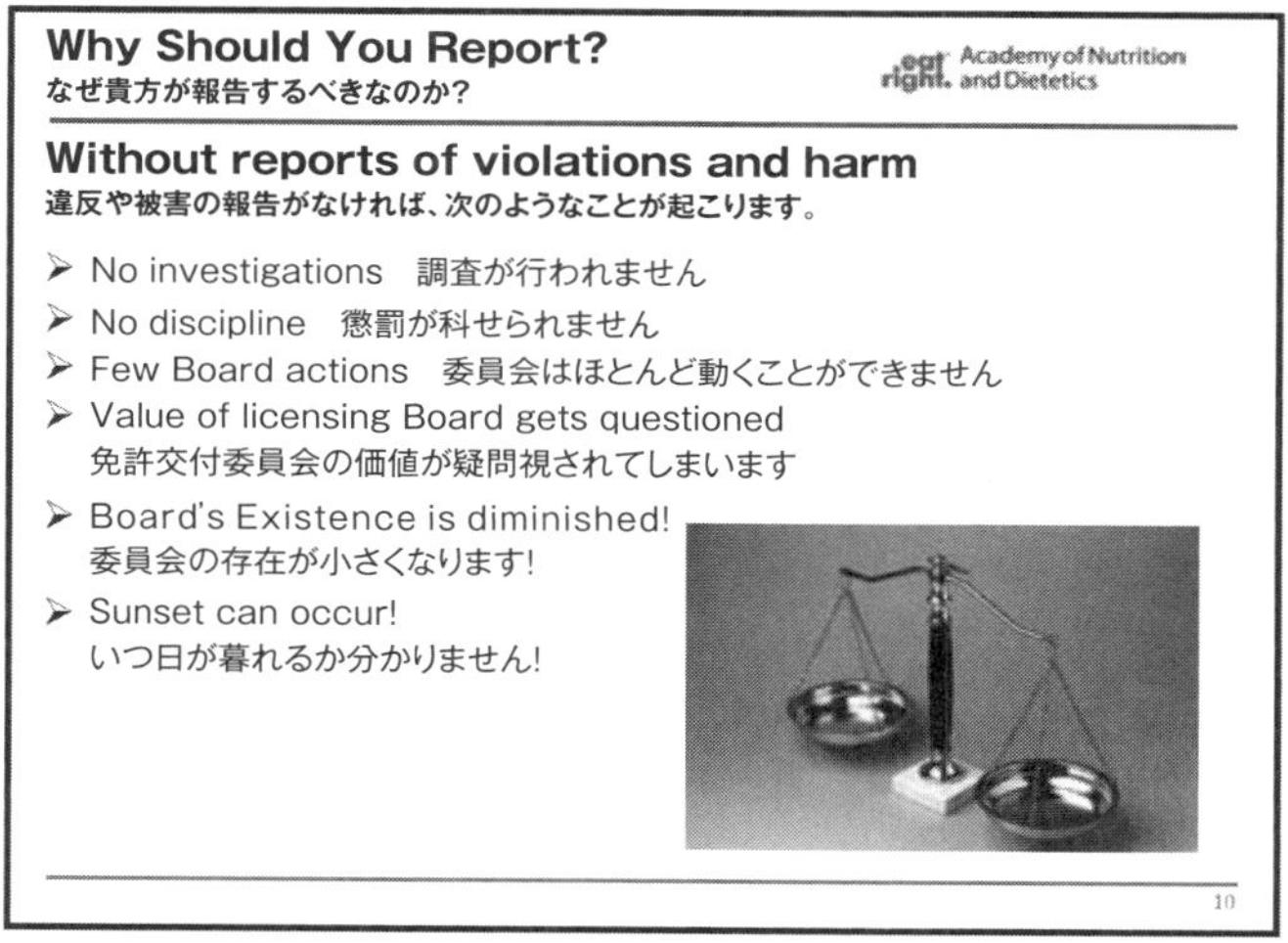
Why Should You Report?
なぜ貴方が報告するべきなのか?
Academy of Nutrition and Dietetics
Without reports of violations and harm
違反や被害の報告がなければ、次のようなことが起こります。
No investigations　調査が行われません
No discipline　懲罰が科せられません
Few Board actions　委員会はほとんど動くことができません
Value of licensing Board gets questioned
免許交付委員会の価値が疑問視されてしまいます
Board's Existence is diminished!
委員会の存在が小さくなります!
Sunset can occur!
いつ日が暮れるか分かりません!
10

【図18-2】アメリカ栄養士学会（AND）のプレゼンテーションのスライド❷

いです。ただ、ANDの厳しい認定の過程を通っていない人たちから出される、栄養に関する、彼らに言わせれば間違っているアドバイスから一般の人々を守ろうとしているだけなのです。この点は、マフコー氏のプレゼンテーションを見ればはっきりします。図18－3（P418）のスライドをご覧ください。

公認管理栄養士が現状で自己満足してしまえば、「他の集団が実際に競争で有利になることを許してしまう恐れ」があります。「自分の営業領域」は「自分で守らなければならない」のです。ようやく、このスライドショーがANDのウェブサイトに掲載されていない理由、まさか自分自身がANDのスパイに転身することになるとは思いもよらなかった、ANDメンバーの裏切りによってジャーナリストにリークされた理由が見えてきたと思います。[注16]

ANDとその州の免許交付委員会の同盟は、公式なANDの規則に従わない栄養教育に脅威を感じているのです。仕事が危うくなるのではと、心配だからです。ポッパー博士も言っているように、ANDが「栄養と

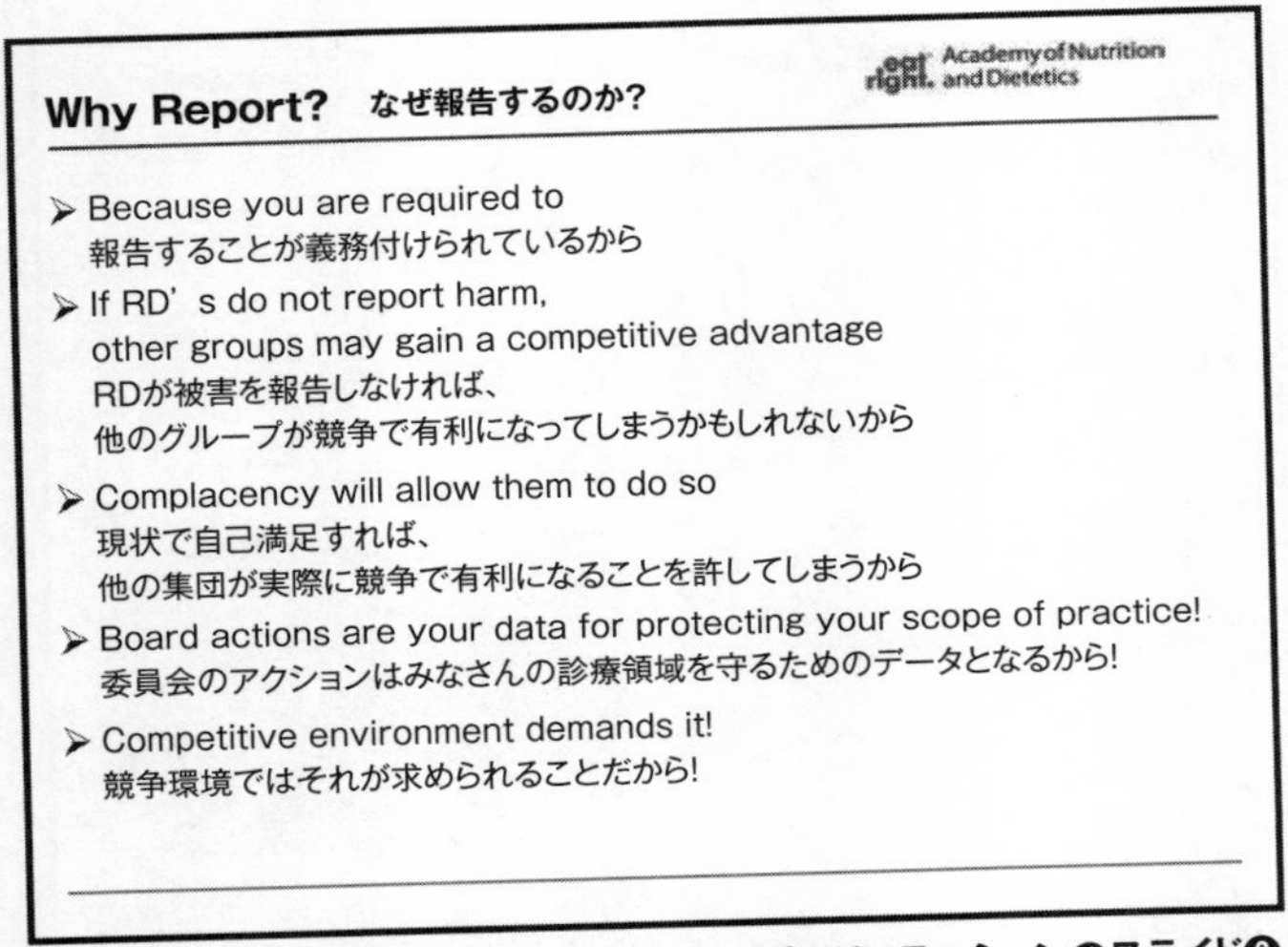

【図18-3】アメリカ栄養士学会（AND）のプレゼンテーションのスライド❸

健康の当局ではなく、ひとつの業界団体である」[注17]ということを、人々や規制当局が十分に理解しているのであれば、納得のいく話です。

ポッパー博士は、ANDの側から言わせると、栄養に関しては正当な情報源ではありません。では、誰ならば正当な情報源なのでしょうか？　その答えは結局、ANDの経費を賄ってくれている、まさに業界と企業ということになります。CDRによって承認されて教育事業を請け負っている企業には、製薬大手のアボット・ラボラトリーズや食品関連サービスのアラマーク、ソデクソ、シスコのほか、ジャンクフード業界の表向きの組織、例えば、分かりやすい名前が付けられた、コカ・コーラ・カンパニー健康とウェルネスのための飲料研究所、コナグラ食品科学研究所、ゼネラル・ミルズ・ベル健康・栄養研究所、クラフト・フーズ・グローバル社、ネスレ・ヘルスケア・ニュートリション、ペプシコ・ニュートリション、USフーズなどがあります。[注18]

もしかしたら、ジャンクフードメーカーの中に、

ＡＮＤの会員向けの継続教育の認定事業者になるメリットをしっかり把握していないところがあるといけませんので、ＣＤＲのウェブサイトでは、「マーケティングのチャンス」という見出しのところに、そのメリットがはっきりと書き出されています。

・6500人を超える認定管理栄養士を抱える市場で露出される
・CDR、継続専門教育（CPE）データベースで個別のCPE活動のプロモーションを行い、医療専門家はこれを郵便、ファックス、電話、オンラインで利用できる
・CDRのウェブサイト上で「CPE認定事業者」（原文のまま）として掲載される
・CPE活動のマーケティングや資料でCDR、CPE事業者の認定ロゴの使用の承認[注19]

まさに、天敵のキツネがニワトリに安全策の金網の張り方を教えているようなものです。

私は、すべての力を掌握している組織が、教育プログラムを使って全力で現状を守ることを、特に、子ども向けの乳製品の健康価値とやらの教育で、身をもって学びました。自分たちの組織の中にベジタリアンの分科会があることを謳い文句にしているものの、その分科会は、どちらかと言うと、ＡＮＤの本物の家族というよりは、政治的な都合で家族になった連れ子のような扱いを受けています。そのうえ、ベジタリアニズム（訳注：いわゆる菜食主義）も、研究で推奨されているＰＢＷＦの栄養とはずいぶんかけ離れています。肉こそカットされていますが、乳製品や卵、加工食品は今までと変わらずかなりの量が許容されており、病気からの解放や元気みなぎる健康の邪魔となっています。

ＡＮＤの活動は、管理栄養士の教育だけにとどまりません。２０１１年には、自分たちの政治アジェンダ

を推し進めるために、議員選挙の複数の立候補者に6万2000ドルの献金も行いました。コカ・コーラやペプシなど、ANDに寄付を行った企業にとっては、自分たちの政治的影響力を「合法的に見せる」最高の方法です。ANDは、実質的に、手を結んでいる企業にとっての信頼性の非常に高い広報機関になっているというわけです。アドボカシー、広報活動、義務教育のパートナーを通じて、食品・医薬業界とその利益を代弁する前衛の役目を果たします。

このようなことを言わなければならないのは、悲しいことです。なぜならば、私の経験上、ANDの個々の栄養士の会員は、私が一般公開講座で出会った人たちの中でも栄養に関する専門知識が最も豊富で、公共への栄養関連の資料のプレゼンテーションに関するスキルも高く、自分の仕事に対して非常に高い意識を持っている方々だからです。会員自身は気が付いていない場合も多いのですが、容認していい意見と容認してはいけない意見について、組織からの制約が会員にかかっていることは、不本意なことだと私は思います。

アメリカ栄養学会（ASN）

ここでASN（英語の名称は、もともとAmerican Institute of Nutritionといいました）を取り上げる理由は、この組織が特別に悪質な犯罪組織だからというわけではなく、問題がなかった頃もあったこの組織に対する企業献金の侮れない腐食作用について、私が深いところまで知っているからです。この組織の功績としては、明らかな不正行為を根絶するために仕掛けられた、利益相反という道具一式を開発したことです。それでも企業の利益の影響はシステムの中にとても根強く浸透していて、不正に関して自主規制をしっかりとかけたところで、それをどんなに誠実に実行しようとしていたとしても、実際に効果はなかなか表れません。

私がこの学会に入会して45年になりますが、積極的に活動した時期も長くありました。全国研究会が、他の姉妹学会の5つ（後に6つ）の生物学会と合同で開催されたこともあり、これは集合的に「アメリカ実験生物学会連合会」と呼ばれました。ピーク時には、毎年5日間にわたり開催されたこの会合に、およそ2万ないし2万5０００人の生物学者を集めました。私はその雰囲気や、自分たちの研究結果についての仲間たちとの忌憚のない情報交換を、大いに楽しみました。記憶がより鮮明な思い出として、私の教え子が授賞した数回、私が企画または参加したシンポジウム、公式発表という形で研究のアイデアを交換したことなどが思い出されます。

ただ、ひとつだけ、いつも引っかかっていることがありました。しかもそれは、年々悪化しました。いわゆる名誉ある賞が様々な名だたる研究者に毎年贈られるとき、食品会社や製薬会社から支給される賞金も添えられていることです。賞のひとつひとつは控えめで、1件につき1５００ドルから5０００ドルだったのですが、（総額ではおよそ4万〜5万ドル）、これらの賞は大きな金銭的影響力を発揮し、ＡＳＮはもはや、栄養について素直な発言ができなくなってしまいました。業界は、たとえ小さくとも見返りがあれば研究者の忠誠心を買うことができると分かっていて、研究者たちも、単純に、幅広い研究テーマがあるのだから、資金を提供してくれている企業が販売する製品と関係のない研究のほうが進めやすく、嫌なことが少ないということに気づいています。

学会の中で指導的な立場に関わることが多くなってくると、私にも、協会の問題におけるこれらの企業との近すぎる関係が見えはじめました。非常に重大な出来事のひとつは、少なくとも私にとっては重大だったということですが、一部の会員（アメリカ鶏卵協会、ゼネラル・ミルズ、その他の業界を顧客に持つ著名なコンサルタントの人たち）による、私を学会から追い出すことを提起しようという動きでした。会員の一人を相手にこのような動きがあったのは、協会の40年の歴史の中で初めてのことでした。どうやら私は、とんでもない罪を2つ犯したようでした。1つ目は、新しいがん研究組織ＡＩＣＲにシニアサイエンスアドバイザーとして手を貸したことで、この組織の取り組みが、植物ベースの食事に偏っている栄養学中心になったということです。2つ目は、1982年のＮＡＳの食事、栄養、がんに関する委員会の重要な委員になったことでした。この委員会が発表した報告をきっかけに、植物ベースの食品が持つがん予防の特性が注目されました。協会が私を取り調べた後、8名で構成される協会の執行委員会は、6対0（2名は棄権）の満場一致で、私に不正行為がなかったことを認めました。それでもこれは、業界寄りの会員による、私を黙らせようとする手荒な攻撃だったと思います。以上のとおり、狙い通りに事は運びませんでしたが。

専門職団体は、自己の存在（それから、現在と未来の資金繰り）の防衛に走りがちであり、旧来の食品会社や製薬会社と同盟を組み、その利益に沿った活動をする一方で、ＰＢＷＦ食が健康に良い効果をおよぼす可能性について、できる限り触れないようにしています。これまでに複数の専門職団体に所属してきた経験から、そこではＰＢＷＦのような食事の味方をする研究結果が受け入れられることは、ほぼあり得ないと断言できます。そして、その中には、私が長年所属してきた学会も、もちろん含まれています。

絶望のエネルギーを利益に転換する有害な効果

ここまでの話について、大げさすぎるのでは？と感じている方もいるかもしれません。とにかく、このような学会には、どんな意味のないことでも、好きなことを発表し、奨励し、お金を払う自由があり、それはみなさんや私と同じです。栄養士の研修を実施したり、研究者に影響をおよぼしたりすることは、私たちにあれを食べろだとか、これを食べろだとか、ただ指示することとはわけが違います（そのようなことを栄養士に相談したことのある人は、それほどいないと思います）。そのため、これらの学会は無視しても大丈夫だと思われがちです。問題は、学会に業界のお金が入ることで力が与えられており、栄養について誰が教えたり研究したりして良いか、誰を、公式見解からずれているとして仲間外れや懲罰の対象にするかの判断さえも下す準政府的地位が付与されていることです。そのため政府の政策、医療行為、社会の認識に対して、数々の異なる形で影響をおよぼすことができるのです。このプロフェッショナルらしからぬ行動については、私の専門家としての活動に対する彼らの調査からも、ＡＳＮとその姉妹学会のためにアメリカ議会の予算編成過程との接点となっていた自分の在職中の実体験からも、私も心あたりがありました。

まず、彼らは、病気との闘いの現場において心理的優位に立っているという、人々の意識を利用していま す。彼らに逆らうということは、敵を支持するということを意味します。敵とはつまり、私たち自身や大切な人たちを脅かす病気です。誰でも、ピンクリボンやウォーカソン、チャリティーレース、手作り菓子を販売するベークセール、タレントショー、ホームパーティー、朗読会、「フォー・ザ・キュア」運動のパワーランチなどに寄付をしない理由を、近所の乳がんで苦しんでいる女性に説明しなければならないという状況があれば、社会的なオストラシズム（社会からの追放）という結末が待っていることを分かっています。すでにお分かりのとおり、病気に苦しむ人の大半は、その愛する人とともに、望みをかけて医療機関にすがります。手術や薬物療法、放射線、化学療法を実施して機能が改善したり、悪化をくい止めることができたりしたら、現代の医療行為を積極的に応援するようになり、「治療法がもうすぐ実現する」思想の伝道をはじめるかもしれません。アストラゼネカやメルクなどの企業は、このような情熱や積極性を出すよう命令するわけにはいきませんが、非営利団体を通じて、善意の人々の必死のエネルギーを四半期決算の利益に転換するのです。

特にアドボカシー団体や資金集め団体は自作自演の正当性の主張を展開しており、しかも、選挙で選ばれた政治家やジャーナリスト、事業者の中に、その信用について疑いをかけるだけの知識や動機、ガッツを持っている人はほとんどいません。ACSからプレスリリースされれば、最も評判の高いジャーナリストであっても、地元チームを公然と応援している地元局のスポーツ担当キャスター同様、公平でいるわけにはいかなくなります。「ACSとがんとの闘いの勝利に万歳三唱」と『ニュースアワー』が言えば、他の主流メディアもこぞって、これに追随します。

病気のアドボカシー団体や職業団体も、公平性の幻想を創りだしています。彼らの言い分では、「我々は専門としている病気の根絶や、専門家である会員に対して最善の治療手段についての訓練を提供するなど、何らかの方法で人の健康を改善させること以外、関心はない」のだそうです。このように、商業的なアジェンダが表向きになっていないということだけで、私たちは彼らのガイドラインや研究の評価を信用します。タモキシフェンが安全で乳がんの効果的な治療法だ、とアストラゼネカが言えば、それが正確であるかどうかはさておき、私たちにはそれが自己利益のための広告だと分かります。ところが、ACSが同じことを言えば、私たちはそれを本当のこととして受け入れるのです。

恐らく、この非営利団体と業界との共謀の最も深刻な効果は、この公平性の幻想である「聖域」とされる領域から、その団体によって利益が増進されている企業へと拡散する「ハロー効果」だと思います。業界の営業とマーケティングのしくみが善意の美徳で覆われているのならば、食べ物として通用しているジャンクが私たちの健康危機の最も大きな原因となっていて、薬として通用しているジャンクがあるために、私たちは食品と薬の両方にお金を払い続けている深刻な事実に大部分の国民が気づかなくても、仕方のないことです。

企業の利益が優先された責任の代償

私たちが健康になるための手助けをしてくれているはずの医療機関に対して業界の狡猾な影響がおよんだ挙句、私たち国民の大半が自分の健康の結果に対する責任を完全に放棄することとなります。「国民が悪いのではありません。私たちは、自分の健康に対して自分でできることはたいしてなく、世界をこのような苦しみから救うために私たちができることと言えば、寄付やデモ行進、マラソン、ピンクや黄色のリボンを身につけることくらいしかありません」と信じるよう、非営利団体に吹き込まれているのです。がんや心臓病、脳卒中、2型糖尿病、その他数々の病気で私たちが早死にするリスクを排除することが、実質的に可能であるという事実は、これらの病気をなくしたいと主張している学会自体によって、積極的に否定されています。本来ならば栄養に向けられてもおかしくないはずの何十億ドルものお金や何百万時間ものボランティアの労力が、特許性があり、収益を生むリダクショニズムのほうへ向けて散財されている現実に、私はうんざりしています。そして、何よりもひどい不幸は、これらの学会をサポートしている善意の人たちが、「自分自身は社会的意識の高い、建設的な仕事をしており、このことが、その病気で亡くした友達や家族の名誉にもなる」と、素直に信じていることです。

ここで、この原稿の校了直前に私の書斎に飛び込んできた記事をひとつ、例としてご紹介します。

2012年10月3日にACS会長代理のJ・レナード・リヒテンフェルド氏がACSのウェブサイトに投稿

したブログ記事で、タイトルは「乳がん意識向上月間は成功を祝うだけではダメ、我々の限界を理解することが肝心」(During Breast Cancer Awareness Month We Must Not Only Celebrate Our Success but Also Understand Our Limitations) とされていました。[注20]

丁寧に書かれていて、心にしみるこの投稿には、最新の検診技術の貢献を祝福しているそばで、医療機関が手助けすることができなかった女性に対する繊細な思いが綴られています。

「私はどうなの?」、進行乳がんを患う女性たちの怒りが、私の心に刺さります。これらの女性はみなさん、「正しい」手だてをすべて尽くした人たちです。早期発見、早期治療…(中略)こうした女性たちは、ブレイクスルーが起こることを祈り、治療法の確立を祈っています。そして、乳がんの診断をまだ受けていない人や病気が進行していない人たちには分かってもらえないのではないかと、不安になるものです。

心を動かされ、思いやりのある、慰めの言葉だと思います。しかし、まったく無力です。それでも彼は乳がんを患っている女性にブレイクスルーが起こることを祈るよう、助言します。治療法が確立されることを祈らせます。救いは、新しい外科技術を切り開き、遺伝子操作の新しい方法を発見する人の手にかかっているというわけです。彼は医療機関に代わって、「(医療機関の) 魔法が売れすぎたこと」、「過剰に期待を持たせてしまったこと、そして効き目が期待にそぐわないこともあったこと」について、謙虚さと自責の念も表明している一方で、それでもこれらの女性たちの唯一の望みとして、リダクショニズムの治療を売り続けています。予防については一言も触れられていません。力をつけることも、食事に簡単な変化を加えるだけでがんの進行がオフになるかもしれないという事実にも、一切触れられていません。

私たちの医療制度の中では、どこでも見られる同じメッセージです。そして、この私たちの無力化は、それが善意であるか（リヒテンフェルド博士の場合はそうだと思いますが）、皮肉ながら利潤の追求であるかとは関係なく、このストーリー全体の中で最も不愉快な部分です。

世の中は、倫理に反する行為であふれかえっていますが、ここまで私が議論してきた問題を、ただ個人のモラルのせいにするのは間違いだと思っています。私たちの視野を個別のプレーヤーに限定してしまえば、大きな全体像は絶対に見えてきません。問題は、すべてはより高みを目指して、それぞれの自己利益のために行動をしている、相互につながりのある個人個人の行動によって保たれている、体系全体的なものです。問題なのは、個別に行動する個人ではなく、あるいは必ずしも個人だというのでもなく、また彼ら固有の動機でもありません。むしろ、体系全体にまたがっている目的が、問題を起こしているのです。つまり、企業の利益が人々の健康よりも優先されていることです。

本書では、ACS、MS協会、AND、ASNをやり玉に挙げましたが、それはこれらの組織が、何百とある他の病気のアドボカシー団体や職業団体よりも劣っているということではまったくなく、私が最も事情に詳しい組織だからという理由からです。これらの組織が「腐ったリンゴ」として、箱の中のまだ腐っていない他のリンゴを腐らせているわけではありません。むしろ箱全体が、金がモノを言い、リダクショニズムが公用語として定められているシステムとして、倫理的な腐敗の原因となっているというわけです。モラルの力と広報の腕前を、お金のかかる効果のあがらないリダクショニズムのアプローチのために、惜しげもなく使う学会や協会には褒美が与えられ、本当の予防の力となる栄養には、無視や攻撃という仕打ちが与えられるのがこのシステムです。

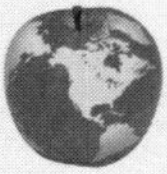

WHOLE
がんとあらゆる生活習慣病を予防する最先端栄養学

PART 4

第4部
おわりに

第19章 ホールな生き方をする

「小鳥がくちばしで砂を一粒ずつ海岸から持ち出し、宇宙で一番遠くにあるクエーサーまで何らかの方法によって運んでいくことができ、また戻ってきて、海の砂が海岸からも海底からもすべてなくなるまでこのプロセスを繰り返したとしたら、そこから永遠がはじまっていくのだろう」

――作者不明。マテ・ファクター・カフェ（ニューヨーク州イサカ・コモンズ内）の壁の落書き

本書は微力ながら、せめて、私たちが健康についての考え方を根本から変える必要があるということだけをみなさんにお伝えできたらと思っています。つまり、栄養こそが私たちの医療システムの要であり、単なる知識ではないということを再認識してもらわなければなりません。さらに、私たちが今生きているリダクショニズム～要素還元・細分主義のパラダイム（枠組み）には限界があることを認識し、そのパラダイムの中で私たちが感知できること以外にも実用的な事実があるのだという現実を受けとめなければなりません。栄養が持つ意味、体に対するその効果、私たちの集合体としての健康を変えてしまえる可能性を本当に理解しようとするならば、実用性があるのは「リダクショニズム」だけだという思い込みを捨て、それをひとつ

のツールとして捉え、すべての結果に対する評価はホーリズム（全体主義）のパラダイムの中でなければ適切にできないのだと、これからは考え方を変えていかなければなりません。そして、栄養学というパラダイムを超えて、ホーリズムという全体で捉える考え方を受け入れる心の準備ができていなければなりません。人の体のしくみは複雑です。社会の中で人々の体を一元的に捉えることは、さらに複雑な作業です。人の命には地球上のあらゆる自然との絡みがあり、その複雑性は私たちの想像の領域をはるかに超えています。この複雑性を、もはや無視して生きていくことはできないのです。

ここで私が提起していることは、栄養や医療、健康についての私たちの考え方の「テクトニックシフト」（構造的転換）です。それは簡単なプロセスではないかもしれません。それでも、それは可能です。なぜならば、私自身が自分のキャリアの中で実際にそのシフトを経験したからです。

執筆したのはもう50年以上も前のことですが、私は生物学的価値が拡大している、動物性たんぱく質についての博士論文を書きました。当時の私は大勢いる無類の肉好きと同じく、肉やミルクを上回る良質で有益なたんぱく源は他にないと信じ切っていました。本書や『The China Study』をお読みになった方はすでにお分かりかと思いますが、今の私の立ち位置は当時と大きく異なります。今では、脂質や食塩添加・精製炭水化物フリーの、プラントベースのホールフード以外に健康な食生活はないと確信しています。

私の考え方を変えたものは証拠でした。私が指導していた研究チームが長年をかけて積み上げた査読済みの経験的な証拠です。その後、私の臨床医療分野の同僚によって打ち出された証拠も強力な裏付けとなりました。彼らも独自に、ＰＢＷＦ食が錠剤や施術とは比較にならないほど、重い病気から回復させる力を持っているという説得力のある報告をしていたのです。

それでも、私がパラダイムに対する考え方を転換させるには単なる証拠以上のものが必要でした。体についての私自身の理解にも転換が必要でしたし、よって、体の機能に関連する証拠についての私の理解も変える必要がありました。そしてその転換が、みなさんの中でもこの本の助けによって起こることを願います。

私がこの道に入ったばかりの頃、本書でもかなりの長さを割いて説明したAF（アフラトキシン）やMFO（混合機能オキシダーゼ）に関する取り組みをはじめる前のことです。4つの栄養素が、ある2つの病気で果たす役割に着目した一連の調査研究について、コーネル大学で栄養学を教わった教授と意見を交わしました。その2つの病気とは、ひよこの脳軟化症（脳組織が柔らかくなる病気）と子牛の筋ジストロフィー（進行的におこる筋力低下）です。実は、4つのうちのどの栄養素であっても、その活性状態によって他の3つの栄養素の働きを著しく変えてしまい、2つの病気に対する体の反応の仕方に変化が出てくることが判明したのです。

このような相互作用は他の栄養素でも同様に見られるものなのかどうか、私は教授に尋ねてみました。教授は、どれにでもまずまず見られるものの、実験ではそれほど注目されないと言います。研究対象としてはとても手ごわく、適切な解析をすることはほとんど不可能だというのです。栄養は、自然界では複雑な働きをするものです。しかし、研究するときにはシンプルで一元的な方法でその動きについて見ないと、科学的証拠として受け入れてもらうことのできる結果を出すことができないのです。別の言い方をすると、ホールのパラダイムの実用性を認めつつも、研究を進めるには、リダクショニズムがすべての真実であるかのような考え方を受け入れなければならなかったのです。

このように複雑性が無視されていることが、私にとっては大きな問題でした。ある意味で、これは私が研究者としてAFやMFO研究の道を歩むきっかけでした。疑問の余地がないリダクショニズムの事実と思われていた事柄、つまり「AFが肝臓がんを引き起こす」という命題について疑ってかかる心意気が私になかったならば、この研究をはじめていなかったかもしれません。複雑という概念に関心を持っていなかったならば、肝臓がんの発生に影響をおよぼす可能性のある因子として、AF以外のものは探していなかったかもしれません。実際、AFが肝臓がんに影響する最も大きな要因でさえないという事実も発見していなかったかもしれません。今では私もしっかりと理解し、みなさんとこのように知識を共有しようとしていますが、そうでなければ生物学的な複雑性について、たいして深くも理解せず、正しい認識を得ることはなかったでしょう。

生物学的複雑性についての理解は、リダクショニズムの研究結果に対する私の姿勢を変えた大きな要因であったと思います。その理解があったからこそ、MFOやAFの研究結果をそれ自体で完結している完全な真実としてではなく、もっと意味を持つもっと大きな謎のパーツとして捉え、その重要性に気づくことができました。

MFOのAF触媒反応が肝臓がんの原因となることや、ベータカロテンが肺がんの予防につながることなど、個別の発見に着目しても全体のストーリーは見えてきません。したがって、その個別の発見に沿って一連のアクションを選択したとしても（肝臓がんにかからないようにするためにAFを避けたり、肺がんを予防するためにベータカロテンのサプリメントを摂取したりすること）、より大きな視点に立って全体的なパラダイムで物事を見ないと、同じ問題の別の対処法に比べて大幅に効果が小さかったり、逆効果となってしまったりする恐れすらあります。

MFOや動物性たんぱく質に関する、私たちのリダクショニズム的な実験で得られた発見は確かに重要です。しかし、その具体的な結果（動物性たんぱく質が肝臓がんの決定的な因果要因であることなど）は、それが示唆する生物学的原則ほどには重要ではありません。その原則を知ることは、がんの作用の仕方や、栄養が全体として摂取されたときに、がんの発達や潜在的に他の病気にも影響を与えるしくみについて理解する助けになりました。このMFOの実験の結果、明らかになった基本的な生物学的特性によって、実際の人、現実世界、すべての複雑性の中で、動物たんぱく質がどのように影響するのかを調べる必要があることが分かりました。

のちに『The China Study』として世に出されることになる、中国農村部でのプロジェクトが考案されたのは、以上のような考え方によります。私たちがしたかったことは、非常に長期間実験室で続けてきた単一の化学的なメカニズムを調べることではなく、食事と病気の複雑な関係を説明する手助けとなる、原因と結果のパターンを発見することでした。私たちが探し求めていたものは、私が行ったMFOの研究のような発見を確認したり、それに対する異論を唱えたりすることのできる、より大きな全体図でした。その全体図は見つかりました。そして、私の栄養と健康についての考え方の転換は完成されたのです。

振り返ってみると、この思考の転換がなぜそんなに難しく、私がそれを行うのになぜそんなに長い時間が必要だったのかと不思議に思います。しかし、私が発見したことについて、同僚や社会を説得しようという私のこの努力を、今現在邪魔している一般的な考えや仮説に、当時は試行錯誤の中立ち向かわなければなりませんでした。

説得に苦労した理由の1つ目は、動物性たんぱく質に対する崇拝です。この社会の人々はミルクや肉の健康的な価値について盲信しており、自分が間違っている可能性、つまりこれらの食品が実はとても不健康であるかもしれないということを認めることが極めて難しくなっています。それは私たちが何十年にもわたり教わってきたこととあまりにもかけ離れすぎていて、たとえ本当のことだとしても、にわかに信じがたいのです。

2つ目は、ホール（全体）から切り離された部分部分に注目するように、さらにはホール（全体）の排除へと私たちを導くリダクショニズムのパラダイムです。人の体は、相互に絡み合っているホール（全体）的なシステムです。それにもかかわらず、私たちは体のことを個別のパーツやシステムの寄せ集めと考えることに慣れすぎていて、単体の化学物質がお互いに関係なく単体で働いていると考えがちです。リダクショニズムのレンズを通すと、栄養は総合的な食事ではなく個別の栄養素の問題であり、私たちの健康全体を左右する最も大きな決定要因というよりは、それぞれ隔離された個別の研究分野として捉えられています。私たちの体や健康について、このような考え方から効果的な答えは今のところ見つかっていません。しかし、リダクショニズムの考え方にとらわれている人たちは、あきらめずにこの道を貫けば、結果的に答えは見つかるだろうと信じており、自分たちのアプローチに間違いがあったと認めるような結果にはならないでしょう。このパラダイムにとらわれている状態では、リダクショニズムでは測ることのできない全体像から得られるアイデアをつかむことは難しいと思います。

3つ目は、リダクショニズム以外の考えに基づいて行動する意欲をそいでしまう、利益指向のシステムです。ホーリズムと比較すると、リダクショニズムは数えきれないほどある、様々な潜在的問題のひとつひとつにターゲットを絞っており、素早く簡単に治すという手法でより大きな利益を確保しています。そして、何を研究課題として取り上げるか、どの研究に予算を割くか、どの結果を公表し、宣伝し、公式な政策にしていくかを決定する原動力が利権産業である限り、リダクショニズムのパラダイムからの脱却は厳しい戦いとなるでしょう。

生物学は難解で複雑です。私たちの体が築き上げ、維持してきた健康は、何百万年にもおよぶ進化の成果です。それは単なる個別の細胞の進化ではなく、個別の組織、機能系統、そして体全体の話にとどまらず、食物網や自然全体の一部としての体の進化の成果です。それでも、無知だからか強欲に突き動かされているのか、人間の中には個別の要素をいじくりまわしたいと思う人もいるようで、全体をバラバラにして、小さな部品を使って自分自身について偽りの現実を創りだしているのです。彼らにとっては病気、障害、究極的には死までもが必然の結果なのです。

では、これを止めるにはどうしたらよいのでしょうか?

私自身、何年にもわたりトップダウン式に改革しようと試みてきましたが、そう簡単にはいきません。政治家たち一人一人が私や私の同僚たちが発見したことを信じていたとしても、一方で、その地位のために尽力してくれた人たちに対する恩義というしがらみがあります（選挙戦のために献金してくれた企業も含まれます）。仮にしがらみによって彼らの善意が惑わされなかったとしても、行動は政治システムの言いなりのままです。もし私たちのアイデアが採用されても、複雑な政策決定経路を通るうちに、様々な操作を受けてしまいます。それは最終的に薄まり、元のアイデアとは似ても似つかないような、価値のほとんどないプログラムやガイドラインになってしまいます。

当然、政府の意思決定者にも有権者に対するしがらみがあります。それがあるから、私たち個人にも力が与えられるのです。それは種のようなものです。つまり、芽を出すための過程はボトムアップでしかなく、さらに、根を張ってからでなければ結果という果実は実らないということです。

ここまでで、本書と『The China Study』の両書の中で私が読者のみなさんと共有してきた内容について十分に納得し、自分を変えるのに役立てたいと思っている方々が次に取るべきと思われるステップについて、私の考えを随分と述べてきました。最も重要なステップは、食べ方を変えるということです。その食べ方はシンプル。プラントベースの食べ物をホールで摂り、添加物としての油、塩、砂糖や小麦粉などの精製炭水化物を最小限に抑えるということです（少し調べる手間はかかるかもしれませんが、そのニーズに応えることのできる料理本はあります。少なくとも以前よりは入手しやすくなっています）。論より証拠、自分自身で体験してみることに勝る説得方法はありません。自分の健康についての考え方の大きな転換は、個人差はありますが、いずれ起こります。そうすれば、政策も変わりはじめます。利権産業も、これまで不健康や私たちの無知を餌にして生み出されてきた収益がなくなれば、これに追随すると思われます。

今こそ、本当の改革を行うときです。私たち一人ひとりが持っている考え方を疑い、食事を変えるという改革からはじめ、最終的に社会全体としての変革を完了させるときがやってきています。

謝辞

本書の執筆にあたり、大変多くの方々に非常に大きな意味を持つサポートをいただいています。

まずは、私の妻であるカレンです。彼女のサポートがなければ、この仕事を成し遂げることができなかったでしょう。原稿を読んでくれたり、他にもっと楽しいことができたはずなのに、パソコンの前に座っている私を何も言わずに見守ってくれたり、私の考えに対して時には真剣に耳を傾け、時には厳しく批判してくれたりしました。私たちは結婚して50年になりますが、彼女は私の仕事をよく理解してくれ、この10年間だけで400回以上私の講義を聞いた彼女は、一般の読者や聴講者のみなさんがどのような内容を知りたいかを把握できるようになっています。彼女のお陰で今の私があります。

ハワード・ジェイコブソン博士（専門は健康科学）は本書を「一緒に」書いてくれた人物の一人で、私の文章にリテラシー（読解記述力）を加えてくれました。彼は本書の出版元であるBenBella社でリー・ウィルソンとともに編集を担当してくれた人物で、本書がより読みやすくなるように章を少し組み替えて、辻褄が合うようにつなぎなおしてくれました。二人のプロフェッショナルとしての精神と、このプロジェクトに対する献身に関してはこれ以上の誉め言葉が見つからないほど素晴らしかったです。最高の編集チームに恵まれたことは本当に有難いことで、本書で伝えたかったメッセージに真剣に向き合っていただいたことには特に感服しています。さらに、本書と前著『The China Study』を出版してくれたグレン・イェフェス氏も私の研究に対して大きな関心を寄せてくださったことに感謝いたします。

以上の他にも、私の研究と政策決定のキャリアに貢献してくださった人は数多くいます。学部の優秀な学生諸君、院生諸君、技術者のみなさん、客員研究者の先生たち、研究室と事務局でサポートしてくださったスタッフのみなさんなど、挙げればきりがありません。さらに、論文を共著してくださったみなさん、食と健康の政策決定に関する専門委員会でお世話になったみなさん、出版に向けて私たちの研究結果を批評してくださったみなさんなど、数多くの同僚の方々からも多大なるご尽力をいただきました。中でも特に心からの感謝を申し上げなければならないのは、ミカエラ・クックと前任者の故メーガン・マーフィーを筆頭とする私自身の財団を運営してくれているスタッフのみなさんです。その寛大で誠実な支えは本当にありがたいです。みなさんの支えなしには、この本の完成はありませんでした。感謝の意は私の長男、ネルソンにも伝えなければなりません。彼は社会や起業、言語学の分野の真の学者で、本書の最終稿を丁寧に読んでくれました。彼が訂正してくれなかったら問題になっていたと思われる箇所もありました。

それから、忘れてはならない大事な方々がいます。アメリカの納税者のみなさまにも感謝の気持ちでいっぱいです。みなさまは私の研究に豊富な資金を提供してくださった当事者です（資金は大部分が入札を通してＮＩＨ（アメリカ国立衛生研究所）のＮＣＩ（アメリカ国立がん研究所）から獲得されています）。これは私にとって、産業の直接的なバイアスがかかっていない状態で実験や研究を行うまたとない機会となりました。

最後に、40歳のときに私をフルタイムの終身教授として採用してくれたコーネル大学にも非常に感謝しています。栄養科学科ディレクターのマル・ネスハイム氏、栄養学部長のディック・バーンズ氏、農学部長のキース・ケネディ氏、デール・コーソン学長が一人ひとり面接してくださりました。高い目標を達成するための地位としてはこれ以上のものを望むことはできなかったと思います。みなさんがサポートという形で表現してくださったものに対して、言葉だけでは私の感謝の気持ちを表すことはできません。みなさんの素晴らしい個別の哲学のお陰で、学問の自由という考え方に命が吹き込まれました。そして、その考え方こそ、この困難な時代において得られることのできるあらゆるサポートを必要とするのではないかと思います。

著者について

T・コリン・キャンベル博士は40年にわたり栄養学の研究において最前線に立ち、300点以上の学術論文を執筆してきました。博士の財産でもある『The China Study』は息子のトーマス・キャンベル2世MD（医学博士）との共著で、2005年の初版出版以来毎年国際的なベストセラーとなっています。コーネル大学では栄養生化学のジェイコブ・グールド・シャーマン名誉教授と呼ばれる役職に就任しており、食や健康の分野を専門とする政策レポートを複数共著した他、栄養についてほとんど知られていないものの著しい効果を通じた医療危機の解決をテーマに、世界各地で幅広く講演活動を行っています。キャンベル氏はT・コリン・キャンベル財団（tcolincampbell.org参照）とコーネル大学のオンライン講座「eCornell」の共同企画としてプラントベース栄養学のオンライン講座を立ち上げており、このユニークな講座が大きな成功を収めています。www.wholevana.comでブログを書く予定がある他、草の根運動的な健康革命を起こすための取り組みに息子たちとともに参加しています。また、プラントベースの栄養に力を与えるメッセージを世界各地の個人、職場、コミュニティに伝えることを目的としたプログラムも立ち上げています。

ハワード・ジェイコブソン博士はオンラインマーケティングを専門分野とするコンサルタントで、環境に配慮した造園を行うエコガーデナーや健康教育者としても知られています。ノースカロライナ州ダーラム出身で、プリンストン大学で歴史学の学士号を、テンプル大学で公衆衛生学の修士号、健康学の博士号を取得しています。オンラインマーケティングの会社を経営する傍ら、『Google AdWords For Dummies』の著者でもあります。個人の健康や地球の持続可能性をテーマに講演、コーチング、コンサルティングの活動をしています。お問い合わせ先：howard@permanator.com

◉監修者よりおわりに

２０１９年12月11日、８日に初めてのホノルルマラソン（10ｋｍですが）出場のためにハワイに来ていた私は帰国前の最後の食事をしに、新しくオープンしたばかりという「Ｓａｌｔ ＆ Ｐｅｐｐｅｒ」に朝ごはんを食べに寄りました。本格オープンは週末からで、それまでは試運転でブレックファーストだけを提供しているということでした。そこでオーナーに出会い、このヴィーガンフレンドリーの素敵なレストランをオープンした経緯を聞くことができました。

２０１６年11月、誰もが一度は泊まりたいと思うワイキキのハレクラニのホテルマンをしていたＫａｉｌｉはステージ２の結腸がんと診断されました。まだ34歳です。５歳の息子もいます。家族にがんをわずらった人が多く、手術、放射線治療、抗がん剤という一般的な治療を受けるとどうなるのか知っていました。彼は診断を受けると病院での一切の治療は拒否して食事療法に専念しました。本を読んだり人から聞いたりしてゲルソン療法のようにコールドプレスジュースを毎日３杯飲み（ゲルソン療法では13杯飲みます）、ヴィーガンというだけではなく、油、砂糖、塩も避け、すなわちプラントベース・ホールフードの食事をしました。生野菜、フルーツなどアルカリ性の食べ物だけを食べました。アルカリ性の中ではがん細胞は生きていけないと聞いたからです。６ヶ月後病院に行くと腫瘍マーカーの数値が下がっていました。11ヶ月後に診察を受けに行くと「がんはすっかり体から消えている」と言われました。それだけではありません。彼は17歳のときに初めての心臓発作を経験して以来、しばしば胸痛発作をおこし、「初期の心臓病」と診断されており、さらには糖尿病、高血圧、高脂血症をわずらい、体重は３８５ポンド（約１７５キログラム）

あり、いつも目の下に黒いクマがあり、これは特に気になっていて睡眠不足なのかと思ったり、マッサージなど試していたけれどまったく改善しませんでした。そんな彼が、生活習慣の改善により体重が225ポンド（約102キログラム）に減り、糖尿病をはじめとしたすべての生活習慣病はなくなり、目の下のクマは消え、頭はスッキリとして毎日が幸せに感じられるようになりました。一緒に食生活を変えた奥さんは体重を100ポンド（約45キログラム）落とし、3年間一緒に健康的な食生活をした8歳になった息子は快活で賢く育ち、自慢の息子です。

がんの診断を受けるまで、彼は毎日タバコを2箱半吸い、お酒を飲み、ご飯は人の2倍食べ、食事とともに2Lのソーダを飲み干していました。水を10年間飲んだことがありませんでした。食事を変え、タバコ・お酒をやめ、3ヶ月後に糖尿病はすでに治っていました。

ハレクラニホテルに勤めていたとき、日本のテレビ番組の「虹色ジーン」に出演するなど、仕事をとても誇りに思っていた彼ですが、自分の経験を活かしてもっと人を幸せにしたいと考え、「Salt & Pepper」をオープンしたのです。この店では肉やシーフード、卵などを使ったハワイの伝統的な食事を提供し、メニューの多くはヴィーガンオプションを注文できます。多くのヴィーガンフレンドリーなレストランとの決定的な違いは、キッチンを2つ作り、ヴィーガン料理は動物性食材の汚染が一切ないように配慮している点です。ヴィーガンもそうではない人も安心して一緒に食事が楽しめるお店です。

今朝、ハワイから日本へ戻る帰り道に朝食のために立ち寄ったレストランで突然私が彼にインタビューをしようと思い立ったのは、彼のストーリーを2020年3月に行われる日本循環器学会の中の「長寿のための最良の食事とは？」というパネルセッションで紹介させてもらおうかと思いついたからです。私は市民公開講座も兼ねるこのセッションの4人のパネリストの一人として招待されています。日本循環器病学会は会員数２６０００人を誇る日本最大の医学会です。ここで私がＰＢＷＦの素晴らしさを伝える役目を仰せつかったのです。

２０１１年、コリン・キャンベル博士の初めての一般向けの著書、『The China Study』を読んだことがきっかけで私はＰＢＷＦこそが人を健康にできる唯一の方法だと確信しました。真実を知った以上、これを実践し、拡めていくことが私の新たな使命だと感じ診療に取り入れ、プラントベース・ホールフードのカフェ「ＣＨＯＩＣＥ」を作り、講演活動や執筆活動にも勤しんできました。また、視点を変えて医療を見直していくうち、現代の西洋医療の山積みの問題点が見えてきました。生活習慣病に対し食生活の改善を徹底することもなく、大量の投薬をしていることや検査のための過剰な放射線被曝など私の専門以外の問題点を知り、私の専門分野でも手術時の予防的抗生剤投与をやめ、レーザー照射後のステロイド剤塗布などを見直しました。

さらには、私たちみなが肥料や農薬、遺伝子組み換え作物などを使わず自然栽培の植物をプラントベース・ホールフードで食べることは、自分たち人間の健康だけではなく、自然を守り、地球温暖化を食いとめて人間が生きていくために必要な地球環境を守ることでもあることを学びました。また、牛や豚、鶏などの家畜のほとんどが、どれほど残酷な生かされ方、殺され方をされているのか、我々が口にするそれらの肉がどれほど病的なのかを知りました。そして私たちがＰＢＷＦの食生活に切り替えることは自分自身の健康のためだけではなく、地球環境のサステイナビリティのために今すぐ私たち全員が取り組まなければならない課題であることを確信しました。キャンベル博士が言うように、プラントベースの食事に切り替えることは個人の嗜好の問題ではなく、地球環境を守るための地球人みなの義務だとすら思うようになりました。

日本人は思いやりが深く協調性のある民族です。一人ひとりが何が正しいかを知りさえすれば、今なら地球を存続できる可能性があります。

アメリカでは最大手の牛乳会社が2019年11月12日に倒産し、2030年までには酪農産業が成り立たなくなると言われています。プラントベース・ホールフードの食習慣に変えるための健康プログラムに参加する、被保険者の参加費を負担する生命保険会社もあります。国民一人あたりの野菜消費量は2000年に逆転し、現在は日本人よりもアメリカ人のほうが多くの野菜を食べています。本書の中で2002年から2004年にかけてアメリカでがんの死亡率が大幅に減少したという報道は間違いで、実際はほぼ横ばいである、とコリン・キャンベル博士が指摘しましたが、日本ではがんの死亡率は上昇し続けているのです。日本の医療水準は高く、医師も看護師も過剰労働をしている。医療費が日本の財政を圧迫している、と言われていますが、なぜがん、糖尿病、高血圧、心臓病、脳卒中、自己免疫疾患、アレルギー性疾患、骨粗しょう症、神経変性疾患などが増え続けているのでしょう。私が子どもだった頃はあまりなかった病気ばかりです。アメリカを中心に薬を使わずPBWFで病気を治している医師たちは自分たちのことをプラントリシャンPlantrician と呼んでいます。植物plant の栄養nutrition で病気を治療する医師physician を合わせた造語です。プラントリシャンが理想としている食事は1970年代の日本の食事だそうです。今、日本の食料自給率は38％（最近はもっと低くなったそうですが）だそうです。かつて鎖国していた頃は日本は農業国で食料自給率は100％であったに違いありません。本書の第12章にコーネル大学のピメンテル博士が同じカロリーを摂取する際、動物性食品からの摂取は植物性食品からに比べて50倍までの土地と水源を必要とするとの試算をしています。1キログラムの牛肉を作るためには10万リットルの水が必要で、1キログラムの麦は900リットル、じゃがいもなら500リットルの水しか必要としません。熱帯地方の森林伐採の80％が新規農地開拓によるものですが、その大半は家畜を飼うために使われています。またthe Plantrician Project

が作成した「プラントベース・ホールフード食生活スタートガイド」（日本語版は鈴木形成外科ホームページから無料でダウンロードできます）によれば、肉や乳製品や卵を食べる標準的なアメリカ人の食事では一人が1年間でフットボール場2面分の土地を使ってしまうが、プラントベースの食生活ならば同じ広さの土地で14人が1年間食べていける。1ポンド（約450グラム）の牛肉を作るのに必要な水の量は4人家族が1年間に飲む水の量に匹敵すると書かれています。そして、畜産業の地球温暖化への寄与度は全体の51％だそうです。また、日本の野菜は世界基準では決して安全ではなく、一歩外から日本を見ると、日本は使用農薬量や許容放射線量の基準が他国に比べ極端に高く、日本は農薬大国として有名なのです。

本書はコリン・キャンベル博士がアメリカ国民のために書いたものですが、アメリカを追いかけている日本は、すでに改善の方向に向かっているアメリカに比べて事態はより深刻です。

本書を読むことで日本人のみなさまが日本の現状を知り、自身とご家族の健康と地球の存続のためのきっかけとなることを願っています。

2017年10月23日のコリン・キャンベル博士来日講演に合わせ、博士の3番目の著書『低炭水化物ダイエットへの警鐘』（原題The Low-Carb Fraud）を翻訳・共著出版したときから、次の目標は本書『WHOLE』を日本人に紹介することでした。講演前日の10月22日のレセプションでキャンベル博士から「実は『The Low-Carb Fraud』は『WHOLE』の一部として書いたものを出版社が切り離して別の本として出版したんだ」と聞かされました。『The Low-Carb Fraud』には『WHOLE』の要約が載せられています。これらのことからも、キャンベル博士もアメリカの出版社も『WHOLE』をどれほど多くの人に読んで欲しいと思っているのかがわかり、ますます早く日本人にもこの本を届けたいと思いました。しかし、『低炭水化物ダイエットへの警鐘』に比べ、何倍も分厚く内容が濃い本書を本当に正確に翻訳しきれるのかという不安も大きかったです。そこから2年余りたった今、これが実現したのは出版社・ユサブルの松本卓也社長の熱心さと卓越した日本語力、翻訳家・丸山清志氏の語学力と根気強さのおかげです。ここにお二人に深謝いたします。また、執筆にいつも大きな力を貸してくれている19年来の鈴木形成外科スタッフであり秘書の関留のぶえ氏と翻訳にいつも力を貸してくれる同じく当院スタッフの岡田バークレー恵理氏にも感謝申し上げます。

２０１9年12月12日ハワイアン航空機内にて　鈴木晴恵

第1部

第1章

1 Nanci Hellmich,"U.S. Obesity Rate Leveling Off, at about One-Third of Adults," *USA Today*, January 13, 2010, http://www.usatoday.com/news/health/weightloss/2010-01-13-obesity-rates_N.htm.
2 U.S. Centers for Disease Control and Prevention, "Crude and Age-Adjusted Percentage of Civilian, Noninstitutionalized Population with Diagnosed Diabetes, United States, 1980-2010," 最終更新日:2012年4月26日、http://www.cdc.gov/diabetes/statistics/prev/national/figage.htm.
3 United States Environmental Protection Agency, "Cardiovascular Disease Prevalence and Mortality," 最終更新日:2011年6月、http://cfpub.epa.gov/eroe/index.cfm?fuseaction=detail.viewPDF&ch=49&lShowInd=0&subtop=381&lv=list.listByChapter&r=235292.
4 International Diabetes Federation, "Morbidity and Mortality", August 3, 2009, http://www.idf.org/diabetesatlas/diabetes-mortality.
5 B. Starfield, "Is US Health Really the Best in the World?", *Journal of the American Medical Association* 284, no. 4 (2000): 483-85.
6 同上
7 Centers for Disease Control and Prevention, "10 Leading Causes of Death by Age Group, United States—2010," アクセス日:2012年12月2日、http://www.cdc.gov/injury/wisqars/pdf/10LCID_All_Deaths_By_Age_Group_2010-a.pdf.

第2章

1 R. A. Vogel, M. C. Corretti, and G. D. Plotnick, "Effect of a Single High-Fat Meal on Endothelial Function in Healthy Subjects," *American Journal of Cardiology* 79, no. 3 (February 1, 1997): 350-54.
2 Miranda Hitti, "FDA Approves New Angina Drug: Ranexa Is for Patients Who Haven't Responded to Other Chest Pain Drugs," WebMD, February 7, 2006, http://www.webmd.com/heart-disease/news/20060207/fda-approves-new-angina-drug.
3 Kristin Johannsen, Ginseng Dreams: *The Secret World of America's Most Valuable Plant* (Lexington, KY: The University Press of Kentucky, 2006); Kim Young-Sik, "The Ginseng 'Trade War,'" アクセス日:2013年2月12日、http://www.asianresearch.org/articles/1438.html.
4 L. M. Morrison, "Arteriosclerosis: Recent Advances in the Dietary and Medicinal Treatment," *Journal of the American Medical Association* 145, no. 16 (1951): 1232-1236; L. M. Morrison, "Diet in Coronary Atherosclerosis," *Journal of the American Medical Association* 173, no. 8 (1960): 884-888.
5 N. Pritikin and P. M. McGrady, *The Pritikin Program for Diet and Exercise* (New York: Bantam Books, 1984): 438
6 Caldwell B. Esselstyn Jr., *Prevent and Reverse Heart Disease: The Revolutionary, Scientifically Proven, Nutrition-Based Cure* (New York: Avery Trade, 2008); C. B. Esselstyn Jr., S. G. Ellis, S. V. Medendorp, and T. D. Crowe, "A

Strategy to Arrest and Reverse Coronary Artery Disease: A 5-Year Longitudinal Study of a Single Physician's Practice," *Journal of Family Practice* 41, no. 6 (1995): 560-68.
7 Dean Ornish, *Eat More, Weigh Less* (New York: HarperCollins, 1993); D. Ornish, S. E. Brown, L. W. Scherwitz, J. H. Billings, W. T. Armstrong, T. A. Ports, S. M. McLanahan, R. L. Kirkeeide, R. J. Brand, and K. L. Gould, "Can Lifestyle Changes Reverse Coronary Heart Disease?", *Lancet* 336, no. 8708 (1990): 129-33.
8 Esselstyn et al., "A Strategy to Arrest and Reverse."
9 C. B. Esselstyn, Jr., "Updating a 12-year Experience with Arrest and Reversal Therapy for Coronary Heart Disease (An Overdue Requiem for Palliative Cardiology)," *American Journal of Cardiology* 84 (August 1, 1999): 339-341.
10 Miranda Hitti, "FDA Approves New Angina Drug: Ranexa Is for Patients Who Haven't Responded to Other Chest Pain Drugs," WebMD, February 7, 2006, http://www.webmd.com/heart-disease/news/20060207/fda-approves-new-angina-drug.
11 実際に必要とされるデータポイントの正確な数は、ある程度レベルの高い統計学の教科書であればどれにでも巻末附録に掲載されているのでご参照ください。ここでのポイントは、非常に深い成果をあげたエッセルスティン博士の研究は少ない人数でも成し遂げることが可能だったという点です。一般的な治験では不可能です。

第3章

1 T. V. Madhavan and C. Gopalan, "The Effect of Dietary Protein on Carcinogenesis of Aflatoxin," *Archives of Pathology* 85, no. 2 (February 1968): 133-37.
2 Gerardus Johannes Mulder, "On the Composition of Some Animal Substances," *Journal für praktische Chemie* 16 (1839): 129-52 (the paper where he named protein, according to H. N. *Munro in Mammalian protein metabolism*, Vol. I, eds. H. N. Munro and J. B. Allison, Academic Press (1964): 1-29); Gerardus Johannes Mulder, *The Chemistry of Vegetable & Animal Physiology*, trans. P.F.G. Fromberg (Edinburgh, Scotland: W. Blackwood & Sons, 1849).
3 D. A. Schulsinger, M. M. Root, and T. C. Campbell, "Effect of Dietary Protein Quality on Development of Aflatoxin B1-Induced Hepatic Preneoplastic Lesions," *Journal of the National Cancer Institute* 81 (1989): 1241-1245.
4 L. D. Youngman, "Recall, Memory, Persistence, and the Sequential Modulation of Preneoplastic Lesion Development by Dietary Protein," Cornell University: Masters Thesis (1987, T. C. Campbell, mentor).
5 G. E. Dunaif and T. C. Campbell, "Relative Contribution of Dietary Protein Level and Aflatoxin B1 Dose in Generation of Presumptive Preneoplastic Foci in Rat Liver," *Journal of the National Cancer Institute* 78 (1987): 365-69; L. D. Youngman and T. C. Campbell, "Inhibition of Aflatoxin B1-Induced Gamma-Glutamyl Transpeptidase Positive (GGT+) Hepatic Preneoplastic Foci and Tumors by Low Protein Diets: Evidence That Altered GGT+ Foci Indicate Neoplastic Potential," *Carcinogenesis* 13, no. 9 (1992): 1607-13.
6 J. Chen, T. C. Campbell, J. Li, and R. Peto, *Diet, Life-Style and Mortality in China. A study of the characteristics of 65 Chinese counties* (Oxford, United Kingdom; Ithaca, NY; and Beijing, People's Republic of China: Oxford University Press,

Cornell University Press, and People's Medical Publishing House, 1990).
7 M. F. Muldoon, S. B. Manuck, and K. A. Matthews, "Lowering Cholesterol Concentrations and Mortality: A Quantitative Review of Primary Prevention Trials," *BMJ* 301, no. 6747 (1990): 309-14.
8 G. N. Stemmermann, A. M. Nomura, L. K. Heilbrun, E. S. Pollack, and A. Kagan, "Serum Cholesterol and Colon Cancer Incidence in Hawaiian Japanese Men," *Journal of the National Cancer Institute* 67, no. 6 (1981): 1179-82.
9 Madhavan and Gopalan, "The Effect of Dietary Protein on Carcinogenesis."
10 T. V. Madhavan and C. Gopalan, "Effect of Dietary Protein on Aflatoxin Liver Injury in Weanling Rats," *Archives of Pathology* 80 (August 1965): 123-26.

第2部

第4章

1 David Foster Wallace, "David Foster Wallace, In His Own Words," *More Intelligent Life*, September 19, 2008, http://moreintelligentlife.com/story/david-foster-wallace-in-his-own-words.

第5章

1 1956年にコーネル大学で修士課程の卒業試験のために口頭テストを受けたときの出来事を思い出します。そこで私は当時知られていたアミノ酸の名前をひとつひとつ挙げ、それぞれの化学構造の説明をしなければなりませんでした。私は言えなかったので、落第しかけました。いまだに何も見ないですべてを言うことができないのですが、私自身これを何年間も教えていました!

2 R. S. Preston, J. R. Hayes, and T. C. Campbell, "The Effect of Protein Deficiency on the In Vivo Binding of Aflatoxin B1 to Rat Liver Macromolecules," *Life Sciences* 19, no. 8 (October 15, 1976): 1191-98.
3 K. D. Mainigi and T. C. Campbell, "Subcellular Distribution and Covalent Binding of Aflatoxins as Functions of Dietary Manipulation," *Journal of Toxicology and Environmental Health* 6 (1980): 659-671.
4 "Mona Vie: Discover the Beat of a Healthy Heart," Monavie.com, アクセス日：2012年12月2日、http://www.monavie.com/products/health-juices/monavie-pulse.
5 アメリカ栄養補助食品事務局, "Dietary Supplement Fact Sheet: Multivitamin/mineral Supplements," アクセス日：2012年12月2日、http://ods.od.nih.gov/factsheets/MVMS-HealthProfessional.
6 K. S. Kubena and D. N. McMurray, "Nutrition and the Immune System: A Review of Nutrient-Nutrient Interactions," *Journal of the American Dietetic Association* 96 (1996): 1156-1164.
7 T. C. Campbell and J. R. Hayes, "Role of Nutrition in the Drug Metabolizing System," *Pharmacological Reviews* 26 (1974): 171-197.
8 N. W. Tietz, *Textbook of Clinical Chemistry* (Philadelphia: W. B. Saunders Co, 1986).

第6章

1　プラセボ効果とは患者が良くなると思い込んでいるために良くなることで、これは今まで研究対象となった記録の中で最も強力な介入のひとつとされています。あらゆる介入の効果の3割は、効き目の強い薬を飲んだのだから回復するという、患者自身の思い込みによる実現に起因すると考える研究者もいます。

第7章

1　T. C. Campbell and J. R. Hayes, "Role of Nutrition in the Drug Metabolizing Enzyme System," *Pharmacological Reviews* 26, no. 3 (September 1974): 171-97; T. C. Campbell and J. R. Hayes, "The Role of Aflatoxin in Its Toxic Lesion," *Toxicology and Applied Pharmacology* 35, no. 2 (February 1976): 199-222.

2　本章ではアフラトキシングループに属するすべてを総称する意味でAFという言葉を使用していますが、当時の研究では主にアフラトキシンB1を取り上げました。これはアフラトキシングループの中でも最も一般的で発がん性が強いとされるものです。

3　K. Sargeant, A. Sheridan, J. O' Kelly, and R. B. A. Carnaghan, "Toxicity Associated with Certain Samples of Groundnuts," *Nature* 192 (1961): 1096-97.

4　M. C. Lancaster, F. P. Jenkins, and J. M. Philp, "Toxicity Associated with Certain Samples Of Groundnuts," *Nature* 192 (1961): 1095-96; W. H. Butler and J. M. Barnes, "Toxic Effects of Groundnut Meal Containing Aflatoxin to Rats and Guinea Pigs," *British Journal of Cancer* 17, no. 4 (1964): 699-710; G. N. Wogan and P. M. Newberne, "Dose-Response Characteristics of Aflatoxin B1 Carcinogenesis in the Rat," *Cancer Research* 27, no. 12 (December 1967): 2370-76.

5　Lancaster et al., "Toxicity" ; Butler and Barnes, "Toxic Effects."

6　T. C. Campbell, J. P. Caedo Jr., J. Bulatao-Jayme, L. Salamat, and R. W. Engel, " Aflatoxin M1 in Human Urine," *Nature* 227 (1970): 403-4.

7　T. C. Campbell and L. A. Salamat, "Aflatoxin Ingestion and Excretion by Humans," *in Mycotoxins in Human Health*, ed. I. F. Purchase (London: Macmillan, 1971): 263-69.

8　T. C. Campbell, "Present Day Knowledge on Aflatoxin," *Philippine Journal of Nutrition* 20 (1967): 193-201.

9　同書。AFを避けたいと思っている人に現実的なアドバイスをするとすれば、ピーナッツを食べるために自分で皮をむいたとき、変色しているしなびた粒は食べないことです。

10　一般的に、人に食べたものを尋ねるよりも、尿サンプルを取ったほうがAFの消費量について信頼性の高い推定が可能となります。人は食べた量を忘れたり、過大評価したり過小評価したりします。調査員に良い印象を与える目的で家族の食事を「改善」している場合もあります。いずれも多くの食事調査でよく取り上げられる問題です。

11　Campbell et al., "Aflatoxin M1 in Human Urine"; T. C. Campbell, R. O. Sinnhuber, D. J. Lee, J. H. Wales, and L. A. Salamat, "Brief Communication: Hepatocarcinogenic Material in Urine Specimens from Humans Consuming Aflatoxin," *Journal of the National Cancer Institute* 52 (1974): 1647-49.

12　Campbell et al., "Brief Communication."

13　同書。この実験体系はオレゴン州立大学のラッセル・シンフーバー博士の指揮によるものでした。

14　Wogan and Newberne, "Dose-Response Characteristics" ; R. S. Portman, K. M. Plowman, and T. C. Campbell, "On Mechanisms Affecting Species Susceptibility

to Aflatoxin," *Biochimica et Biophysica* Acta 208, no 3 (June 1970): 487-95.
15 Portman et al., "On Mechanisms Affecting Species."
16 R. Allcroft and R. B. A. Carnaghan, "Groundnut Toxicity: And Examination for Toxin in Human Food Products from Animals Fed Toxic Groundnut Meal," *Veterinary Record* 75 (1963): 259-63.
17 A. H. Conney, "Pharmacological Implications of Microsomal Enzyme Induction," *Pharmacological Reviews* 19 (1967): 317-66.
18 M. Maso, "Decrease in Mixed Function Oxidase Activity in Rat Liver Over Time," Cornell University: Undergraduate Honors Thesis (1979, T. C. Campbell, mentor).
19 Madhavan and Gopalan, "Effect of Dietary Protein on Carcinogenesis."
20 W. L. Elliot, "Bioenergetics: Pathways of Human Energy Metabolism," HealthBuilding.com, http://www.healthbuilding.com/metabolism.htm. この図のフルカラー版がHealthBuilding.comにて有料で入手可能です。
21 R. L. Lewis, *The Unity of the Sciences Volume One: Do Proteins Teleport in an RNA World?* (New York: International Conference on the Unity of the Sciences, 2005).
22 Madhavan and Gopalan, "The Effect of Dietary Protein on Carcinogenesis."
23 Madhavan and Gopalan, "Effect of Dietary Protein on Aflatoxin" ; Madhavan and Gopalan, "Effect of Dietary Protein on Carcinogenesis."
24 J. R. Hayes, M. U. K. Mgbodile, and T. C. Campbell, "Effect of Protein Deficiency on the Inducibility of the Hepatic Microsomal Drug-metabolizing Enzyme System. I. Effect on Substrate Interaction with Cytochrome P-450," *Biochemical Pharmacology* 22 (1973): 1005-14; M. U. K. Mgbodile, J. R. Hayes, and T. C. Campbell, "Effect of Protein Deficiency on the Inducibility of the Hepatic Microsomal Drug-metabolizing Enzyme System. II. Effect on Enzyme Kinetics and Electron Transport System," *Biochemical Pharmacology* 22 (1973): 1125-32; J. R. Hayes and T. C. Campbell, "Effect of Protein Deficiency on the Inducibility of the Hepatic Microsomal Drug-metabolizing Enzyme System. III. Effect of 3-Methylcholanthrene Induction on Activity and Binding Kinetics," *Biochemical Pharmacology* 23 (1974): 1721-32.
25 Madhavan and Gopalan, "The Effect of Dietary Protein on Carcinogenesis."
26 R. C. Garner, E. C. Miller, J. A. Miller, J. V. Garner, and R. S. Hanson, "Formation of a Factor Lethal for *S. Typhimurium* TA1530 and TA1531 on Incubation of Aflatoxin B1 with Rat Liver Microsomes," *Biochemical and Biophysical Research Communications* 45 (1971): 774-80.
27 W. P. Doherty and T. C. Campbell, "Aflatoxin Inhibition of Rat Liver Mitochondria," *Chemical and Biological Interactions* 7 (1973): 63-77.
28 J. R. Hayes, M. U. K. Mgbodile, A. H. Merrill Jr., L. S. Nerurkar, and T.C. Campbell, "The Effect of Dietary Protein Depletion and Repletion on Rat Hepatic Mixed Function Oxidase Activities," *Journal of Nutrition* 108 (1978): 1788-97; L. S. Nerurkar, J. R. Hayes, and T. C. Campbell, "The Reconstitution of Hepatic Microsomal Mixed Function Oxidase Activity with Fractions Derived from Weanling Rats Fed Different Levels of Protein," *Journal of Nutrition* 108 (1978): 678-86.
29 J. R. Hayes et al., "Effect of Dietary Protein" ; L. S. Nerurkar et al., "Mixed Function Oxidase Activity" ; Preston et al., "Effect of Protein Deficiency I."
30 A. A. Adekunle, J. R. Hayes, and T. C. Campbell, "Interrelationships of Dietary

Protein Level, Aflatoxin B1 Metabolism, and Hepatic Microsomal Epoxide Hydrase Activity," *Life Sciences* 21 (1977): 1785-92.

31 K. D. Mainigi and T. C. Campbell, "Effects of Low Dietary Protein and Dietary Aflatoxin on Hepatic Glutathione Levels in F-344 Rats," *Toxicology and Applied Pharmacology* 59 (1981): 196-203.

第8章

1 医療的な衛生の重要性については、何世紀も前から助産婦の間では知られてきました。しかし、医療施設に導入されたのは、ルイ・パスツール、ロベルト・コッホ、エドワード・ジェンナーらが細菌の存在と感染のしくみを実証してからのことでした。これはリダクショニズムのもうひとつの落とし穴です。科学者がそういったものを分離し、測定する手段を持つまでは、そのようなものは存在せず、存在し得ないという主張を曲げず、違うことを言う人は誰もが無知で迷信信者呼ばわりされます。

2 John Markoff, "Cost of Gene Sequencing Falls, Raising Hopes for Medical Advances," *New York Times*, March 7, 2012, http://www.nytimes.com/2012/03/08/technology/cost-of-gene-sequencing-falls-raising-hopes-for-medical-advances.html

3 同書

4 4つの文字で塩基対を2種類（A-TまたはG-C）しか作ることができないということは、それほど多くの単語の可能性が生まれないと思われるかもしれません。しかし、塩基対が2つしかない鎖の場合、アレンジすることのできる配列は16種類になる一方、塩基対が4つある鎖では、同様にアレンジ可能な配列が64種類になります。さらに、理論的にはそれぞれの塩基対を塩基対に使うことのできる回数に限りがありません。具体例を挙げると、あるひとつの文字のユニットが8～10個連続で連なり、これに続いて2つ目の文字のユニットが1個か2個、もう一度最初の文字のユニットが2～3個、3つ目の文字のユニットが1個、4個目の文字のユニットが複数個と連なっていたとします。考えられる組み合わせはほぼ無限です。

このすごさがまだ十分に伝わっていないとすれば、このように考えてみてください。DNAのたった1個の分子の長さに沿って合計で30億個の塩基が数珠なりに並んでいます（100万などという単位ではありません。10億です）。これらの塩基をこの鎖に沿ってわずか1ミリおきに置いてみると、その総延長は1,824マイル（約3,000キロメートル）になります。これはまさに、エンパイア・ステート・ビルディングの6,600倍以上の高さです！　その順番はランダムのように見えるかもしれませんが、実は違います。その30億個の塩基の中から数十個だけを取り出し、これを真珠のように普通の長さのネックレスに通したとします。ここでこのネックレスを手に持ちます。そして、鎖の末端から真珠をバラバラと落として山積みにし、これをよく混ぜて、それからさっきとまったく同じ順番に並べなおすと仮定します。数十個でさえ無理だと感じられるかもしれませんが、同じことを30億個でやることを考えてみてください。

5 実際には少しごまかしがありました。私たちの遺伝物質の95%については科学者の理解がまだおよんでおらず、「ジャンクDNA」などという名前が付けられて見すごされてきました。ごく最近になってようやく、このジャンクDNAは実際に重要な情報を持っていて、ただ人間が解読できていないだけだという可能性が遺伝学で真剣に取り上げられはじめています。

6 U.S. Department of Energy Office of Science, "Gene Therapy," Human Genome Project Information, 2011年8月24日更新, http://www.ornl.gov/sci/techresources/Human_Genome/medicine/genetherapy.shtml.

7 同著。J. Lazarou, B. H. Pomeranz, and P. N. Corey, "Incidence of Adverse Drug Reactions in Hospitalized Patients: A Meta-analysis of Prospective Studies," *Journal of the American Medical Association* 279, no. 15 (1998): 1200-5, 参照先：

U.S. Department of Energy Office of Science, "Pharmacogenomics," Human Genome Project Information, 2011年9月19日更新, http://www.ornl.gov/sci/techresources/Human_Genome/medicine/pharma.shtml.
8 Lazarou, Pomeranz, and Corey, "Incidence of Adverse Drug Reactions."
9 同書
10 同書
11 同書。U.S. Department of Energy Office of Science, "Pharmacogenomics," Human Genome Project Information, 2011年9月19日 更 新, http://www.ornl.gov/sci/techresources/Human_Genome/medicine/pharma.shtml.
12 Committee on Diet, Nutrition, and Cancer, *Diet, Nutrition, and Cancer* (Washington, DC: National Academies Press, 1982).
13 R. Doll and R. Peto, "The Causes of Cancer: Quantitative Estimates of Avoidable Risks of Cancer in the United States Today," *Journal of the National Cancer Institute* 66, no. 6 (1981): 1192-1265.
14 同書

第9章

1 K. K. Carroll, L. M. Braden, J. A. Bell, and R. Kalamegham, "Fat and Cancer," supplement, Cancer 58, no. 8 (1986): 1818-25; B. S. Drasar and D. Irving, "Environmental Factors and Cancer of the Colon and Breast," *British Journal of Cancer* 27, no. 2 (1973): 167-72; J. Higginson, "Etiological Factors in Gastrointestinal Cancer in Man," *Journal of the National Cancer Institute* 37, no. 4 (October 1966): 527-45; J. Higginson, "Present Trends in Cancer Epidemiology," *Canadian Cancer Conference* (Honey Harbour, Ontario: Proceedings of the Eighth Canadian Cancer Conference, 1969): 40-75; J. Higginson and C. S. Muir, "Epidemiology in Cancer," *Cancer Medicine*, edited by J. F. Holland and E. Frei (Philadelphia: Lea and Febiger, 1973): 241-306; J. Higginson and C. S. Muir, "Environmental Carcinogenesis: Misconceptions and Limitations to Cancer Control," *Journal of the National Cancer Institute* 63, no. 6 (December 1979): 1291-98; E. L. Wynder and T. Shigematsu, "Environmental Factors of Cancer of the Colon and Rectum," *Cancer* 20, no. 9 (September 1967): 1520-61.
2 Michael Tortorello, "Is It Safe to Play Yet?" *New York Times*, March 14, 2012, http://www.nytimes.com/2012/03/15/garden/going-to-extreme-lengths-to-purge-household-toxins.html.
3 C. Campbell and L. Friedman, "Chemical Assay and Isolation of Chick Edema Factor in Biological Materials," *Journal of the American Association for Agricultural Chemistry* 49 (1966): 824-28. 私がダイオキシンを浴びたのは、1980年代にPBWF食を取り入れるずっと前のことです。
4 J. Huff, M. F. Jacobson, and D. L. Davis, "The Limits of Two-Year Bioassay Exposure Regimens for Identifying Chemical Carcinogens," *Environmental Health Perspectives* 116 (2008): 1439-1442.
5 S. M. Cohen, "Risk Assessment in the Genomic Era," *Toxicologic Pathology* 32 (2004): 3-8.

第10章

1 Y. Singh, M. Palombo, and P. J. Sinko, "Recent Trends in Targeted Anticancer Prodrug and Conjugate Design," *Current Medical Chemistry* 15, no. 18 (2008): 1802-26; Y. H. Lu, X. Q. Gao, M. Wu, D. Zhang-Negrerie, and Q. Gao, "Strategies on the Development of Small Molecule Anticancer Drugs for Targeted Therapy," *Mini Reviews in Medicinal Chemistry* 11 (2011): 611-24; R. Munagala, F. Aqil, and R. C. Gupta, "Promising Molecular Targeted Therapies in Breast Cancer," *Indian Journal of Pharmacology* 43, no. 3 (2011): 236-45; H. Panitch and A. Applebee, "Treatment of Walking Impairment in Multiple Sclerosis: An Unmet Need for a Disease-Specific Disability," *Expert Opinion on Pharmacotherapy* 12, no. 10 (March 2011): 1511-21; J. Rautio, H. Kumpulainen, T. Heimbach, R. Oliyai, D. Oh, T. Järvinen, and J. Savolainen, "Prodrugs: Design and Clinical Applications," *Nature Reviews: Drug Discovery* 7, no. 3 (2008): 255-70; P. Ettmayer, G. L. Amidon, B. Clement, and B. Testa, "Lessons Learned from Marketed and Investigational Prodrugs," *Journal of Medicinal Chemistry* 47 no. 10 (May 2004): 2393-2404.

2 これは有効な医薬候補の可能性を秘めた資源として熱帯雨林を保全する実益を製薬会社に与えることとなり、これが唯一の良い副作用と言うことができるかもしれません。

3 Singh et al., "Recent Trends."

4 Gale Encyclopedia of Public Health, "International Statistical Classification of Diseases and Related Health Problems," Answers.com, アクセス日：2012年11月11日、http://www.answers.com/topic/icd.

第11章

1 C. Thurston, "Dietary Supplements: The Latest Trends & Issues," *Nutraceuticals World*, April 1, 2008, http://www.nutraceuticalsworld.com/issues/2008-04/view_features/dietary-supplements-the-latest-trends-amp-issues/.

2 同書

3 "Apple, Raw, with Skin," SelfNutritionData, アクセス日：2012年11月11日, http://nutritiondata.self.com/facts/fruits-and-fruit-juices/1809/2.

4 M. V. Eberhardt, C. Y. Lee, and R. H. Liu, "Antioxidant Activity of Fresh Apples," *Nature* 405, no. 6789 (June 22, 2000): 903-4.

5 J. Boyer and R. H. Liu, "Review: Apple Phytochemicals and Their Health Effects," *Nutrition Journal* 3, no. 5 (2004), http://www.nutritionj.com/content/3/1/5.

6 同書；K. Wolfe, X. Z. Wu, and R. H. Liu, "Antioxidant Activity of Apple Peels," *Journal of Agricultural and Food Chemistry* 51, no. 3 (January 29, 2003): 609-14.

7 C. D. Morris and S. Carson, "Routine Vitamin Supplementation to Prevent Cardiovascular Disease: A Summary of the Evidence for the U.S. Preventive Services Task Force," *Annals of Internal Medicine* 139, no. 1 (2003): 56-70.

8 U.S. Preventive Services Task Force. "Routine Vitamin Supplementation to Prevent Cancer and Cardiovascular Disease: Recommendation and Rationale," *Annals of Internal Medicine* 139, no. 1 (2003): 51-55.

9 同書

10 H. M. Evans and K. S. Bishop, "On the Existence of a Hitherto Unrecognized Dietary Factor Essential for Reproduction," *Science* 56, no. 1458 (1922): 650-51.
11 D. Farbstein, A. Kozak-Blickstein, and A. P. Levy, "Antioxidant Vitamins and Their Use in Preventing Cardiovascular Disease," *Molecules* 15, no. 11 (2010): 8098-8110; B. B. Aggarwal, C. Sundarum, S. Prasad, and R. Kannappan, "Tocotrienols, the Vitamin E of the 21st Century: Its Potential against Cancer and Other Chronic Diseases," *Biochemical Pharmacology* 80, no. 11 (2010): 1613-31.
12 C. H. Hennekens, J. M. Gaziano, J. E. Manson, and J. E. Buring, "Antioxidant Vitamin-Cardiovascular Disease Hypothesis Is Still Promising, But Still Unproven: The Need for Randomized Trials," *American Journal of Clinical Nutrition* 62 (1995): 1377S-1380S.
13 B. C. Pearce, R. A. Parker, M. E. Deason, A. A. Qureshi, and J. J. Wright, "Hypocholesterolemic Activity of Synthetic and Natural Tocotrienols," *Journal of Medicinal Chemistry* 35, no. 20 (1992): 3595-3606.
14 同書
15 A. Augustyniak et al., "Natural and Synthetic Antioxidants: An Updated Overview," *Free Radical Research* 44, no. 10 (2010): 1216-62.
16 E. B. Rimm, M. J. Stampfer, A. Ascherio, E. Giovannucci, G. A. Colditz, and W. C. Willett, "Vitamin E Consumption and the Risk of Coronary Heart Disease in Men," *New England Journal of Medicine* 328, no. 20 (May 20, 1993): 1450-56; M. J. Stampfer, C. H. Hennekens, J. E. Manson, G. A. Colditz, B. Rosner, and W. C. Willett, "Vitamin E Consumption and the Risk of Coronary Disease in Women," *New England Journal of Medicine* 328, no. 20 (May 20, 1993): 1444-49.
17 H. D. Sesso, J. E. Buring, W. G. Christen, T. Kurth, C. Belanger, J. MacFadyen, V. Bubes, J. E. Manson, R. J. Glynn, and J. M. Gaziano, "Vitamins E and C in the prevention of cardiovascular disease in men," *Journal of the American Medical Association* 300, no. 18 (2008): 2123-2133; "Vitamins E and C" ; I. M. Lee, N. R. Cook, J. M. Gaziano, D. Gordon, P. M. Ridker, J. E. Manson, C. H. Hennekens, and J. E. Buring, "Vitamin E in the Primary Prevention of Cardiovascular Disease and Cancer: The Women' s Health Study: A Randomized Controlled Trial," *Journal of the American Medical Association* 294, no. 1 (2005): 56-65; E. Lonn et al., "Effects of Long-Term Vitamin E Supplementation on Cardiovascular Events and Cancer: A Randomized Controlled Trial," *Journal of the American Medical Association* 293, no. 11 (2005); 1338-47; D. P. Vivekananthan, M. S. Penn, S. K. Sapp, A. Hsu, and E. J. Topol, "Use of Antioxidant Vitamins for the Prevention of Cardiovascular Disease: Meta-analysis of Randomised Trials," *Lancet* 361, no. 9374 (June 14, 2003): 2017-23.
18 I. M. Lee et al., "Vitamin E in the Primary Prevention" ; E. Lonn et al., "Effects of Long-Term Vitamin E" ; V. A. Kirsh et al., "Supplemental and Dietary Vitamin E, Beta-Carotene, and Vitamin C Intakes and Prostate Cancer Risk," *Journal of the National Cancer Institute* 98, no. 4 (February 15, 2006): 245-54; S. M. Lippman et al., "Effect of Selenium and Vitamin E on Risk of Prostate Cancer and Other Cancers: The Selenium and Vitamin E Cancer Prevention Trial (SELECT)," *Journal of the American Medical Association* 301, no. 1 (January 7, 2009): 39-51.

19 S. M. Lippman et al., "Effect of Selenium" ; S. Liu, I. M. Lee, Y. Song, M. Van Denburgh, N. R. Cook, J. E. Manson, and J. E. Buring, "Vitamin E and Risk of Type 2 Diabetes in the Women' s Health Study Randomized Controlled Trial," *Diabetes* 55, no. 10 (October 2006): 2856-62.
20 W. G. Christen, R. J. Glynn, H. D. Sesso, T. Kurth, J. MacFayden, V. Bubes, J. E. Buring, J. E. Manson, and J. M. Gaziano, "Age-Related Cataract in a Randomized Trial of Vitamins E and C in Men," *Archives of Ophthalmology* 128, no. 11 (November 2010): 1397-1405.
21 I G. Tsiligianni and T. van der Molen, "A Systematic Review of the Role of Vitamin Insufficiencies and Supplementation in COPD," *Respiratory Research* 11, (December 6, 2010): 171.
22 G. Bjelakovic, D. Nikolova, L. L. Gluud, R. G. Simonetti, and C. Gluud, "Antioxidant Supplements for Prevention of Mortality in Healthy Participants and Patients with Various Diseases," *Cochrane Database of Systematic Reviews* 3 (March 14, 2012): CD007176. DOI: 10.
23 Y. Dotan, D. Lichtenberg, and I. Pinchuk, "No Evidence Supports Vitamin E Indiscriminate Supplementation," *Biofactors* 35 ,no. 6 (2009): 469-73; J. Blumberg and B. Frei, "Why Clinical Trials of Vitamin E and Cardiovascular Diseases May Be Fatally Flawed," *Free Radical Biology & Medicine* 43, no. 10 (2007): 1374-76.
24 Aggarwal et al., "Tocotrienols."
25 Farbstein et al., "Antioxidant Vitamins."
26 Lonn et al., "Effects of Long-Term Vitamin E."
27 Goran Bjelakovic, Dimitrinka Nikolova, Lise Lotte Gluud, Rosa G. Simonetti, and Christian Gluud, "Mortality in Randomized Trials," *Journal of the American Medical Association* 297, no. 8 (2007): 842-857; E. R. Miller, R. Pastor-Barriuso, D. Dalal, R. A. Riemersma, L. J. Appel, and E. Guallar, "Meta-analysis: High-dose Vitamin E Supplementation May Increase All-cause Mortality," *Annals of Internal Medicine* 142 (2005): 37-46.
28 S. O. Ebbesson et al., "Fatty Acid Consumption and Metabolic Syndrome Components: The GOCADAN Study," *Journal of the Cardiometabolic Syndrome* 2, no. 4 (2007): 244-49.
29 E. Lopez-Garcia, M. B. Schulze, J. E. Manson, J. B. Meigs, C. M. Albert, N. Rifai, W. C. Willett, F. B. Hu, "Consumption of (n-3) Fatty Acids Is Related to Plasma Biomarkers of Inflammation and Endothelial Activation in Women," *Journal of Nutrition* 134, no.7(2004):1806-11;R. J. Deckelbaum, T. S. Worgall, and T. Seo, "n-3 Fatty Acids and Gene Expression," supplement, *Americn Journal of Clinical Nutrition* 83, no. 6 (2006): 1520S-25S.
30 S. V. Kaushik, D. Mozaffarian, D. Spiegelman, J. E. Manson, and W. Willett, "Long-Chain Omega-3 Fatty Acids, Fish Intake, and the Risk of Type 2 Diabetes Mellitus," *American Journal of Clinical Nutrition* 90, no. 3 (2009): 613-20.
31 L. Hooper et al., "Risks and Benefits of Omega 3 Fats for Mortality, Cardiovascular Disease, and Cancer: Systematic Review," *BMJ* 332, no. 7544 (2006): 752-60.
32 Kaushik et al., "Long-Chain Omega-3 Fatty Acids."
33 C. S. Foote, Y. C. Chang, and R. W. Denny, "Chemistry of Singlet Oxygen. X. Carotenoid Quenching Parallels Biological Protection," *Journal of the American*

Chemical Society 92, no. 17 (1970): 5216-18; J. E. Packer, J. S. Mahood, V. O. Mora-Arellano, T. F. Slater, R. L. Willson, and B. S. Wolfenden, "Free Radicals and Singlet Oxygen Scavengers: Reaction of a Peroxy-radical withβ -carotene, Diphenyl Furan and 1,4-diazobicyclo(2,2,2)-octane," Biochemical and *Biophysical Research Communications* 98, no. 4 (1981): 901-6.

34 R. Peto, R. Doll, and J. D. Buckley, "Can Dietary Beta-Carotene Materially Reduce Human Cancer Rates?" *Nature* 290, no. 5803 (1981): 201-8.

35 G. S. Omenn, "Chemoprevention of Lung Cancers: Lessons from CARET, the Beta-Carotene and Retinol Efficacy Trial, and Prospects for the Future," *European Journal of Cancer Prevention* 16, no. 3 (2007): 184-91.

36 G. S. Omenn et al., "Effects of a Combination of Beta Carotene and Vitamin A on Lung Cancer and Cardiovascular Disease," *New England Journal of Medicine* 334, no. 18 (1996): 1150-55.

37 Omenn, "Chemoprevention of Lung Cancers."

38 A. Saremi and R. Arora, "Vitamin E and Cardiovascular Disease," *American Journal of Therapeutics* 17, no. 3 (2010): e56-e65; Farbstein et al., "Antioxidant Vitamins."

39 Augustyniak et al., "Natural and Synthetic Antioxidants."

40 同書; Farbstein et al., "Antioxidant Vitamins" ; Aggarwal et al., "Tocotrienols" ; Dotan et al., "No Evidence Supports Vitamin E" ; A. R. Ndhlala, M. Moyo, and J. Van Staden, "Natural Antioxidants: Fascinating or Mythical Biomolecules?" *Molecules* 15, no. 10 (2010): 6905-30; E. M. Becker, L. R. Nissen, and L. H. Skibsted, "Antioxidant Evaluation Protocols: Food Quality or Health Effects," *European Food Research and Technology* 219, no. 6 (2004): 561-71.

第12章

1 D. Pimentel et al., "Environmental and Economic Costs of Soil Erosion and Conservation Benefits," *Science* 267, no. 5201 (1995): 1117-23; R. Segelken, in Cornell University news release (Ithaca, NY: 1997); D. Pimentel in Canadian Society of Animal Science Meetings (Montreal, Canada: 1997).

2 Food and Agriculture Organization of the United Nations, "Deforestation Causes Global Warming," news release, September 4, 2006, http://www.fao.org/newsroom/en/news/2006/1000382/index.html.

3 H. Steinfeld, P. Gerber, T. Wassenaar, V. Castel, M. Rosales, and C. de Haan, *Livestock' s Long Shadow: Environmental Issues and Options*, Food and Agriculture Organization of the United Nations: Rome (2006), ftp://ftp.fao.org/docrep/fao/010/a0701e/a0701e00.pdf.

4 同書

5 R. Goodland, "Our choices to overcome the climate crisis," NGO Global Forum 14 (Gwangju, Korea, 2011).

6 ひとつお断りしておきますが、牛の飼育のすべての手法が地球温暖化に寄与しているわけではなさそうです。適切に管理された放牧牛であれば、土壌作りと牧草地の地力の改善を助けることで実質的に炭素排出量が減少するという証拠が出ています。(" What' s Your Beef?" National Trust, http://www.nationaltrust.org.uk/servlet/file/store5/item842742/version1/What' s%20your%20beef.pdf, 2012. この論文には肉の健康への影響についての結論はないものの、解説されている炭素隔離についての研究は根拠に基づいたもののようです。
7 David E. Kromm, "Ogallala Aquifer," *Water Encyclopedia*, アクセス日：2012年11月11日, http://www.waterencyclopedia.com/Oc-Po/Ogallala-Aquifer.html; Manjula V. Guru and James E. Horne, The Ogallala Aquifer (Poteau, Oklahoma: The Kerr Center for Sustainable Agriculture, 2000), http://www.kerrcenter.com/publications/ogallala_aquifer.pdf.
8 Manjula V. Guru and James E. Horne, *The Ogallala Aquifer*.
9 同書
10 同書
11 同書
12 Neal D. Barnard, *Foods That Fight Pain: Revolutionary New Strategies for Maximum Pain Relief* (New York: Three Rivers Press, 1999): 368.

第3部

第14章

1 G. L. Hildenbrand, L. C. Hildenbrand, K. Bradford, and S. W. Cavin, "Five-Year Survival Rates of Melanoma Patients Treated by Diet Therapy after the Manner of Gerson: A Retrospective Review," *Alternative Therapies in Health and Medicine* 1, no. 4 (1995): 29-37.
2 マックス・ゲルソン博士は、遡ること1936年には有望ながん治療として、概ね植物ベースの食事の提唱をはじめていましたが、1940年代に入ってからのアメリカ上院の公聴会で厳しく非難されました。
3 D. Kavanagh, A. D. Hill, B. Djikstra, R. Kennelly, E. M. McDermott, and N. J. O' Higgins, "Adjuvant Therapies in the Treatment of Stage III and II Malignant Melanoma," *Surgeon* 3, no. 4 (2005): 245-56.
4 D. J. Dewar, B. Newell, M. A. Green, A. P. Topping, B. W. Powell, and M. G. Cook, "The Microanatomic Location of Metastatic Melanoma in Sentinel Lymph Nodes Predicts Nonsentinel Lymph Node Involvement," *Journal of Clinical Oncology* 22, no. 16 (2004): 3345-49.
5 同書
6 これはどちらかというとラフな推定値ですが、その基になっているのが、合計100万件という、1年間にがん診断が下される件数です。この数字は、1年間のがんに関係する死者数が約50万人で、全がん患者の死亡率が推定50%であることから算出されています。
7 D. W. Light and R. N. Warburton, "Extraordinary Claims Require Extraordinary Evidence," *Journal of Health Economics* 24 (2005): 1030-33.
8 D. W. Light and R. N. Warburton, "Drug R&D Costs Questioned: Widely Quoted Average Cost to Bring Drugs to Market Doesn't Appear to Hold Up to Scrutiny," *Genetic Engineering & Biotechnology News* 31, no. 13 (July 1, 2011), http://www.genengnews.com/gen-articles/drug-r-d-costs-questioned/3707/.
9 "Direct-to-Consumer Advertising," *Wikipedia*, 最終更新日：2012年4月16日、http://en.wikipedia.org/wiki/Direct-to-consumer_advertising.
10 "Big Pharma Spends More on Advertising Than Research and Development,

Study Finds," *ScienceDaily* (blog), January 7, 2008, http://www.sciencedaily.com/releases/2008/01/080105140107.htm.
11 "Majority of Pharmaceutical Ads Do Not Adhere to FDA Guidelines, New Study Finds," *ScienceDaily*, August 18, 2011, http://www.sciencedaily.com/releases/2011/08/110818093052.htm.
12 "Big Pharma Spends More on Advertising than Research and Development, Study Finds," *ScienceDaily*, January 7, 2008, http://www.sciencedaily.com/releases/2008/01/080105140107.htm.
13 "Pharmaceutical Industry," *Wikipedia*, 最終更新日：2012年10月30日、http://en.wikipedia.org/wiki/Pharmaceutical_Industry.
14 "List of countries by GDP (nominal)", *Wikipedia*, 最終更新日：2012年12月2日、http://en.wikipedia.org/wiki/List_of_countries_by_GDP_(nominal).
15 S. Yusuf, "Two Decades of Progress in Preventing Vascular Disease," *Lancet* 360, no. 9326(2002): 2-3; N. J. Wald and M. R. Law, "A Strategy to Reduce Cardiovascular Disease by More Than 80%," BMJ 326, no. 7404 (2003): 1419-24; E. Lonn, J. Bosch, K. K. Teo, D. Xavier, and S. Yusuf, "The Polypill in the Prevention of Cardiovascular Diseases: Key Concepts, Current Status, Challenges, and Future Directions," *Circulation* 122, no. 20 (2010): 2078-88.
16 Wald and Law, "A Strategy to Reduce."
17 Lonn et al., "The Polypill."
18 Wald and Law, "A Strategy to Reduce."
19 Combination Pharmacology and Public Health Research Working Group, "Combination Pharmacotherapy for Cardiovascular Disease," *Annals of Internal Medicine* 143, no. 8 (2005): 593-99; J. Wise, "Polypill Holds Promise for People with Chronic Disease," *Bulletin of the World Health Organization* 83, no. 12 (2005): 885-87.
20 Lonn et al., "The Polypill."
21 S. Ebrahim, A. Beswick, M. Burke, and S. G. Davey, "Multiple Risk Factor Interventions for Primary Prevention of Coronary Heart Disease," *Cochrane Database of Systemic Reviews* (October 18, 2006): CD001561.
22 Ebrahim et al., "Multiple risk factor interventions."
23 "Frequently Asked Questions August 2010: CODEX and Dietary Supplements," CodexFund.com, アクセス日：2012年11月11日、http://www.codexfund.com/faq.thm.
24 Committee on Diet, Nutrition, and Cancer, *Diet, Nutrition, and Cancer* (Washington, DC: National Academies Press, 1982).
25 Thurston, "Dietary Supplements."
26 同書。健康補助食品業界の規模については、どの種類の製品を考慮に入れるかによってその推定値も変わってきます。栄養サプリメントは、この市場のほんの一部にすぎません。

第15章

1 ただし近年では、研究活動を希望する教授には、各自の給与も含めて自ら資金調達をするよう圧力が強まってきているのが現状です。
2 B. C. Martinson, M. S. Anderson, and R. de Vries, "Scientists Behaving Badly," *Nature* 435 (June 9, 2005): 737-38.
3 私たちの研究室の研究費は、ほぼ全額がNIHのアメリカ国立がん研究所から支給され、アメリカがん研究協会（AICR）、アメリカがん協会（ACS）をはじめとする公的機関から支給されていた研究費は少額でした。
4 Farbstein et al., "Antioxidant Vitamins."
5 Bjelakovic et al., "Mortality in Randomized Trials"; Miller et al., "Meta-analysis"; Lonn et al., "Effects of Long-Term Vitamin E."
6 Augustyniak et al., "Natural and Synthetic Antioxidants"; Farbstein et al., "Antioxidant Vitamins"; Aggarwal et al., "Tocotrienols."

第16章

1 Richard Smith, "Medical Journals: A Gaggle of Golden Geese," *BMJ* Group (blog), July 3, 2012, http://blogs.bmj.com/bmj/2012/07/03/richard-smith-medical-journals-a-gaggle-of-golden-geese/.
2 A. Lundh, M. Barbateskovic, A. Hrobjartsson, and P. C. Gotzsche, "Conflicts of Interest at Medical Journals: The Influence of Industry-Supported Randomised Trials on Journal Impact Factors and Revenue—Cohort Study," *PLoS Medicine* 7 (2010): 1-7.
3 A. E. Handel, S. V. Patel, J. Pakpoor, G. G. Ebers, B. Goldacre, and S. V. Ramagopalan," High Reprint Orders in Medical Journals and Pharmaceutical Industry Funding: Case-control Study," *British Medical Journal* 344 (June 28,2012): e4214, doi:10.1136/bmj.e4212.
4 Jacob Goldstein, "Whole Foods CEO: 'We sell a bunch of junk,'" *Wall Street Journal Health Blog*, August 6, 2009, http://blogs.wsj.com/health/2009/08/05/whole-foods-ceo-we-sell-a-bunch-of-junk/.
5 A. Goldhamer, D. L. Lisle, B. Parpia, S. V. Anderson, and T. C. Campbell, "Medically Supervised Water-Only Fasting in the Treatment of Hypertension," *Journal of Manipulative and Physiological Therapeutics* 24, no. 5 (2001): 335-39; A. Goldhamer, D. L. Lisle, B. Parpia, S. V. Anderson, and T. C. Campbell, "Medically Supervised Water-Only Fasting in the Treatment of Borderline Hypertension," *Journal of Alternative and Complementary Medicine* 8, no. 5 (October 2002): 643-50.
6 C. D. Gardner, A. Kiazand, S. Alhassan, S. Kim, R. S. Stafford, R. R. Balise, H. C. Kraemer, and A. C. King, "Comparison of the Atkins, Zone, Ornish, and LEARN diets for Change in Weight and Related Risk Factors among Overweight Premenopausal Women. The A to Z Weight Loss Study: A Randomized Trial," *Journal of the American Medical Association* 297, no. 9 (2007): 969-77.
7 "Grants," The Dr. Robert C. and Veronica Atkins Foundation, アクセス日：2012年11月1日、http://www.atkinsfoundation.org/grants.asp.
8 J. Lehrer. *The News Hour with Jim Lehrer*, January 20, 2007.
9 C. Emery and J. Rockoff, "Cancer Death Rate Falls," *News & Observer* (Raleigh, NC), January 18, 2007: 1A, 14A.
10 Associated Press, "Cancer Deaths Drop for 2nd Straight Year," MSNBC.com, January 17, 2007, htttp://www.msnbc.msn.com/id/16668688/ns/health-cancer/t/cancer-deaths-decline-nd-straight-year/.
11 同サイト
12 National Cancer Institute, "NCI Budget Requests" 最終更新日：2011年11月1日、http://www.cancer.gov/aboutnci/servingpeople/nci-budget-information/

requests.
13 "Obituary: Sidney Harman, 1918-2011," *BloombergBusinessweek*, April 14, 2011, http://www.businessweek.com/magazine/content/11_17/b4225024048922.htm.
14 "Alberto Ibargüen, President and CEO," John S. and James L. Knight Foundation, 2012, http://www.knightfoundation.org/staff/alberto-ibarguen/.
15 "Anna Spangler Nelson, Trustee," John S. and James L. Knight Foundation, 2012, http://www.knightfoundation.org/staff/anna-spangler-nelson/.
16 Lee Weisbecker, "Wakefield Group Joins VCs Going Invisible," *Triangle Business Journal*, July 6, 2009, http://www.bizjournals.com/triangle/stories/2009/07/06/story6.html.
17 "Services," Aurora Diagnostics, 2011, http://www.auroradx.com/services/.
18 "Management," Powell Investment Advisors, 2011, http://www.powellinvestmentadvisors.com/index.php/management/.
19 ADMは、果糖ブドウ糖液糖の製造のほうがよく知られているかもしれません。果糖ブドウ糖液糖は現在、肥満率の上昇と長引く法廷闘争の原因として非難の対象となっており、その訴訟の一部がマット・デイモン主演の作品『インフォーマント!』として映画化されました。

第17章

1 "Top Interest Groups Giving to Members of Congress, 2012 Cycle," OpenSecrets.org, アクセス日：2012年11月9日、http://www.opensecrets.org/industries/mems.php.
2 "Influence & Lobbying: Health Professionals," OpenSecrets.org, アクセス日：2012年11月1日、http://opensecrets.org/industries/indus.php?Ind=H01.
3 "Elias Zerhouni," *Wikipedia,* 最終更新日：2012年11月19日、http://en.wikipedia.org/wiki/Elias_Zerhouni.
4 "Former NIH Director Elias Zerhouni Rejoins Johns Hopkins Medicine as Senior Advisor," Johns Hopkins Medicine, アクセス日：2012年12月2日、http://www.hopkinsmedicine.org/news/media/releases/Former_Nih_Director_Elias_Zerhouni_Rejoins_Johns_Hopkins_Medicine_as_Senior_Advisor.
5 "Dr. Julie Gerberding Named President of Merck Vaccines," BusinessWire, December 21, 2009, http://businesswire.com/news/home/20091221005649/en/Dr.-Julie-Gerberding-Named-President-Merck-Vaccines.
6 John Stone, "Mr. Gates, Dr. Julie Gerberding Told Dr. Sanjay Gupta Vaccines Cause Autism, Did You Forget?" *Age of Autism*, February 7, 2011, http://www.ageofautism.com/2011/02/mr-gates-dr-julie-gerberding-told-dr-gupta-vaccines-cause-autism-did-you-forget.html.
7 U.S. Census Bureau, Statistical Abstract of the United States, "Table 134. National Health Expenditures—Summary: 1960 to 2009," アクセス日：2009年11月1日、http://www.census.gov/compendia/statab/2012/tables/12s0134.pdf.
8 Ali Frick, "GM CEO: Serious Health Care Reform 'Undoubtedly World Help Level the Playing Field,'" *Think Progress*, December 5, 2008, http://thinkprogress.org/politics/2008/12/05/33286/gm-health-care-reform/?mobile=nc.
9 すでに議論したとおり、RDIは従来の1日推奨投与量（RDA）を指す新しい言い方です。本書の議論の目的で、両者は入れ替え可能です。
10 D. M. Hegsted, "Calcium and Osteoporosis," *Journal of Nutrition* 116 (1986):

2316-2319.
11 『The China Study』pp.311-314参照。
12 T. C. Campbell, T. Brun, J. Chen, Z. Feng & B. Parpia, "Questioning Riboflavin Recommendations on the Basis of a Survey in China," *American Journal of Clinical Nutrition* 51 (1990): 436-445.
13 The National Academies, "Report Offers New Eating and Physical Activity Targets to Reduce Chronic Disease Risk," September 5, 2002, http://www8.nationalacademies.org/onpinews/newsitem.aspx?RecordID=10490.
14 詳しくは、ジェフ・ノビックの講義が素晴らしいシリーズとして公開されていますので、ご覧ください。http://www.jeffnovick.com/RD/Should_I_Eat_That.html.
15 B. Starfield, "Is US Health Really the Best in the World?"
16 同書
17 同書
18 この姿勢は、ブローダー氏にとって何かの役に立ったことは確かです。1989年にNCIを退所した後、ジェネリック医薬品メーカーのIVAXで研究職に就き、その後はバイオテクノロジー大手のセレラ社に主席医務官（CMO）として移籍し、現職です。" Ivax and Teva on the Heels of Texol and Zovirax," *The Pharma Letter*, April 7, 1997, http;//www.thepharmaletter.com/file/41937/ivax-and-teva-on-the-heels-of-texol-and-zovirax.html; "Samuel Broder," LinkedIn, アクセス日：2012年11月1日、http://www.linkedin.com/pub/samuel-broder/25/649/b31.
19 "Aflatoxin & Liver Cancer," The National Institute of Environmental Health Science, 最終更新日：2007年11月9日、http://www.niehs.nih.gov/about/congress/impacts/aflatoxin/index.cfm.
20 同ページ
21 同ページ
22 T. C. Campbell, J. Chen, C. Liu, J. Li, and B. Parpia, "Nonassociation of Aflatoxin with Primary Liver Cancer in a Cross-Sectional Ecological Survey in the People's Republic of China," *Cancer Research* 50 (1990): 6882-93.

第18章

1 "About the Society," National Multiple Sclerosis Society, アクセス日：2012年11月1日、http://www.nationalmssociety.org/about-the-society/index.aspx.
2 "About the Academy of Nutrition and Dietetics," Academy of Nutrition and Dietetics, 2012, http://www.eatright.org/Media/content.aspx?id=6442467510.
3 Samuel S. Epstein, *National Cancer Institute and American Cancer Society: Criminal Indifference to Cancer Prevention and Conflicts of Interest* (Bloomington, NY: Xlibris, 2011).
4 Cancer Prevention Coalition, "The American Cancer Society (ACS) 'More Interested in Accumulating Wealth Than Saving Lives,' Warns Samuel S. Epstein, M.D.," PR Newswire, アクセス日：2012年12月3日、http://www.prnewswire.com/news-releases/the-american-cancer-society-acs-more-intereted-in-accumulating-wealth-than-saving-lives-warns-samuel-s-epstein-md-117942029.html.
5 "Screening for Breast Cancer," U.S. Preventive Services Task Force, July 2010, http://www.uspreventiveservicestaskforce.org/uspstf/uspsbrca.htm.
6 "Diet and Physical Activity: What's the Cancer Connection?" American Cancer Society, 最終更新日：2012年1月13日、http://www.cancer.org/cancer/

cancercaues/dietandphysicalactivity/diet-and-physical-activity.
7 "Dairy Foods & Cancer Prevention," *Dairy Council Digest* 79, no. 1 (January/February 2008): 6, http://www.nationaldairycouncil.org/SiteCollectionDocuments/health_wellness/dairy_nutrients/dcd791.pdf.
8 William T. Jarvis, "Cancer Quackery," National Council Against Health Fraud, December 17, 2000, http://www.ncahf.org/articles/c-d/caquackery.html.
9 "Sources of Support," National Multiple Sclerosis Society, アクセス日：2012年12月2日、http://www.nationalmssociety.org/about-the-society/sources-of-support/index.aspx.
10 "Women against MS Luncheon: Sponsorship Opportunities," Triangle WAMS Luncheon website, アクセス日：2012年11月1日、http://www.trianglewams.org/event-details/sponsorship-opportunities.
11 ロイ・スワンク博士の注目の調査と34年間にわたり彼が行ったMS患者に関する研究のレビューは、『The China Study』194～198ページ参照。また、R. L. Swank and B. B. Dugan, "Effect of Low Saturated Fat Diet in Early and Late Cases of Multiple Sclerosis," *Lancet* 336, no. 8706 (1990): 37-39も参照。
12 "Nutrition and Diet," National Multiple Sclerosis Society, アクセス日：2012年11月1日、http://nationalmssociety.org/living-with-multiple-sclerosis/healthy-living/nutrtion-and-diet/index.aspx.
13 "The Academy's Annual Reports," Academy of Nutrition and Dietetics, 2012, http://www.eatright.org/annualreport/.
14 Pamela Popper, *Solving America's Healthcare Crisis* (Worthington, OH: Bristol Woods Publishing, 2011), Kindle edition, Kindle location 4932.
15 パメラ・ポッパーから2012年10月15日付で筆者に送信された電子メール通信
16 スライドショー全体はこちらからご覧ください：http://thechinastudy.com/and-slides.pdf. 背景についての詳細、ならびに決定的な証拠となる電子メールやANDの内部文書に関しては、マイケル・エルバーグの痛烈な暴露記事をForbes.comで閲覧できます：" Is the ADA Intentionally Using State Legislatures to Block Alternative Nutrition Providers?" http://www.forbes.com/sites/michaelellsberg/2012/07/10/american_dietetic_association_2/.
17 パメラ・ポッパーから2012年10月16日付で筆者に送信された電子メール通信
18 "Commission on Dietetic Registration Continuing Professional Education Accredited Providers," Commission on Dietetic Registration, Academy of Nutrition and Dietetics, アクセス日：2012年11月1日、http://www.cdrnet.org/whatsnew/accredited_providers.cfm.
19 "Benefits of Becoming a CPE Accredited Provider," Commission on Dietetic Registration, Academy of Nutrition and Dietetics, アクセス日：2012年11月1日、http://www.cdrnet.org/pdrcenter/pabenefits.cfm.
20 J. Leonard Lichtenfeld, "During Breast Cancer Awareness Month We Must Not Only Celebrate Our Success But Also Understand Our Limitations," *Dr. Len's Blog*, American Cancer Society, October 3, 2012, http://www.cancer.org/aboutus/drlensblog/post/2012/10/03/during-breast-cancer-awareness-month-we-must-not-only-celebrate.aspx.

索引

■お

■か

■さ

■そ

■た

作者紹介

T.Colin Campbell,PhD T・コリン・キャンベル

コーネル大学栄養生化学部名誉教授。50年以上栄養科学研究の第一線で活躍し、「栄養学分野のアインシュタイン」と称される世界的権威。300以上の論文執筆を含め多くの調査研究の実績を残したが、なかでも疫学史上世界最大規模といわれる「チャイナ・プロジェクト」（中国農村部の食習慣研究）は、コーネル大学・オックスフォード大学・中国医学研究所による大規模共同研究で「健康と栄養」に関する研究の最高峰とされ、同研究結果などをまとめたものが『The China Study』（邦訳『チャイナ スタディー最新改定増補版』小社刊）である。近著に『The LOW-CARB FRAUD』（邦訳『低炭水化物ダイエットへの警鐘』評言社）などがある。

Howard Jacobson,PhD ハワード・ジェイコブソン／執筆協力

オンラインマーケティングのコンサルタントで、健康教育者。そして、ノースカロライナ州ダーハムのエコロジカル・ガーデナーでもある。

Harue Suzuki,MD 鈴木晴恵／監修

鈴木形成外科 小児科院長。高知医科大学卒業後、京都大学形成外科入局。日本形成外科学会認定専門医、麻酔科標榜医。日本形成外科学会、京都形成外科医会(前会長)、日本美容外科学会、日本皮膚科学会、日本レーザー医学会(元評議員)、日本臨床皮膚外科学会(元理事)、日本美容皮膚科学会、アメリカレーザー医学会、国際分子整合医学会の各正会員、インディバジャパン筆頭医療顧問。 1988年からレーザー治療にたずさわり、1990年に「メディカルエステ」を提唱。眼瞼下垂症を始めとする手術には特に定評がある。レーザー治療と美容医療のパイオニアとして国内外で講演、執筆を多数行ってきた。 2011年「The China Study」に出会い栄養外来を開設。メディカルリトリートと2つのカフェを運営。プラントベースホールフードの啓蒙に務める。2024年NPO法人プラントリシャンJAPAN設立。

Seishi Maruyama 丸山清志／翻訳

翻訳家。一橋大学法学部卒業後、カルフォルニア州立大学スタニスラス校政治学科卒業。米国現地生命保険会社に勤務後、日本の語学・留学関連会社を経て、翻訳家として独立。その後CFPの認定を受け、フィナンシャルプランナーとして個人事務所を設立。現在、個人・法人向けFP相談業務、講演活動、翻訳・通訳業務を幅広く行う。訳書に『ケン・フィッシャーのPSR株分析』『投資家が大切にしたいたった3つの疑問』『株式投資が富への道を導く』（いずれもパンローリング）などがある。

WHOLE
がんとあらゆる生活習慣病を予防する最先端栄養学

2020年2月4日初版第一刷発行
2024年3月7日　第五刷発行

著者　T・コリン・キャンベル
執筆協力　ハワード・ジェイコブソン
監修　鈴木晴恵
訳者　丸山清志
編集　須田とも子
発行人　松本卓也
発行所　株式会社ユサブル
〒103-0014　東京都中央区日本橋蛎殻町2-13-5　美濃友ビル3F
電話：03(3527)3669
ユサブルホームページ：http://yusabul.com/
発行所　株式会社光邦

ISBN978-4-909249-26-5

定価はカバーに表示してあります。
落丁・乱丁本はお手数ですが、当社までご連絡ください。

プラントベース栄養学の本

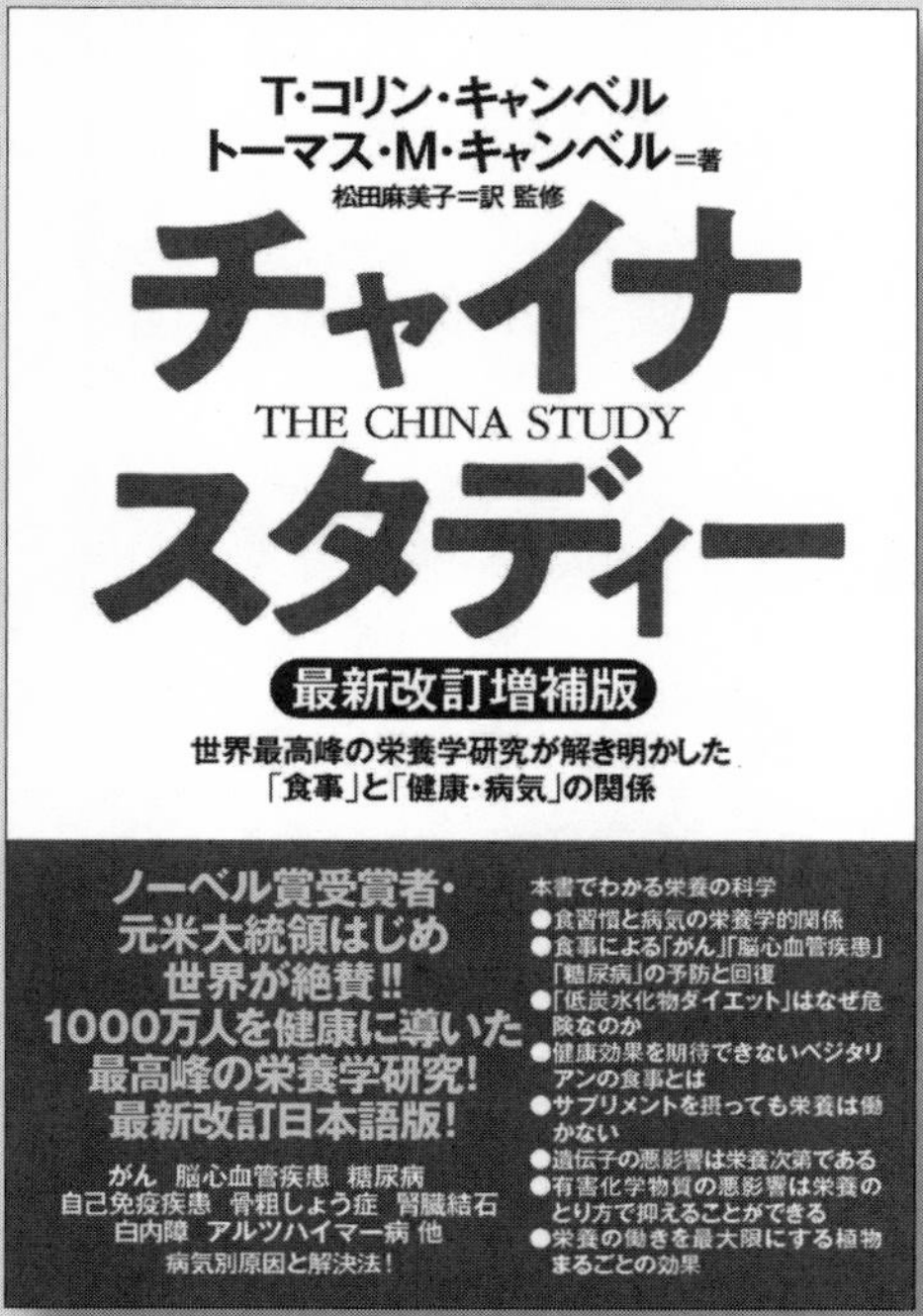

チャイナ・スタディー 最新改訂増補版

世界最高峰の栄養学研究が解き明かした「食事」と「健康・病気」の関係

T・コリン・キャンベル／
トーマス・M・キャンベル 著
訳・監修＝松田麻美子

四六判上製　●本体5000円＋税

ノーベル賞受賞者、元アメリカ大統領はじめ、世界の著名人が絶賛!!　1000万人を健康に導いた「プラントベース栄養学」のすべてがわかる、栄養学研究の世界的名著。がん、血管疾患、糖尿病、自己免疫疾患などあらゆる生活習慣病の原因と対応策がわかる。

プラントベース栄養学の本

自然治癒力が上がる食事

名医が明かす
虫歯からがんまで消えていく仕組み

歯学博士・小峰一雄 著

四六判並製　●本体1400円+税

削らない虫歯治療を実践するカリスマ歯科医が「歯と全身のつながり」から導き出した『究極の健康になる食べ方』。コリン・キャンベル博士のプラントベース栄養学にもとづいた食事療法で虫歯、歯周病、全身の慢性疾患を改善する食事法。

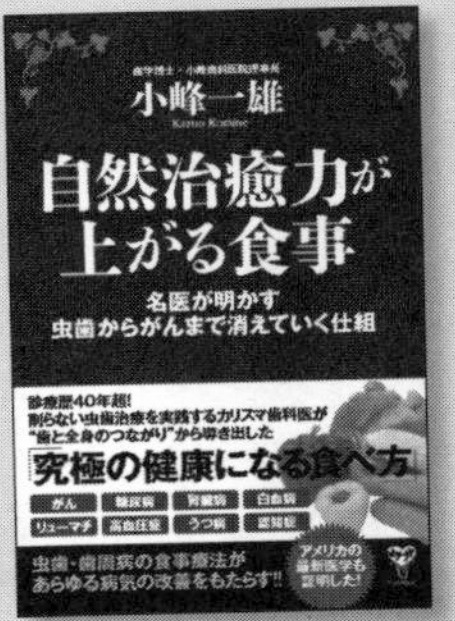

免疫力が上がる アルカリ性体質になる食べ方

すべての病気の原因は酸性体質にあった!

歯学博士・小峰一雄 著

四六判並製　●本体1600円+税

健康な体=アルカリ性(ph7.0以上)はヨーロッパの最新医学界ではもはや常識。カリスマ名医が伝授する、がん・ウィルス・感染症に冒されやすい酸性体質を改善し、病気知らずになる食事術。アルカリ性食品の詳細リスト付き。

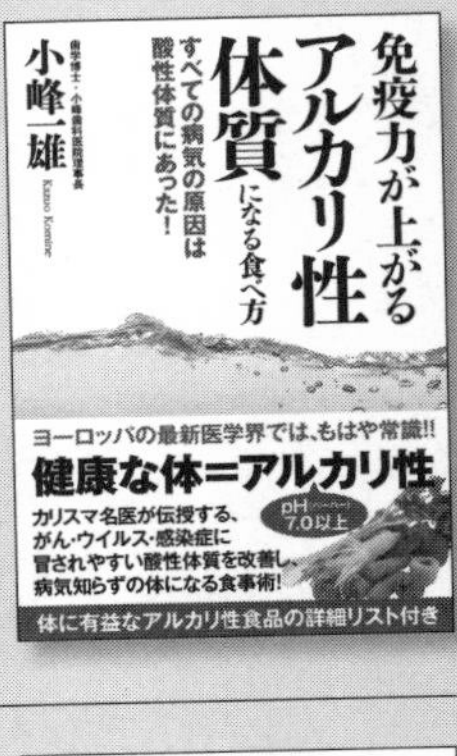

最新医学データが導き出した

薬・減塩に頼らない 血圧の下げ方

山口貴也 著

四六判並製　●本体1500円+税

健康診断で上の血圧が140を超えると、指導されるのが「降圧剤」と「減塩」。しかし9割の高血圧には降圧剤の服用と過度な減塩は健康にとってマイナスに働く。その理由を世界の最新論文データを基に科学的に説明し、真の改善法を紹介する。

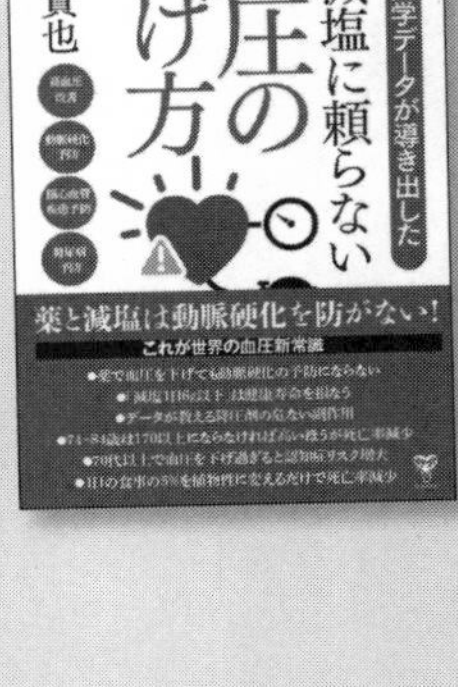